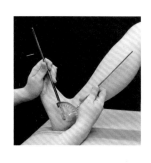 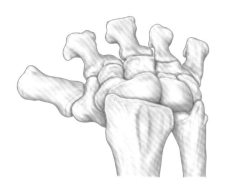 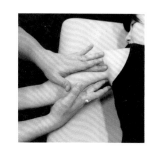

運動障礙的
物理治療評估策略

編著　**工藤慎太郎**　森之宮醫療大學保健醫療學部物理治療學科・準教授

執筆　**工藤慎太郎**　森之宮醫療大學保健醫療學部物理治療學科・準教授

　　　北川貴明　醫療法人博悠會、名取醫院復健科

　　　森田龍治　OSUMI骨科復健科

　　　森川和之　國際醫學技術專門學校物理治療學科・學科長

　　　三津橋加奈　伊東骨科復健科

　　　前澤智美　四軒家骨科診所復健科

　　　福田大輔　東大阪醫院復健部

　　　兼岩淳平　AR-Ex尾山台骨科

　　　中村翔　TRY&TRI有限責任公司

　　　颯田季央　TRY&TRI有限責任公司

U0072893

　　　　攝影協力　　**林美緒**　森之宮醫療大學保健醫療學部物理治療學科

　　　　　　　　　　新子樹　森之宮醫療大學保健醫療學部物理治療學科

序

「為什麼想當物理治療師呢？」

我曾經如此問學生，得到各式各樣的回答，「在高中社團活動受過傷……」、「祖母腦梗塞了……」、「媽媽勸我唸這個……」，也有學生的回答令人印象非常深刻。

「因為能用手治好別人，不是很厲害嗎？」

她這麼回答。當了物理治療師十年以上，覺得治好病人是理所當然的事情，不過仔細想想確實很厲害。然而，要當個治好病人的物理治療師並非易事。大多數物理治療師會在自己休假時，花錢學習新知識、鑽研自身的技術，但是就算特地學習新技術，如果搞錯時機與順序，治療成效就難以見得，因此有很多治療師不知道為什麼沒效，且感到懊悔。

「病患的疼痛狀況依舊沒有改變，為什麼呢？」
「物理治療後狀態變好，但是到下次治療前又回到原先的狀態，這是為什麼呢？」

有可能因為物理治療評估有誤、技術不成熟，抑或是兩者皆是。要在短時間內改善技術很困難，不過我認為理解解剖學及運動學等學問，再加上仔細觀察，應該能確實評估。所幸物理治療評估方面有許多關於觸診技術的重要著作，檢查測定方法的相關書籍也很多。然而進行臨床實習的學生並非說得一口好技術就能正確評估，也有許多新手物理治療師在實作時進行得不順利。

三年前，我在大學的運動器官系物理治療領域開了一門臨床物理治療評估學的課。第一個年度使用的指定教科書只記載了檢查方法及診斷方面的解釋，並不詳述臨床的思考過程。到了第二年，雖然我進一步尋找更合適的教科書，但依然未能找到以解剖學及運動學為基礎思考臨床過程的課本，到處都沒有寫根據怎樣的思考過程做出評估的物理治療教學書。

「請確實地分析動作」「請好好觸診」

回想以往在臨床上的指導，我曾給過上述籠統的建議，然而接受指導的人並無法連接「分析動作」與「觸診」，這樣下去無論經過多久，都學不會物理治療評估。

此外，從教科書上看不到成功治好病患的物理治療師其思考過程。以往的臨床思考過程大多是實作時前輩傳承給後輩的，並不限於用解剖學或運動學等基礎知識來說明，像是「這條肌肉的收縮跟那條肌肉的收縮有關，所以……」之類的說法。如此一來，雖然自己發現問題，卻無法對患者詳細說明。

「有了一個發現後，接下來該思考什麼？」

　　如果用解剖學及運動學來說明思考過程、整理成流程圖，那麼針對治療不順利的病例是不是能找出自己忽略的觀點呢？因此我便想到，應該需要有一本利用解剖學及運動學的書將評估運動機能障礙的思考過程系統性地整合。

　　有了初步的想法後，我試著畫了流程圖，卻出乎意料地無法整合。一邊碎唸著「這樣治不好吧」之類的話，一邊重新思考、閱讀文獻。如此反覆地在腦中整理，逐漸變得能確實進行評估，在指導初出茅廬的新手時，也能按照順序簡單明瞭地說明給對方聽。

　　當然本書中記載的方法並非適用於所有患者，不論臨床症狀或運動治療的效果都是千變萬化的，這也是時至今日尚未出現系統性整合臨床思考過程記述的理由吧！

　　即使本書對於煩惱運動機能障礙物理治療的學生或物理治療師而言尚不完備，但若能成為評估時的指南，便屬萬幸。如果出現了本書尚未觸及的疼痛治療思考，希望各位自行寫下內容，讓本書成為各位更好的原創作品。

　　最後筆者要向統整本書時，盡心盡力給予協助的醫學書院金井真由子女士由衷致上感謝。此外，感謝執筆的醫師教授群，為了讓內容更完善耗日費時議論，總是陪著不滿意不罷休的我給予回應。此外，即使每晚晚歸，看到健康長大的兒子睡臉，隔天又能繼續努力，因此特別感謝一力承擔養育長子圭一郎的妻子美知，以及賦予我精采人生的母親。

　　2017年4月

工藤 慎太郎

目錄

2. 肘關節 ————————————————工藤慎太郎 **70**

第Ⅱ章　體幹 **139**

脊柱總論 ——————— 川村和之、三津橋佳奈、前澤智美 **140**

1. 頸部 ——————————— 三津橋佳奈、前澤智美 **146**

2. 胸腰部 —————————————川村和之 **166**

第Ⅲ章 骨盆帶 195

1. 髖關節 —— 工藤慎太郎、福田大輔、北川貴明 196

2. 膝關節 ——————— 工藤慎太郎、兼岩淳平、中村翔 **233**

3. 踝關節、足部 ——————工藤慎太郎、颯田季央 **283**

踝關節、足部的構造與機能

序章　運動障礙物理治療的評估策略

　　針對基本動作或體育運動，以改善表現為目標的運動器官物理治療中，物理治療評估是掌握引發評估對象動作能力低下的機能障礙，提取資訊用以打造適當治療計畫的過程。此過程相當困難，也有許多治療師為此感到棘手，然而精通了此過程，便能明確找出問題點。未經過物理治療評估、找不出問題點的情況下就進行物理治療，就像沒帶著地圖去旅行，不知道目的地，也不知道該做什麼才好，情況曖昧不明。

　　筆者認為，藉由將此過程分為三個step（步驟）來思考，可確切地進行評估。

step 1　怎樣的動作會疼痛？明確找出機械應力

　　找出動作能力低下的過程重點在於──確定症狀與動作的關係。

　　舉個例子，以變形性膝關節炎來說，患者在站立中期會產生膝蓋往外側晃動的現象。雖然無症狀患者也會有膝蓋往外側晃動的現象，但是，為什麼在變形性膝關節炎中就會造成問題呢？這是由於往外側晃動會增加對膝蓋內側的擠壓應力，而此擠壓應力又可認為是引起疼痛的機械應力。

　　像這樣根據評估對象的動作，明白找出施加了哪種機械應力，正是運動機能障礙評估策略的 step 1 。

step 2　哪裡會疼痛？解剖學方面的評估策略

　　接著要進行的是──確定疼痛或症狀出現的部位。

　　在膝關節可動範圍受限的病例中，大多數人主訴可動範圍的末端出現伸展感或疼痛。這種情況可將其當成「膝蓋前方出現伸展感」、「髕骨下方出現伸展感」，或者「髕骨下脂肪墊出現伸展感」，而各情況之後各有不同的檢查、測量或治療，則可以明白確定症狀出現的解剖學部位是 step 2 的目標。

　　step 2 的重點：正確觸診對象的身體，藉由運動機能檢查重現症狀。

step 3　為什麼會疼痛？運動學方面的評估策略

step 3 則是確定該部位運動學方面是否產生了損傷或機能損害。

如果是侵入性手術或外傷，並不一定是造成運動學方面機能障礙的原因。然而如果產生了機能不全，有時手術或外傷會在產生障礙的部位增加應力，而在產生障礙處以外部位的機能不全，也可能讓症狀惡化。因此，不僅要軟化僵硬的肌肉，也有必要從運動學觀點掌握「為什麼會變僵硬呢？」並進行評估。尤其下肢關節影響動作甚鉅，所以觀察、分析動作是否會加強障礙部位的應力，也是相當重要的一點。

各步驟需要的知識與技術

step 1　需要的知識與技術

● **機械應力的類型**

機械應力可分為4大類：

① 擠壓應力

擠壓組織時產生的應力。尤其在關節面會介於關節間的纖維軟骨、關節周圍的脂肪墊等部位，為了緩衝施加在身體上力量的組織處而產生，如果此應力增強，大多會產生機能障礙。

② 伸展應力

拉伸組織時產生的應力。韌帶、肌腱等傳遞張力的組織如果承受此應力，大多會受損，或者產生機能障礙。

③ 剪切應力

切斷組織的應力，大多產生於旋轉運動的組織。

④ 摩擦應力

摩擦應力能改變肌腱或韌帶運動，或是在堆疊好幾層的組織產生。緩衝此摩擦應力的是滑液囊與腱鞘，若是增加這些組織的摩擦力，會受損或者產生機能障礙。

step 2　需要的知識與技術

● **觸診技術**

進行 **step 2** 時，需要正確的觸診技術。以下簡單說明各組織的觸摸方式：

① 骨頭部位

骨頭部位是受到某些軟組織拉扯（例如旋轉肌拉著大結節），或是以鑲嵌形式（例如鷹嘴與鷹嘴窩相合）所形成的。

為了正確觸摸得知骨頭部位，辨別其周圍軟組織很重要，甚至有必要減少其周圍組織張力，全視情況而定。因為骨頭觸感較堅硬，較容易感知。

②肌肉

　觸診肌肉，知道肌肉的起端與止端是理所當然，除此之外，也有必要知道相鄰肌肉的起端與止端。通常臨床上進行的肌肉觸診是以壓痛等等，探查肌肉的狀態為目的，然而 **step 2** 中，為了盡可能觸摸對象整體肌肉，有必要觸摸肌肉與肌肉的間隙，甚至視情況而可能需要舒緩周圍肌肉的技術。此外，該肌肉保有其作用時，會請患者進行該運動，確認其收縮時硬度增加的幅度也是個有效的方式。

③韌帶

　韌帶是連接骨頭與骨頭的結締組織纖維束。韌帶觸診時，有時也會無明確觸感，這要看纖維束的粗細、軟硬與深淺來決定，各韌帶有所不同。臨床則是以觀察韌帶張力為目的進行應力測試，大部分會根據終末感覺（end feel）來評估。

step 3 需要的知識與技術

● 動作的生物力學

　尤其下肢及軀幹的肌肉張力容易受到動作的影響。

　比方說小腿前傾少、重心在後方的深蹲，由於地板反作用力向量是朝著重心的，所以地板反作用力線與膝關節中心的距離（*l*）會變長（**如圖**）。由此可知，一旦隨著地板反作用力增加膝蓋屈曲力矩（外部膝蓋屈曲力矩），為了與之抗衡，會增加肌肉與韌帶產生的膝蓋伸展力矩（內部膝蓋伸展力矩）。由於習慣了這種動作的對象膝蓋伸肌張力高漲，所以肌肉硬度也隨之提高。此外，這種動作的地板反作用力會通過踝關節中心的附近，所以內部蹠屈力矩下降。而持續如此動作下去，一旦踝關節蹠屈肌肌力低下，即使改善膝蓋伸肌柔軟度動作也不會有變化，所以改善膝蓋伸肌柔軟度的同時，也有必要推測出踝關節蹠屈肌肌力低下這種機能障礙才行。

　像這樣，從運動學來分析動作、以生物力學觀點進行評估有其必要。

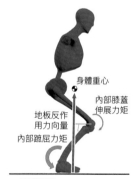

身體重心
內部膝蓋伸展力矩
地板反作用力向量
內部蹠屈力矩

a　正常範例

● 正常關節運動的機轉

　所謂關節，指的是連接二塊以上的骨頭、具有可動性的部位。連結狀態越強，其可動性越低；而連結越弱，可動性就越大。換句話說，正常的關節透過連結，可保有二塊以上骨頭的相關位置，並具有穩定性及可動性。

　關節機能障礙是在關節運動中，因為關節構成體產生異常的機械應力所造成的。此時需要引導失去穩定性及可動性平衡的關節運動恢復正常，為了達成此目的，有必要理解關節的靜態、動態穩定結構。

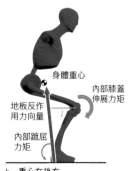

身體重心
內部膝蓋伸展力矩
地板反作用力向量
內部蹠屈力矩

b　重心在後方
▶圖　深蹲的生物力學

・**靜態穩定結構**：主要是韌帶及關節囊這種非收縮性組織所構成。
・**動態穩定結構**：主要是肌肉及肌腱這種收縮性組織所構成。
理解各關節與哪種組織、哪種穩定結構相關，有其必要。

激痛組織判斷測試（DTTT）

在 `step 2` 解剖學評估的階段時，希望盡可能鎖定引起症狀的組織。

臨床上由兩個以上組織產生疼痛的病例也很多，針對這種病例，要先對其中一方的組織進行一定期間的運動治療，直到症狀都沒有減輕，才去處理另一方的組織，解決問題前的過程都會拖很久。

這種時候，希望各位針對能推測為疼痛的起因組織（激痛組織）進行徒手治療或物理治療，觀察疼痛變化的同時，一邊判別激痛組織。

例如膝關節滑膜炎與鵝足炎合併出現疼痛的情況，身為物理治療師，很難讓滑膜炎的疼痛產生即時變化，但是針對鵝足炎，卻能改善肌肉的柔軟度、控制腳部列位，藉此努力即時減輕疼痛。並非受限於疾病名稱認為「治不好」，而是要透過物理治療找出能控制的症狀，進行物理治療。如此一來，等於逐漸鬆開錯綜複雜的絲線（減輕症狀），即使進展到需要侵入性治療，在術前讓患者身體狀況好一些，也有助於骨科醫師作業。

在 `step 3` 運動學評估時，有時也會存在著複數機能障礙的情況，像是髖關節外展肌肌力低下與足部過度旋前，兩者都會引起膝關節疼痛。那麼哪種機能障礙比較重要？這種情況下，也有必要比較調整踝部及髖關節外展肌前後動作改善多少，藉此來判斷哪邊的問題為激痛組織。

我們將這種試驗性的治療技術稱為**激痛組織判斷測試（DTTT）**，如果能透過DTTT改善疼痛或動作，有時也會直接沿用治療。對學生或物理治療師新手而言或許有困難，但是希望各位知道臨床物理治療中的評估與治療正是表裡一體，經過充分的練習後，也試著挑戰DTTT，如此一來臨床推理能力應該會突飛猛進。

→DTTT
determination test of the trigger tissue

本書的使用方法

1 各章開頭記載了基本構造（解剖學）與機能（運動學）相關內容，此環節可以統整知識。

2 列出主要在骨科領域，臨床上經常見到的症狀。在臨床現場，希望各位首先參閱患者主訴症狀部位的項目。

3 step 1 中，記載了怎樣的情況下會施加機械應力。請各位對照患者的問診結果來確認。

4 step 2 中，說明了產生疼痛組織的解剖學構造、機能、觸診方法及檢查方法。首先，請確認為何需要進行該檢查，以及如何進行。

5 step 3 中，若前述檢查呈陽性，則從運動學方面來思考為什麼會出現那些症狀，必要的檢查測量、運動治療又為何。

透過前述的歷程，期望能讓患者的問題浮現。此外，病例記錄中介紹了各病例檢查結果、運動治療的實際情況。雖然提供的推斷不見得百分之百命中病狀，但能感受到治療師在臨床現場下的功夫，期望有幸能讓各位活用於臨床上。

本書並非「針對疾病評估」，而是「針對症狀評估」，並使用流程圖來解說。透過臨床上治療運動機能障礙時活用這些內容，能發現自己的忽略之處。將自己做的評估對照流程圖，便能發現問題點。

肩胛帶

1. 肩膀

2. 肘關節

3. 腕關節、手部

肩膀的構造與機能

肩膀處有三個解剖學關節──**盂肱關節**、**胸鎖關節**與**肩鎖關節**，以及三個機能性關節──**第二肩關節**、**肩胛胸廓關節**與**喙鎖機轉**（圖1-1）。

A. 肩膀容易產生的機能障礙

在日常生活或體育活動中，肩膀需要穩定寬廣的可動範圍，但是肩膀周圍軟組織的機能障礙容易使可動範圍受限，或產生不穩定性。此外，這些機能障礙也大多使得肩膀無法順著正常關節運動的軌跡活動並產生疼痛。

➔盂肱關節
gleno-humeral joint

➔胸鎖關節
sterno-clavicular joint

➔肩鎖關節
acromio-clavicular joint

➔第二肩關節
second joint

➔肩胛胸廓關節
scapulo-thoracic joint

➔喙鎖機轉
coraco-clavicular mechanism

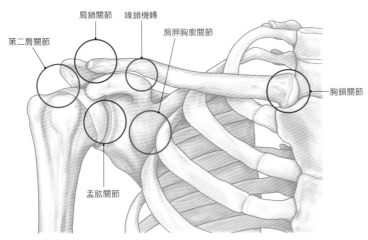

▶圖1-1　肩關節複合體
肩關節複合體是由三個○表示的解剖學關節，以及三個○表示的機能性關節所構成。

B. 肩膀的穩定機轉

● 靜態穩定機轉（圖1-2）

・**骨頭形態**：關節盂的深度有個體差異，較淺者穩定性較低。

・**關節唇**：其存在有如補足關節盂深度的纖維軟骨組織。

・**關節囊、韌帶**：關節囊與前方的關節囊韌帶有助於穩定。有助於穩定的組織隨著關節姿勢而有所不同，手下垂時是**上盂肱韌帶**（SGHL）緊繃，抬起手時是**下盂肱韌帶**（IGHL）緊繃。以肩關節的姿勢來說，大多會稱呼手自然下垂為第一位置（1st position）；手90°外轉為第二位置（2nd position）；手90°屈曲為第三位置（3rd position）。

➔上盂肱韌帶（SGHL）
superior glenohumeral ligament

➔下盂肱韌帶（IGHL）
inferior glenohumeral ligament

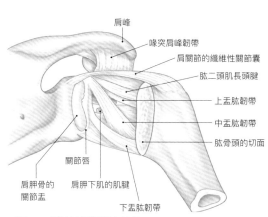

▶圖1-2 肩膀的靜態穩定結構
右肩關節，後側觀。

肩峰
喙突肩峰韌帶
肩關節的纖維性關節囊
肱二頭肌長頭腱
上盂肱韌帶
中盂肱韌帶
肱骨頭的切面
關節唇
肩胛骨的關節盂
肩胛下肌的肌腱
下盂肱韌帶

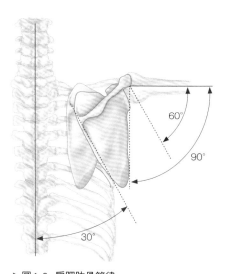

▶圖1-2 肩胛肱骨節律
順從肩胛肱骨節律讓肩關節外展90°時，盂肱關節產生60°的運動，肩胛胸廓關節則產生30°的運動。

● 動態穩定機轉

· **回旋筋腱板（腱板）**：棘上肌、棘下肌、小圓肌及肩胛下肌這四條肌肉位於盂肱關節附近，會將肱骨頭拉近關節盂（向心位）。

➡回旋筋腱板
rotator cuff

· **肩胛胸廓間肌群**（IST muscles）：與肩胛胸廓關節運動有關的肌肉總稱。肩關節運動時肩胛骨是為底座，由肩胛胸廓間肌群提供穩定性。

➡肩胛胸廓間肌群（IST muscles）
inter scapulo-thoracic muscles

C. 肩膀的運動

肩膀運動是藉由解剖學關節與機能性關節，兩者協調地運動來進行。

· **肩胛肱骨節律**：手上舉180°時，透過盂肱關節約運動120°、肩胛胸廓關節約運動60°，來完成肩關節的運動（➡ pp.21-22）（**圖1-3**）。

· **肩臼肱骨節律**：表示肱骨在肩臼處的運動。抬手初期產生擺盪（ship roll），之後產生滾動（ball roll）與滑動（gliding），抬高150°以上的角度則產生軸旋轉（rotation）。

· **鎖骨**：近端與胸骨形成關節，遠端則與肩胛骨形成關節，與肩胛骨的運動有關（➡ pp.21-22）。

1 肩膀上方的疼痛

本項將按照各步驟統整說明。

step 1 　怎樣的動作會疼痛？明確找出機械應力

考慮施加在肩膀上方的機械應力，手下垂時，上肢的重量時常給予其**伸展應力**。肩關節內收運動時，盂肱關節中的肱骨頭是下方轉動、上方滑動，所以不會產生肱骨頭往上方的滑動，而下方垂吊著手臂時，則會在盂肱關節上方施加伸展應力。

此外，如果抬高上肢，肩關節上方組織會陷入肩峰深層，而產生**擠壓應力**。再者，投球動作等抬起上肢的大動作，不僅產生擠壓應力，還要加上**剪切應力**。存在於肩膀上方的第二肩關節是容易承受擠壓應力以及剪切應力的組織。

若是因為伸展應力產生疼痛，要考慮棘上肌、棘下肌、肩胛上神經**其中一處有問題。**

若是因為擠壓應力與剪切應力產生疼痛，除了懷疑前述的棘上肌、棘下肌，還要懷疑肩峰下滑液囊**有問題。**

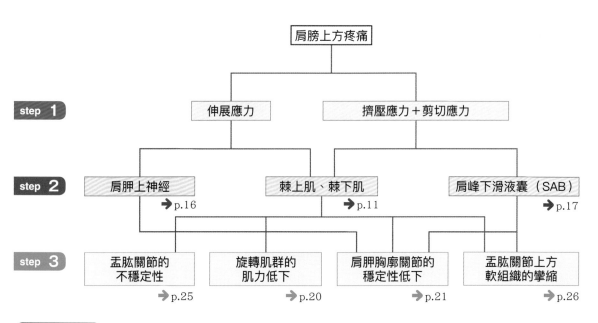

流程圖　針對肩膀上方疼痛的評估策略

1）棘上肌、棘下肌（圖1-4）

棘上肌

起　　端：肩胛骨棘上窩

止　　端：肱骨大結節（上關節面／中關節面上側）

支配神經：肩胛上神經

作　　用：外展肩關節

棘下肌

起　　端：肩胛骨棘下窩

止　　端：肱骨大結節中關節面

支配神經：肩胛上神經

作　　用：外展肩關節

➔棘上肌
supraspinatus m.

➔棘下肌
infraspinatus m.

● 解剖學上產生疼痛的要因

棘上肌起於肩胛骨棘上窩，止於肱骨大結節上側。肱骨大結節可分為三部分：大結節前上側稱為**上關節面**（superior facet），後側到後上側稱為**中關節面**（middle facet）與後下側稱為**下關節面**（inferior facet）（圖1-5）。

Minagawa團隊[1]的報告認為棘上肌的止端是在上關節面到中關節面上側。另一方面，根據Mochizuki團隊[2]的報告指出，棘上肌侷限於上關節面的前內側部分。

也就是說，棘上肌及棘下肌的止端存在著好幾種變化。另一方面，有袋類身上存在著起端為肩胛骨背面的肌肉，稱為**棘肌**。棘肌越往肩胛棘外側越發達，藉由其起端分為上下兩部分，也就是棘上肌與棘下肌。

此外，長臂猿等會在樹上移動的動物，為了把樹木枝條當成雲梯一般移動，肩關節會受到強大的拉扯力道，而長出用於維持肩關節穩定性的強壯旋轉肌袖，藉由各肌肉纖維交錯，形成彼此機能性代償的情況。

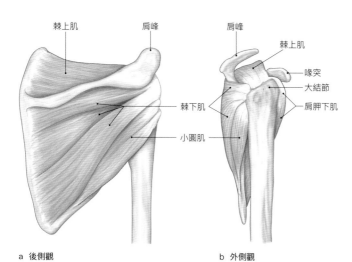

a 後側觀　　　　　　b 外側觀

▶ 圖1-4　棘上肌與棘下肌

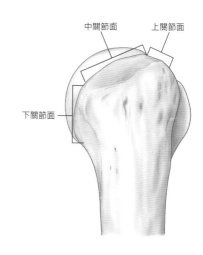

▶ 圖1-5　大結節的分區

換句話說，以棘上肌、棘下肌為首的旋轉肌袖，有將肱骨頭拉近（向心性）肩胛骨關節盂的作用。肩關節可動範圍的末端處可藉由上、下盂肱韌帶的張力來穩定，而中間可動範圍則有必要透過旋轉肌的張力將肱骨頭壓進關節盂來穩定關節。日常生活中，肩關節很少在可動範圍的末端處使用，肩關節運動時，有必要穩定主要的中間可動範圍，因此旋轉肌的責任相當重大。尤其將抬高的上肢放下時，會對棘上肌與棘下肌處施加離心性的負荷，產生更加強烈的拉扯力道。

● 棘上肌的觸診

棘上肌的起端處表層有斜方肌中部肌束，肌肉通過肩峰深層後抵達止端。而棘上肌止端處的表層有厚實的三角肌，所以很難直接從體表觸摸到棘上肌。

那麼觸摸棘上肌起端時，強迫肩胛骨保持內收位，盡可能降低斜方肌中部肌束的張力，有時能感知棘上肌的壓痛或其弧度（圖1-6a）。

再者，若要觸摸棘上肌止端，用手指從肩峰往遠端移動，可摸到肩峰下的凹陷，藉由三角肌及旋轉肌表層軟組織，便可觸摸到棘上肌止端（圖1-6b）。然而，說到底這是透過旋轉肌表層軟組織所觸摸到，若產生壓痛，鑑別是否為肩峰下滑液囊炎等疾病便很重要。

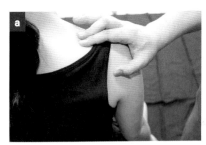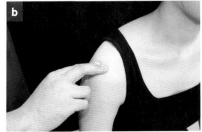

▶ 圖1-6　棘上肌的觸診

● 棘下肌的觸診

棘下肌的起端大部分會顯露在體表，所以能以肩胛骨棘下窩為指標觸摸到（圖1-7）。然而越往止端走，越深入三角肌深層，尤其終止在肱骨大結節上關節面及中關節面的肌肉纖維潛入肩峰深層，所以很難觸摸。特別是棘上肌與棘下肌的肌肉纖維會在肩峰下方交叉行走，再加上喙肱韌帶等軟組織也在旋轉肌處會合，所以與其評估各肌肉狀態，不如篩檢構成第二肩關節的軟組織有無損傷更為必要。

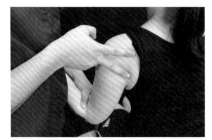

▶圖1-7 棘下肌的觸診

● 棘下肌的誘發疼痛測試

垂臂徵象 drop arm sign（圖1-8）

- 檢查姿勢：施檢者以外力維持受檢者肩關節的外展位，此時指示受檢者要撐住手臂位置，接著施檢者放手。
- 判斷：若無法維持外展位，或受檢者產生疼痛者，即為陽性。
- 機能分析：即使棘上肌有損傷，但若關節沒有攣縮的話，仍舊可藉由外力被動地外展，所以若有外力便能維持外展位。若棘上肌有損傷，其肌力低下，所以無法維持外展位，手就會往下掉，或肌肉在收縮時產生疼痛。
- 注意：若是三角肌肌力強大的運動選手等情況，有的手臂不會下垂或產生疼痛。聽到患者說手沒力氣或感到不舒服等，也有必要放在心上。此外，垂臂徵象的敏感度為0.14～0.35，偏低，即使有損傷，也很多人呈陰性。所以就算本檢查結果為陰性，也無法否定棘上肌損傷的可能性。另一方面，本檢查的特異度為0.78～0.88，相對較高，所以若檢查為陽性，則棘上肌損傷的可能性高。

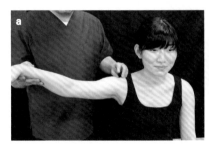
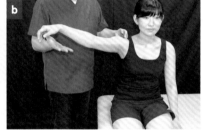

▶圖1-8 垂臂徵象

空罐測試 empty can test（圖1-9）

- 檢查姿勢：讓受檢者保持肩關節外展、肘關節伸展及前臂旋前的姿勢。施檢者在前臂遠端部位施加往肩關節內收方向的阻力。
- 判斷：若產生疼痛，或無法維持肩關節外展位者，即為陽性。
- 機能分析：以肩關節外展、肘關節伸展的姿勢讓前臂旋前，則肱骨會內轉。

若肱骨外轉，肱二頭肌長頭腱也會抑制肱骨頭往上位移，就能由肱二頭肌長頭腱來代償棘上肌的機能。所以讓受檢者前臂旋前，藉此減少肱二頭肌長頭腱的代償來進行檢查。肩關節外展的抵抗運動時若產生疼痛，原理與垂臂徵象相同。

- 注意：與垂臂徵象相同，三角肌肌力強的話很難產生疼痛。本檢查敏感度為0.32～0.89，相當分散，但顯示出敏感度比垂臂徵象高[3]。

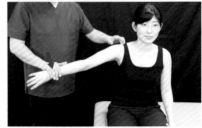

▶圖1-9　空罐測試

滿罐測試 full can test（圖1-10）

- 檢查姿勢：讓受檢者保持肩關節外展、肘關節伸展及前臂旋後的姿勢。施檢者在前臂遠端部位施加往肩關節內收方向的阻力。
- 判斷：若產生疼痛，或無法維持肩關節外展位者，即為陽性。
- 機能分析：以肩關節外展、肘關節伸展的姿勢讓前臂旋後，則肱骨會外轉。而肱二頭肌長頭腱能輔助棘上肌的機能，所以滿罐測試比空罐測試還要難產生疼痛。
- 注意：與垂臂徵象、空罐測試相同，三角肌肌力強的話很難產生疼痛。此外，<u>若肱二頭肌長頭腱有代償作用，有時會產生肱二頭肌長頭腱肌腱炎，所以鑑別很重要。</u>

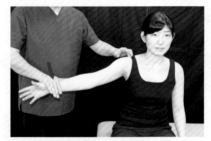

▶圖1-10　滿罐測試

● 棘下肌的誘發疼痛測試

延遲外轉徵象 external rotation lag sign（圖1-11）

- 檢查姿勢：受檢者肩關節自然下垂，手肘屈曲90°，以外力被動地讓受檢者的手外轉。接著回到一開始的姿勢，請受檢者自己外轉肩關節。
- 判斷：若受檢者自己外轉的可動範圍不如以外力被動外轉，即為陽性。
- 機能分析：肩關節外轉運動時作用的肌肉是棘下肌與小圓肌。棘下肌比小圓肌大塊，在肩關節外轉時貢獻較大。而自主運動與被動運動的範圍差，代表能在該可動範圍移動的肌力少了多少，所以必須要確認外轉運動時，自主運動與被動運動的程度差了多少。

・注意：此檢查的特異度為1.00，檢查結果若為陽性，可認為有損傷。然而敏感度為0.7，所以即使有損傷也可能為陰性[3]。由此可知，即使結果為陰性，也必須要確認磁振造影（MRI）或超音波結果。

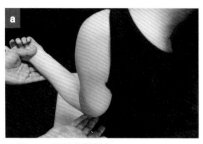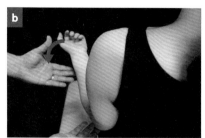

▶圖1-11 延遲外轉徵象

● 從觸診及檢查結果能思考什麼？

根據誘發疼痛測試的結果，得知產生了棘上肌或棘下肌損傷及機能不全，使得肩關節機能低下，有下列四個思考方向：

①旋轉肌群的肌力低下 ➤ step 3 p.20

若棘上肌、棘下肌本身有損傷或機能低下，則旋轉肌群會肌力低下，尤其肩關節外展、肩胛骨面上的外展、外轉的肌力會低下。

②肩胛胸廓關節的穩定性低下 ➤ step 3 p.21

即使棘上肌、棘下肌沒有肌力低下，若肩胛胸廓關節處無法將肩胛骨拉近胸廓，則肩關節運動的肌力低下。

③盂肱關節的不穩定性 ➤ step 3 p.25

若盂肱關節不穩定，則靜態穩定結構的機能會低下。由於動態穩定結構試圖代償靜態穩定結構的機能低下，所以會提高棘上肌、棘下肌的肌肉活動。若在此狀態下持續動作，會加強棘上肌、棘下肌的壓痛，有時也會使其肌力低下。此外，在嚴重不穩定性的病例身上，因為手抬高的穩定性低，所以無法順從正常關節運動軌跡，也有人產生關節內夾擠。

④盂肱關節上方軟組織的攣縮 ➤ step 3 p.26

若盂肱關節上方軟組織產生攣縮，也會使肱骨頭產生往上位移，這種情況下，有時會產生後述的肩峰下夾擠。若產生了肩峰下夾擠，棘上肌或棘下肌便會產生損傷或發炎（➤ p.18）。

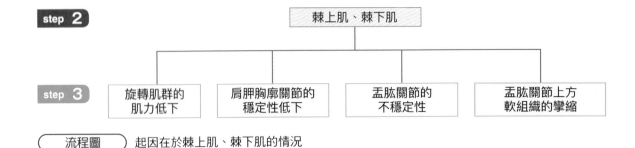

step 2 │ 棘上肌、棘下肌

step 3 │ 旋轉肌群的肌力低下 │ 肩胛胸廓關節的穩定性低下 │ 盂肱關節的不穩定性 │ 盂肱關節上方軟組織的攣縮

流程圖 起因在於棘上肌、棘下肌的情況

2）肩胛上神經

● 解剖學上產生疼痛的要因

肩胛上神經是從臂神經叢的上神經幹分支出來，在**肩胛切跡**從肩胛骨腹側繞到背側。之後穿過棘上窩往外側行走，到了肩胛棘外側改變走向，臨床上將這個部分稱為**棘窩切跡**。在肩胛切跡到棘窩切跡之間分出往棘上肌的肌枝，通過棘窩切跡後，再分出往棘下肌的肌枝（圖1-12）。

→肩胛上神經
suprascapular nerve

換言之，肩胛上神經可說是被肩胛骨固定住了。肩胛骨是肩關節運動的底盤，會隨著肩關節運動改變位置。若肩關節水平內收，肩胛骨則會外展，如此一來，肩胛上神經便會在棘窩切跡被拉伸。

此外，由於肩胛切跡處存在著肩胛橫韌帶，若肩胛骨往下降，便會拉扯到肩胛上神經。

肩胛上神經在通過肩胛切跡後，會分出支配盂肱關節上側感覺的神經分支，若對肩胛上神經施加機械應力，有時會產生肩關節上側的轉移痛。

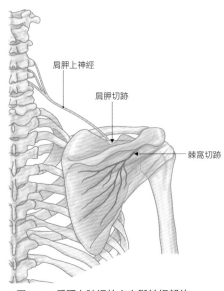

肩胛上神經

肩胛切跡

棘窩切跡

▶圖1-12 肩胛上神經的走向與絞扼部位
右肩，後側觀。

● 肩胛上神經的檢查

由於肩胛上神經轉移痛並沒有明確的理學檢查法，所以要操作肩胛骨的位置，同時確認能否重現疼痛，比方說讓肩胛骨盡可能外展，看看是否會疼痛，或者降低肩胛骨時確認能否重現疼痛。此外，若認為是源自肩胛上神經的轉移痛，要明確指示出疼痛部位有些困難，受檢者有時也會用「這附近會痛」的說法來表示。

肩膀上方的疼痛中，源自肩胛上神經的轉移痛並非首要選項，<u>排除是其他軟組織損傷時再來考慮比較好。</u>

● 從觸診及檢查結果能思考什麼？

①肩胛胸廓關節的穩定性低下　▶ step 3 p.21

一旦肩胛骨往下轉動，棘上肌或棘下肌上側肌束的距離便會縮短，肌肉長度縮短，則會降低靜態張力，使得旋轉肌的張力也降低。如此一來，肱骨往下方的拉力增強，便增加了對盂肱關節上側的拉扯應力，所以針對附著於肩胛胸廓關節的肌群進行機能評估很重要（▶ p.20）

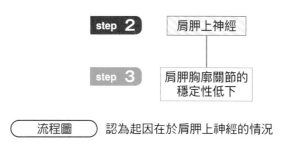

流程圖　認為起因在於肩胛上神經的情況

3）肩峰下滑液囊（SAB）

● 解剖學上產生疼痛的要因

肩峰下滑液囊是存在於由喙突肩峰韌帶、喙突、肩峰形成的喙突肩峰弓與旋轉肌袖之間的滑液囊（圖1-13），此處的滑液囊大大地往外側擴散，甚至有的會到三角肌下方，也有的內側跑到喙突下方。不僅如此，這些滑液囊有的分離，也有相互連通等，存在著多種變化。此肩峰下滑液囊可緩衝第二肩關節處產生的擠壓應力。

抬高肩關節運動時，肱骨會往上方轉動、往下方滑動，而這種轉動及滑動運動，則會讓肱骨大結節嵌進肩峰下方。大結節進入肩峰下方的路徑可分為三種：①以內轉位通過的**前方徑**（anterior path），②以外轉位通過的**後外側徑**（postero-lateral path），以及③以內外轉中間位通過的**中間徑**（neutral path）。此外，進入肩峰下的階段（0°～60°）稱為**旋轉前滑動**（pre-rotational glide），大結節位於肩峰下的階段（60°～120°）稱為**旋轉性滑動**（rotational glide），之後的階段稱為**旋轉後滑動**（post-rotational glide）（圖1-14）。

▶肩峰下滑液囊（SAB）
subacromial bursa

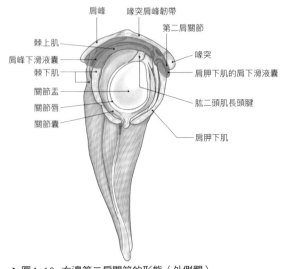

▶圖1-13 右邊第二肩關節的形態（外側觀）

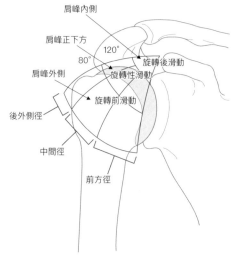

▶圖1-14 大結節的路徑

若因為些原因阻礙肱骨頭往肩峰下方滑動，大結節便無法通過肩峰下方，這種狀況稱為**肩峰下夾擠**。所謂肩峰下夾擠表示的是一種現象，並非疼痛部位或原因。肩峰下夾擠使得位於肩峰下的棘上肌、棘下肌及肩峰下滑液囊遭受更加強烈的擠壓應力。換句話說，由於肩關節的擠壓應力，可能會出現源自肩峰下滑液囊、棘上肌或棘下肌的疼痛。棘上肌、棘下肌的部分前面已介紹過，以下將說明肩峰下滑液囊的部分。

● **肩峰下滑液囊的觸診**

肩峰下滑液囊的外側端位於三角肌深層，內側端位於肩峰深層，因此不能直接從體表觸摸。所以臨床上會以垂直肩峰的壓痛，還有超音波或磁振造影等影像獲取資訊。

● **肩峰下滑液囊的誘發疼痛測試**

包含旋轉肌受傷及旋轉肌炎等，肩峰下滑液囊的誘發疼痛測試是在發生夾擠時，用來判斷能否誘發疼痛的檢查。

尼爾氏測試 Neer test（圖1-15）

· 檢查姿勢：肩關節內轉下垂。
· 掌握部位：肩胛骨與前臂遠端部位。
· 誘導運動：固定肩胛骨的狀態下，讓肩關節內轉抬高。
· 判斷：若產生疼痛即為陽性。
· 機能分析：肩關節內轉抬高時，肱骨大結節會通過前方徑，若此處發生夾擠，便會疼痛，可認為是針對第二肩關節處的擠壓應力誘發了肩峰下滑液囊或旋轉肌損傷。

· 注意：由於本檢查敏感度低[3,4]，即使結果為陰性也必須要確認磁振造影或超音波的所見。

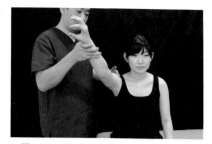

▶ 圖1-15 尼爾氏測試

霍金斯－甘迺迪氏測試 Hawkins－Kennedy test（圖1-16）

· 檢查姿勢：屈曲肘關節，將肩關節90°水平內收。
· 掌握部位：一手抓住肩峰，另一隻手抓住上臂遠端部位。
· 誘導運動：抓住上臂遠端部位的手，強制肩關節內轉，同時要壓住肩峰不使其抬高。
· 判斷：若產生疼痛即為陽性。
· 機能分析：以90°水平內收位進行內轉運動，評估旋轉性滑動時，前方徑上肱骨大結節的移動。
· 注意：霍金斯－甘迺迪氏測試的敏感度為0.83，特異度為0.51[3,4]。換句話說，若檢查結果為陽性，很高的機率可認為是肩峰下夾擠症候群。然而即使確實有此種症狀，檢查結果也可能呈陰性，檢查時有必要將這點放在心上。

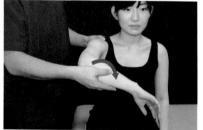

▶ 圖1-16 霍金斯－甘迺迪氏測試

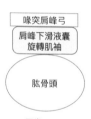

a 正常

● 從觸診及檢查結果能思考什麼？

根據以上的檢查，能確認是否有肩峰下夾擠。接著，必須要評估為什麼會產生肩峰下夾擠。而產生肩峰下夾擠的起因在於第二肩關節（圖1-17）。

在算不上寬廣的空間中，塞著肩峰下滑液囊與旋轉肌，**第二肩關節**需要隨著肩關節運動進行滑動，打個比方，就像乘客（旋轉肌袖）在滿載的電車內（第二肩關節），為了讓乘客順利地移動，需要有乘務員（肩峰下滑液囊）存在。若乘客的量增加，車內的摩擦應力（力學上的負荷）會增強，若乘務員的能力降低了，也會增強車內的摩擦應力。而這種摩擦應力增強的狀態，便可說是肩峰下夾擠。也就是說，旋轉肌袖的肥厚或鈣化、肩峰下滑液囊發炎或黏著會造成問題，這些相關評估都必須仰賴影像所見。

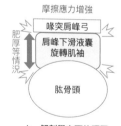

b 解剖學方面的要因

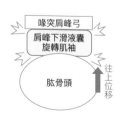

c 運動學方面的要因

▶ 圖1-17 肩峰下夾擠

那麼，運動學方面的要因必須評估以下兩點：

①盂肱關節上方軟組織的攣縮 ➡ step 3 p.26

盂肱關節在手抬高的同時，伴隨著往下方的滑動運動。若上方軟組織攣縮，往下方滑動會受到限制，而肱骨頭相對地過度往上位移，使肩峰產生下夾擠。

②肩胛胸廓關節的穩定性低下 ➡ step 3 p.21

抬高上肢時若肩胛骨往上方轉動不足，相對地，第二肩關節的空間會變狹窄，因此評估位於肩胛胸廓關節肌群的機能很重要（➡ p.20）。

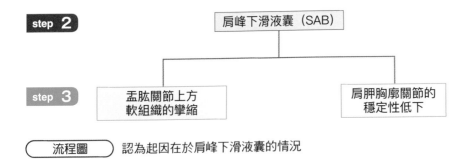

流程圖　認為起因在於肩峰下滑液囊的情況

---

step 3　**為什麼會疼痛？運動學方面的評估策略**

1）旋轉肌群的肌力低下

肩膀運動相關的肌肉可分為①與盂肱關節穩定性有關的肌肉，②與盂肱關節運動有關的肌肉，③與肩胛胸廓關節運動有關的肌肉。考慮到這些肌肉的存在再進行檢查、解釋結果。

①穩定盂肱關節時作用的肌肉

為了讓結構學上穩定性低下的盂肱關節運動，有穩定作用的肌肉會收縮，擔任讓肱骨頭保持向心位的角色，而負責的中心便是**旋轉肌袖**。

②盂肱關節運動時作用的肌肉

盂肱關節運動時作用的肌肉位於表層，其止端則在遠離關節的地方。由於其止端遠離關節，所以容易產生強大的**力矩**。

③肩胛胸廓關節運動時作用的肌肉

連接肩胛骨與胸廓的肌肉，也就是大家熟知的**肩胛胸廓間肌群**（IST muscles）。

要如何分辨是肩胛胸廓間肌群的肌力低下，還是旋轉肌袖或三角肌等的肌力低下呢？可藉由徒手肌力測試（MMT ➡ p.23）來判斷。然而，肌力低下的究竟是旋轉肌袖、三角肌，還是胸大肌？要判斷卻很困難，因此應該要綜合病歷、診斷名稱、影像所見來評估。尤其旋轉肌收縮不良的病例，可透過超音波影像診斷裝置輕鬆判斷。

小知識！

力隅（force couple）
肩關節運動時，旋轉肌群處於取得向心位的狀態。另一方面，三角肌或胸大肌等附著於相對離關節較遠的位置。藉由大塊肌肉發揮其張力，便能穩定地運動。像這種兩塊以上的肌肉同時發揮各自機能來完成一種運動，稱為力隅。

小知識！

力矩
指的是環繞固定軸心的力量，也稱為扭轉力矩。此處表示施加於關節運動軸心的旋轉力。

　　針對旋轉肌群肌力低下的患者，可進行旋轉肌群的肌力訓練。此時施予強大負荷進行訓練的話，經常見到三角肌或胸大肌等張力大的肌肉代償，因此在注意負荷強度的情況下，盡量加大可動訓練範圍。

2）肩胛胸廓關節的穩定性低下

　　明明棘上肌或棘下肌沒有肌力低下，肩胛胸廓關節處卻無法將肩胛骨拉近胸廓的話，就是肩關節運動的肌力低下。

　　一般的徒手肌力測試評估肩關節運動時不會固定肩胛骨，如此一來，即使盂肱關節的肌力低下，或肩胛胸廓間肌群的肌力低下，結果都會是「4」。那麼，固定肩胛骨後再進行徒手肌力測試，便能單純評估盂肱關節的肌力了。也就是說，以固定肩胛骨的姿勢進行徒手肌力測試，若肌力低下，可判斷為盂肱關節出現肌力低下的情況；若固定肩胛骨的姿勢測試結果肌力上升，則表示問題在於肩胛胸廓間肌群。

　　從前述可知，為了評估抬高肩關節時肩胛胸廓關節的穩定性，要進行固定、無固定肩胛骨姿勢的徒手肌力測試篩檢。之後若懷疑肩胛胸廓間肌群有問題，應該對各肌肉進行徒手肌力測試。

　　再者，從肩胛骨、鎖骨位置及列位，也可大概預測產生肌力低下的部位為何。

● 肩胛骨、鎖骨的位置

- **肩胛骨**（圖1-18）：肩胛骨位於胸背部後外側，是個薄的不規則三角形。與胸廓相接的面為**肋骨面**，背部那面稱為**背面**，往背側凸出形狀。成人的肩胛骨與冠狀面形成往前30°的夾角，此斜面稱為**肩胛骨面**。

➡肩胛骨
scapula

- **鎖骨**（圖1-19）：鎖骨是頸部與胸部的分界線，連接著肩胛骨與胸骨。鎖骨外側端（肩峰端）構成肩鎖關節，內側端（胸骨端）構成胸鎖關節。**胸鎖關節**是鎖骨運動的支點，**肩鎖關節**則是肩胛骨運動的支點。

➡鎖骨
clavicle

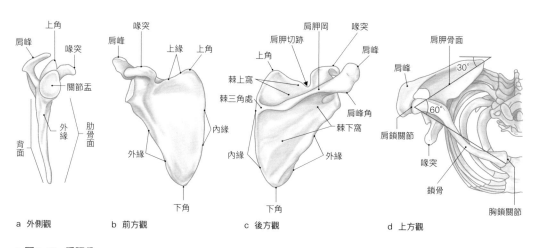

a 外側觀　　b 前方觀　　c 後方觀　　d 上方觀

▶ 圖1-18　肩胛骨

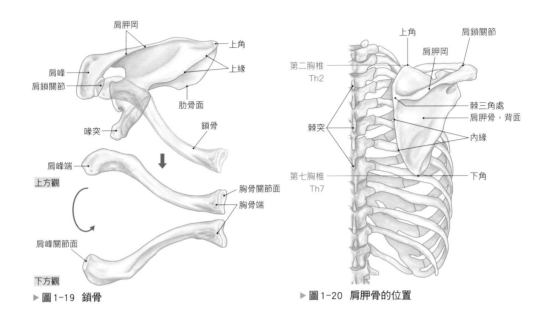

▶ 圖1-19 鎖骨

▶ 圖1-20 肩胛骨的位置

● 肩胛骨、鎖骨的列位

肩胛骨上角位於**第二胸椎棘突**處，下角則位於**第七胸椎棘突**處（**圖1-20**）。

斜肩的人肩胛骨會外展、往下旋轉與下沉，鎖骨則呈下沉狀。雖然可以比較左右兩側從棘突到肩胛骨下角、棘三角處的距離，或是測量肩胛岡與脊柱形成的角度來定量，但無論哪種作法，都很難充分反映肩胛骨三維空間的位置。此外，筆者也實際接觸過許多肩胛骨內緣浮起的病例。

肩胛胸廓關節的狀況如同船（肩胛骨）用肩鎖關節綁（連接）在港口（胸廓）。這種列位之所以成為問題的起因，如p.21所述，在於肩胛胸廓間肌群失衡。

小知識！

肩胛骨的機能

肩胛骨可以抬高／下降、外展（前突）／內收（後退）、前傾／後傾進行三軸性運動，藉由複合動作，還可以往上旋轉／往下旋轉。也就是說，以肩鎖關節為支點抬高時的往上旋轉，肩胛骨必須要進行抬高、前突、後退這些三維空間的運動。

● 斜方肌中束、下束的肌力低下

→斜方肌
trapezius m.

斜方肌

起　　端：上束：枕外隆凸、頸韌帶
　　　　　　中束：第一～六胸椎棘突
　　　　　　下束：第七～十二胸椎棘突

止　　端：上束：鎖骨外側1/3上緣
　　　　　　中束：肩胛岡
　　　　　　下束：肩胛岡基部（棘三角處）的內緣

支配神經：頸神經與副神經

作　　用：整體：肩胛骨內收，與前鋸肌一起讓肩胛骨往上方旋轉
　　　　　　上束：抬高肩胛骨
　　　　　　下束：下降肩胛骨

肩胛骨外展的病患，有可能發生讓肩胛骨內收、往上旋轉的**斜方肌**中束、下束肌力低下。此外，若這些肌力低下，有時會提高斜方肌上束或提肩胛肌的肌肉張力。

斜方肌中束、下束的肌力評估（圖1-21、22）

- **姿勢**：中束：肩關節90°抬高肩胛骨面。

  下束：肩關節120°抬高肩胛骨面。

- **操作**：徒手固定盂肱關節，由施檢者支撐受檢者的上肢重量。

  中束：誘導肩胛骨內收，維持其內收到底。

  下束：誘導肩胛骨內收、下沉，維持其內收到底與下沉。無論哪邊，讓肩胛骨外展都可增加阻力。

- **注意**：支撐、誘導肩胛骨動作時，注意別抬高肩胛骨。此外要注意肩關節伸展的代償動作。

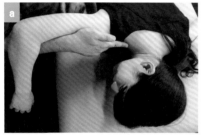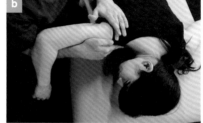

▶ 圖1-21　斜方肌中束的肌力評估

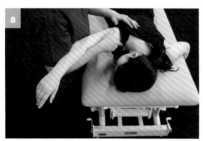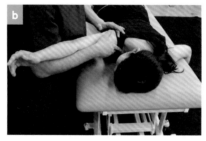

▶ 圖1-22　斜方肌下束的肌力評估

● 前鋸肌下束、大菱形肌的肌力低下

前鋸肌

起　　端：第一～九肋骨側面

止　　端：肩胛骨肩胛骨面的內緣

支配神經：胸長神經

作　　用：外展肩胛骨、上側（上角處）讓肩胛骨前傾、下側（下角處）讓肩胛骨後傾

大、小菱形肌

起　　始：大菱形肌：第二～五胸椎棘突

　　　　　小菱形肌：第七頸椎、第一胸椎棘突

止　　端：大菱形肌：棘三角處起往下角的內緣

　　　　　小菱形肌：棘三角處的內緣

支配神經：肩胛背神經

作　　用：內收肩胛骨，與胸小肌一起讓肩胛骨往下旋轉

➡前鋸肌
serratus anterior m.

➡大菱形肌
rhomboid major m.

➡小菱形肌
rhomboid minor m.

　　前鋸肌可分為上束、中束與下束三塊肌束，上束、下束比中束發達。前鋸肌下束與**大菱形肌**一起附著於肩胛骨下角處的內緣，具有將下角拉近胸廓的機能。對於肩胛骨下角處浮起的患者，可懷疑其前鋸肌下束與大菱形肌的肌力低下。這些進行肌肉的肌力評估以徒手肌力測試為基準。

● **胸小肌的伸展性低下**（圖1-23）

胸小肌

起　　端：第二～五肋骨側面

止　　端：喙突

支配神經：內胸神經、外胸神經

作　　用：肩胛骨前傾，與菱形肌、提肩胛肌一起讓肩胛骨往下方旋轉

➡胸小肌
pectoralis minor m.

　　胸小肌位於前胸側，肩胛骨前傾時作用。若胸小肌的伸展性低下，會增強肩胛骨的前傾、外展。根據理學結果定量評估胸小肌的伸展性低下很困難，不過可從胸小肌有無壓痛、拉筋或舒緩前後肩胛骨可動性的變化來判斷。

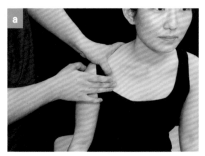

▶圖1-23　胸小肌的觸診

▶ 運動治療的重點

若肩胛胸廓間肌群產生肌力低下，則需要強化其肌力，不過此時要確認肩胛骨的可動性是否充分。假設是胸小肌的伸展力低下，則在改善其伸展性後再進行肌力訓練。

此外，肩胛胸廓間肌群會協調上肢運動，調節肩胛骨的運動。因此設計訓練菜單時，要等活動肩胛骨的訓練讓其發揮肌力之後，再逐漸進行促進上肢運動附帶的協調性肩胛骨運動訓練。

3）盂肱關節的不穩定性

盂肱關節不穩定，表示靜態穩定結構的機能低下。而靜態穩定結構的機能低下會由動態穩定結構進行代償，因此會提高棘上肌或棘下肌的活動。用這種狀態持續動作，有時會增強棘上肌或棘下肌的痙攣。

關節要產生穩定性，除了關節囊內負壓化，還要藉著韌帶、關節囊與肌肉等軟組織被拉伸時會縮回原來長度的性質（**彈性**）來達成。各組織越被伸展，其張力越大，也就越有助於穩定性。物理治療評估時，有必要理解各項不穩定性檢查著眼的是哪種組織的張力。

● 盂肱關節的評估

> **前向驚恐測試與復位測試**
> **anterior apprehension test & relocation test**（圖1-24）

· **姿勢**：坐姿或仰躺，肩關節90°外展。

· **操作**：施檢者一隻手像要包覆整隻上臂般抓著，另一隻手放在受檢者的肩關節前側，以外力讓受檢者的肩關節在90°外展位進行外展到底運動。復位測試是在相同操作下，施檢者用置於肩關節前側的手，從前往後壓迫。

· **判斷**：前向驚恐測試中，若受檢者表示會害怕脫臼，即為陽性。復位測試中若壓迫時降低了不穩定感，即為陽性。

· **解釋**：肩關節靜態穩定結構的機能低下，尤其要懷疑中、前下盂肱韌帶的張力低下。

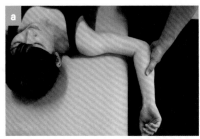

▶ 圖1-24　前向驚恐測試與復位測試

負荷移位測試 load and shift test（圖1-25）

- **姿勢**：受檢者仰臥，肩關節30°～90°外展。
- **操作**：施檢者一手掌握肱骨頭，另一手抓住肩胛骨與鎖骨，將肱骨頭往前方推出。
- **判斷**：若受檢者說感到不穩定即為陽性。此外骨頭位移的程度可以分等級來評估。

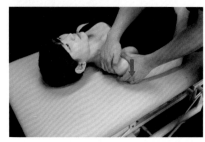

▶圖1-25　負荷移位測試

後面會提到的溝槽測試（sulcus test），可評估往下方的不穩定性（➡ p.32）。

運動治療的重點

　　針對靜態穩定結構的機能低下，物理治療能對應的方法很少，一個原因是會有動態穩定結構的代償，另個原因是要控制列位盡量穩定。

　　為了穩定關節，強化動態穩定結構的旋轉肌袖肌力很重要。針對前方不穩定性，肩胛下肌的肌力訓練特別重要。此外，肩胛骨內收運動不足的肩關節水平伸展運動也會助長前方不穩定性，因此有必要進行以改善肩胛骨運動為目的的運動。

小知識！

靜態、動態穩定結構：肩關節的運動與軟組織張力的變化

肩關節具有相當大的可動性，軟組織的張力會隨著姿勢改變（下表），比方說手抬高強制外轉時，前下方的關節囊、前下盂肱韌帶、肩胛下肌下束會被拉伸。此外，肩關節40°～45°外展時，肩關節上下會有一定的張力。

	外轉		內轉	
	關節囊、韌帶	肌肉	關節囊、韌帶	肌肉
下垂位	前上方關節囊 喙肱韌帶 上盂肱韌帶	肩胛下肌上束 胸大肌鎖骨部	後上方關節囊	棘上肌 棘下肌橫走部
外展位	前下方關節囊 前下盂肱韌帶	肩胛下肌下束	後下關節囊 後下盂肱韌帶	棘下肌斜走部 小圓肌

4）盂肱關節上方軟組織的攣縮

　　盂肱關節上方軟組織的攣縮，會明顯限制肩關節內收。然而肩關節上方存在著眾多軟組織，單純內收受限的情況下，很難決定針對哪個組織處理才好。因此要透過改變內轉／外轉與姿勢測量內收受限程度，來鎖定是前上方的軟組織或是後上方的軟組織出問題。

肩關節內收受限的檢查（圖1-26、27）

- **姿勢**：仰臥或坐著。
- **操作**：施檢者一隻手維持受檢者的肩胛骨往上方轉動，另一隻手強制肩關節內收。
- **判斷**：若能活動到參考可動範圍者為陰性，不過要確認有無左右差異。
- **解釋**：若內轉位的內收受限，要懷疑後上方軟組織；若外轉位的內收受限，則懷疑前上方軟組織受到限制。

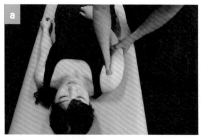 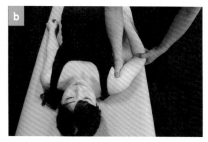

▶圖1-26　內收受限（內轉位）

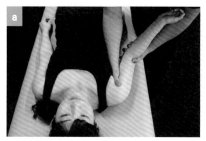 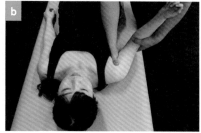

▶圖1-27　內收受限（外轉位）

運動治療的重點

　　內收受限明顯的患者有時也會產生肩關節夜間疼痛，針對這種患者，要一邊如將肱骨頭拉離關節盂般牽引，一邊讓其內收，伸展棘上肌。

2 肩膀前上方的疼痛

從機械應力觀點考量肩膀前上方的疼痛，大致可分為**伸展應力、擠壓應力與摩擦應力**三類（圖1-28）。本項將依 step 1 → step 2 → step 3 的順序分別說明各機械應力的情況。

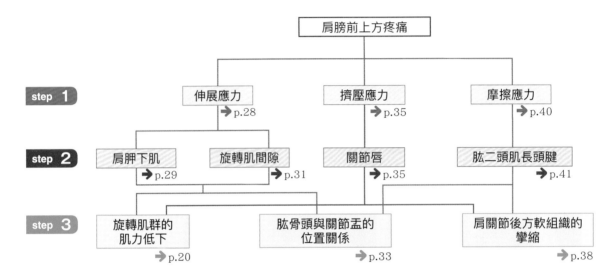

流程圖　針對肩膀前上方疼痛的評估策略

---

step 1 **怎樣的動作會疼痛？施加伸展應力的情況下**

肱骨頭相對於肩臼進行外轉運動時，會對肩關節前側施加**伸展應力**。若肱骨頭外轉運動受限、肩關節前側軟組織伸展性低下，或者兩者皆有時，便會增強對肩關節前側的伸展應力。

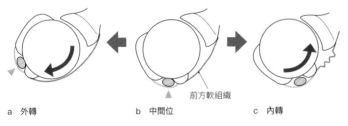

a　外轉　　b　中間位　　前方軟組織　　c　內轉

▶圖1-28　肩關節內、外轉時給肩關節前、後方施加的應力

a：由於肩關節外轉拉伸了前方軟組織（紅線），施加了伸展應力。

c：由於內轉鬆弛了前方軟組織，肩關節前側的擠壓應力增強。

此外，覆蓋著肱二頭肌長頭腱的橫肱韌帶接續肩胛下肌，由於外轉受到壓迫，摩擦力增加。

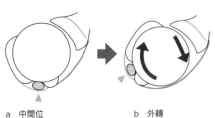

a　中間位　　b　外轉

▶圖1-29　肩關節外轉時的關節內運動

肩關節外轉時，肱骨頭會往後方轉動，往前方滑動。

肱骨頭外轉運動時，肱骨頭會往後方轉動、往前方滑動（**圖1-29**）。於是當盂肱關節外轉、肱骨頭往後方轉動及往前方滑動增強時，需確認疼痛是否增強。

若因為伸展應力產生了疼痛，要懷疑起因為 肩胛下肌 及 旋轉肌間隙。

step 2 **哪裡會疼痛？肩胛下肌及旋轉肌間隙解剖學方面的評估策略**

1）肩胛下肌（圖1-30）

➜肩胛下肌
subscapularis m.

> 肩甲下肌
> 起　　端：肩胛下窩與肩胛骨外緣
> 止　　端：肱骨小結節
> 支配神經：肩胛下神經
> 作　　用：肩關節內轉

● **解剖學上產生疼痛的要因**

肩胛下肌位於肩關節前方最深層的位置，起於肩胛骨的肩胛下窩及肩胛骨外緣，止於肱骨小結節。起端分為六束肌束，近端的第一～四肌束起於肩胛下窩，第五、六肌束則起於肩胛骨外緣。

肩胛下肌止端肌腱的最近端處，在小結節上外側面有塊稱為**舌部**的薄腱性組織沿伸。起於盂上結節的肱二頭肌走往結節間溝，可認為與喙肱韌帶、盂肱韌帶一起形成了舌部[5]。因此，在後述的肱二頭肌長頭腱炎患者身上，同一部位發炎或攣縮會增加對肱二頭肌長頭腱的機械應力。

此外，起於肩胛骨外緣的肌束，到止端附近都還留有許多肌束，富含柔軟度，若產生下束攣縮，則會限制**外展外轉運動**。

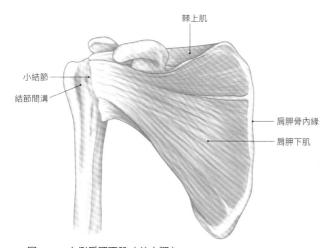

棘上肌
小結節
結節間溝
肩胛骨內緣
肩胛下肌

▶圖1-30　右側肩胛下肌（前方觀）

● 肩胛下肌的觸診（圖1-31）

　　肩胛下肌也起於肩胛骨的肋骨面，很難從體表觸摸。而其止端肌腱附著於肱骨小結節近端側，無法藉由觸摸得知肌腹的柔軟度，因此要採取外展外轉位，觸摸腋窩得知。讓肩關節呈外展外轉位，誘導肩胛骨往前方突出，如此一來，便能從腋窩觸摸到肩胛骨外緣。摸著該部位再讓肩關節內轉，可以感受得到肩胛下肌下束收縮。

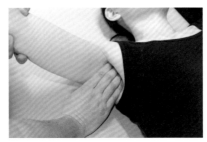

▶圖1-31　肩胛下肌的觸診

● 肩胛下肌的誘發疼痛測試

離背測試 lift off test（圖1-32）

- ・檢查姿勢：讓肩關節伸展、內收、內轉，肘關節屈曲，檢查側的手背貼在背部。
- ・掌握部位：肩胛骨及前臂遠端處。
- ・誘導運動：以肩關節伸展內收運動，讓受檢者手背抬離背部。
- ・判斷：若產生疼痛即為陽性。
- ・機能分析：肩關節內收位下強制其內轉，會強制肩胛下肌上束收縮。
- ・注意：離背測試時，有必要誘導肩胛下肌收縮，所以首先要誘導肩關節內轉。此外，檢查姿勢為**綁帶姿勢**，所以有的肩關節上後方軟組織攣縮的患者也會產生伸展疼痛。不僅如此，當喙突下方出現胸小肌收縮時也可能疼痛，所以要仔細詢問疼痛部位及狀態來鑑別很重要。

> 小知識！
>
> 綁帶姿勢
> 手繞到背後綁腰帶的姿勢。

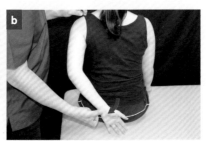

▶圖1-32　離背測試

- 檢查姿勢：讓受檢者肩關節下垂內轉，前臂貼在腹部。
- 誘導運動：讓肩關節內轉像在壓迫腹部一樣。
- 判斷：若產生疼痛即為陽性。
- 機能分析：藉由誘發肩關節內轉的等長收縮，引起肩胛下肌的等長收縮。不會對肩關節前方產生伸展應力，但能判斷肩胛下肌有無損傷。
- 注意：肩胛下肌是以縮短的狀態等長收縮，若結果為陰性，並無法判斷伸展位時會不會有收縮性疼痛。所以最好在整體可動範圍內進行阻抗運動，來觀察疼痛的有無或增減。

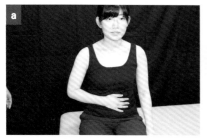
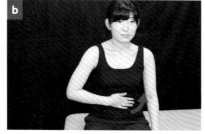

▶ 圖1-33 壓腹測試

2）旋轉肌間隙（圖1-34）

● 解剖學上產生疼痛的要因

➔旋轉肌間隙
rotator interval

肩關節前方有肩胛下肌，上方有棘上肌，後方有棘下肌，後下方有小圓肌覆蓋，然而旋轉肌袖卻沒有覆蓋到前上方部分。也就是說這沒有旋轉肌袖的部分，稱為**旋轉肌間隙**，是由喙肱韌帶所構成的[6,7]。

喙肱韌帶具有異於其他韌帶的組織學結構，是由類似關節囊的疏鬆結締組織所形成，欠缺韌性[8]。可想見藉此特性填滿走向各異的旋轉肌間隙，以調整張力。

➔喙肱韌帶
coracohumeral ligament

旋轉肌間隙損傷大致分為兩種病理：一種是旋轉肌間隙損傷波及第二肩關節，引起發炎、黏著的**攣縮型**；另一種是只在旋轉肌間隙的損傷，增加不穩定性的**不穩定型**[9]。

不穩定型多為年輕患者，而攣縮型的平均年齡為45歲，年齡層較高。新井[10]指出，即使是不穩定型的病理，也可能因為其不穩定性引起發炎性滑膜在喙肱韌帶處增殖，以旋轉肌間隙為中心形成瘢痕進而造成攣縮狀態；或者即使是攣縮型，也可能在改善了可動範圍之後呈現不穩定型的狀態。換句話說，認為是旋轉肌間隙損傷的病態時，針對不穩定性的評估變得很重要。

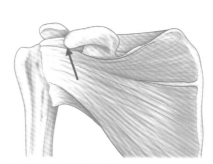

▶ 圖1-34 旋轉肌間隙

● 旋轉肌間隙的觸診

　　旋轉肌間隙位於喙突肩峰韌帶的深層，很難直接觸摸，所以要從喙突肩峰韌帶外側部分間接地觸摸。

　　此外，形成旋轉肌間隙的喙肱韌帶是從喙突連接到肱骨小結節，所以肩關節伸展、內收與外轉時會張力變大。將手指放在緊鄰喙突肩峰韌帶的外側，強制肩關節伸展、內收與外轉，便能以觸摸得知喙突肩峰韌帶的硬度（圖1-35）。

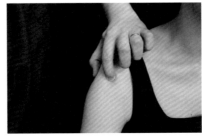

▶圖1-35　旋轉肌間隙的觸診

● 旋轉肌間隙損傷的骨科測試

溝槽測試 sulcus test（圖1-36）

- 檢查姿勢：肩關節下垂、內轉。
- 掌握部位：肩胛骨與上臂遠端處。
- 誘導運動：在肩關節內轉及外轉時，往下牽引肱骨。
- 判斷：內轉時陽性，外轉時陰性。
- 機能分析：因為旋轉肌間隙損傷所產生的不穩定性很輕微。肩關節下垂使其外轉，會讓中盂肱韌帶及肱二頭肌長頭腱張力增加，而藉由肱骨頭呈向心位，可消除不穩定性。
- 注意：牽引肱骨時，肩胛骨會隨著外展、下沉及往下旋轉，因此需要正確地固定住肩胛骨。此外，若在外轉時也會產生不穩定性，可能會合併其他韌帶損傷，有必要將不同的病理（鬆弛肩或反覆性肩關節脫臼）一起考慮。

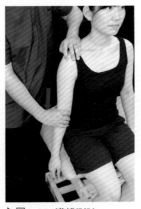

▶圖1-36　溝槽測試

● 從觸診及檢查結果能思考什麼？

　　根據以上檢查可知，透過伸展應力能評估肩膀前上方疼痛發生的部位。

　　其次，要推測為什麼會對這個部位造成機能障礙。在肩關節前方部位施加伸展應力的原因，包含以前方肌肉為首的軟組織硬度上升，以及產生往前方的過度滑動。

　　往前方過度滑動起因於兩個要素：①肱骨頭位置改變到前方，②滑動運動變大。可稱①為靜態要素，②為動態要素。

①稱為**肱骨頭往前位移**，原因在於肩關節前方軟組織縮短，或者前方軟組織處於伸展性高的狀態，而後方軟組織縮短。若前方軟組織縮短，會將肱骨頭往前方拉扯，便產生了往前位移；另一方面，若前方軟組織處於伸展性高的狀態，後方軟組織縮短，則後方軟組織會將骨頭往前擠出，而阻擋的前方軟組織伸展性卻很高，所以可見無法將骨頭往後推回。

➡肱骨頭往前位移
forward humeral head

②稱為肩關節運動時的**肱骨頭前上方斜移**。若不穩定性為起因，大多會在肩關節外展、外轉時發生。若起因為肩關節後下方軟組織伸展性低下，肩關節抬高時內轉運動也會發生。這有時會與前述的肱骨頭往前位移混淆，因此評估肱骨頭與關節盂間的位置關係，以及構成動態穩定結構的旋轉肌袖機能很重要。

➡肱骨頭往前上方斜移
oblique translation

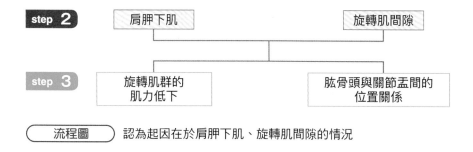

流程圖 　認為起因在於肩胛下肌、旋轉肌間隙的情況

step 3　為什麼會疼痛？運動學方面的評估策略

1）肱骨頭與關節盂間的位置關係

盂肱關節的列位評估很重要，然而定量性測量此列位異常的方法並不存在，於是要應用負荷移位測試來進行評估。不過只要針對肱二頭肌長頭腱，從機械應力間的關係來評估「肱骨頭往前位移是在內轉時產生的嗎？還是在外轉時產生的？」即可。尤其如果在外轉時產生肱骨頭往前位移，可能是前方不穩定性或後方軟組織攣縮產生交互作用；而如果是在內轉時產生，則可能與前方軟組織攣縮有關。

- **姿勢**：仰躺或坐姿。
- **操作**：施檢者一隻手從上方固定肩胛骨與鎖骨，另一隻手抓住肱骨頭，往後方壓。
- **判斷**：評估肱骨頭往後方移動時的終末感覺。
- **解釋**：肱骨頭往後移動的感覺很明顯，之後肩關節運動的異樣感消失時，可認為是肱骨頭往前位移。
- **注意**：與一般的負荷移位測試判斷基準不同。一般的負荷移位測試是評估當肱骨頭往前位移時的位置關係。

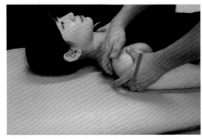

▶ 圖 1-37 肱骨頭往前位移

● 針對肱骨頭往前位移的激痛組織判斷測試

鑑別肱骨頭往前位移引起的列位異常檢查並不存在，所以可進行下列激痛組織判斷測試來鑑別。

激痛組織	旋轉肌袖
目標症狀	肩膀前上方的疼痛與內轉、外轉受限
方法	受檢者端坐姿或仰臥，施檢者一手固定肩胛骨，另一隻手掌握肱骨頭，將肱骨頭往後方壓。若有感受到壓迫，該狀態會促使旋轉肌群同時收縮。
判斷	若肱骨頭有往後移動的觸感，可認為有肱骨頭往前位移。修正列位的狀態下促使旋轉肌同時收縮，若疼痛有改善，便可認為肱骨頭往前位移即為疼痛的起因。
機能分析	肱骨頭往前位移是為了採取向心位的靜態、動態穩定結構有缺損，因此物理治療時，需探討透過改善動態穩定結構機能，能否減輕疼痛。
注意	若伴隨著靜態穩定結構缺損，也可能缺乏症狀變化。

運動治療的重點

維持上肢零位（zero position）的狀態下，讓盂肱關節進行內收的等長收縮，藉此促使旋轉肌群同時收縮，更進一步促使肩帶的肌肉收縮，效果會更好。

step 1 　**怎樣的動作會疼痛？施加擠壓應力的情況下**

　　肱骨頭相對關節盂進行內轉、水平內收運動時，會增加肩關節前方的**擠壓應力**。肩關節內轉時，肱骨頭會一邊往前方轉動，一邊往後方滑動。此外，水平內收運動時肱骨頭也有必要從90°外收位往前方轉動、往後方滑動。此時若往後方滑動少，產生內收內轉運動，便會增加肩關節前方的擠壓應力。

　　如果因為擠壓應力產生疼痛，就要懷疑關節唇損傷。

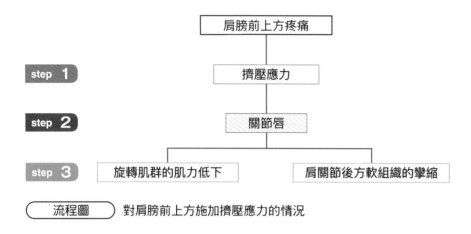

流程圖　對肩膀前上方施加擠壓應力的情況

step 2 　**哪裡會疼痛？關節唇解剖學方面的評估策略**

→關節唇
labrum

● **解剖學上產生疼痛的要因**（圖1-38）

　　關節唇是由纖維軟骨所構成的，只在其遠端1/2處能見到游離神經末梢[11]。關節唇的血流隨部位而異，由肩胛上動脈、旋肩胛動脈、後旋肱動脈所支配[12]。無論哪條動脈都是環繞著肩膀後下方，所以關節唇前上方缺乏血流，後下方血流豐富，也因此治療前上方的關節唇損傷需要時間。

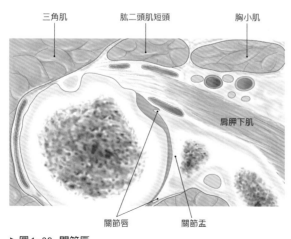

▶ 圖1-38 關節唇
右肩，橫剖面。

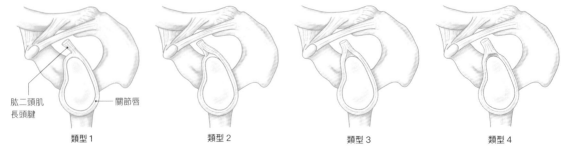

肱二頭肌
長頭腱

關節唇

類型1　　　　　　類型2　　　　　　類型3　　　　　　類型4

▶圖1-39　關節唇與肱二頭肌長頭腱的關係

類型1是肱二頭肌長頭腱整個附著於關節唇後側的例子（22%），類型2是幾乎整個附著於關節唇後側的例子（33%），類型3是前側與後側關節唇附著程度相同的例子（37%），類型4是大多附著於關節唇前側，後側一點點的例子（8%）。

（根據Vangsness CT Jr, Jorgenson SS, Watson T, Johnson DL：The origin of the long head of the biceps from the scapula and glenoid labrum. An anatomical study of 100 shoulders. J Bone Joint Surg Br 76(6)：951-954, 1994製圖）

關節唇的機能是穩定盂肱關節。若肱骨頭產生了不穩定的運動，會增加對關節唇的機械應力。關節唇的上方與肱二頭肌長頭腱鬆散地連結著，而下方卻堅韌地固定在關節盂上[12]，若由於肱二頭肌長頭腱過度牽引，有時上方關節唇會受損（圖1-39）。

● 關節唇的觸診（圖1-40）

從體表觸摸到關節唇很困難，然而為了鑑別其他疾病，從體表推測其位置也很重要。關節唇位於肱骨頭內側，因此觸摸到肱骨頭後，手指要再往內移動。進行內轉／外轉運動，若能摸到肱骨頭，便能感知到骨頭深層的動作。肩胛骨幾乎不會動，所以要觸摸確認其邊緣。

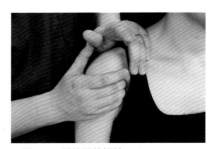

▶圖1-40　關節唇的觸診

● 關節唇的誘發疼痛測試

曲柄測試 crank test（圖1-41）

- ・檢查姿勢：受檢者肩關節抬高160°以上，肘關節90°屈曲。
- ・掌握部位：肩胛骨與肘關節。
- ・誘導運動：對關節盂施加軸壓，同時內轉／外轉肩關節。
- ・判斷：若產生疼痛或喀喀聲即為陽性。
- ・機能分析：以軸壓對關節盂施加擠壓應力，再透過肩關節內轉／外轉，誘發在關節盂上的肱骨頭運動。若能穩定地內轉／外轉，很難產生疼痛或喀喀聲。

若肱骨頭動作不穩定，會增強施加在關節盂的機械應力，所以是陽性。

- 注意：身體會想要以肩胛骨內收、抬高、體幹側屈的代償來逃避壓縮應力。而肩胛骨已經被掌握住，所以有必要抑制代償運動。

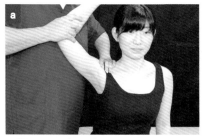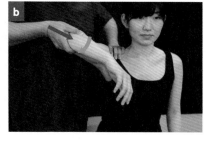

▶圖1-41　曲柄測試

奧布來恩氏測試 O'Brien test（圖1-42）

- 檢查姿勢：肩關節90°屈曲，輕度水平屈曲、內轉，肘關節伸展。
- 掌握部位：肩胛骨與上臂遠端處。
- 誘導運動：往肩胛骨伸展方向施加阻抗，要受檢者維持姿勢。接著以肩關節外轉位往伸展方向施加阻抗，要受檢者維持姿勢。
- 判斷：內轉時出現疼痛或喀喀聲，外轉時前述情況都減輕的話即為陽性。
- 機能分析：做出檢查姿勢時，會對肩關節前側施加擠壓應力。此狀態下讓屈曲肩關節的肱二頭肌收縮，會對肩關節前側施加更多擠壓應力。接下來讓肩關節呈外轉位，則會減輕對肩關節前側的擠壓應力。
- 注意：進行奧布來恩氏測試時，肩鎖關節障礙患者身上也會出現疼痛，因此要詳細詢問疼痛部位。

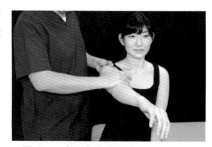

▶圖1-42　奧布來恩氏測試

● 從觸診及檢查結果能思考什麼？

施加擠壓應力的要因可分為靜態與動態。

靜態要因：像是肱骨頭往前位移這種，一旦妨礙了往後方移動，便會增強擠壓應力（➜ p.33）。

動態要因：可認為是肩關節內收、內轉運動的**力隅**失衡。像胸大肌這種發揮強大內收內轉力的肌肉作用同時，肩胛下肌這類發揮較小內轉力的肌肉會跟著收縮來穩定動作。若肩胛下肌收縮不充分，便會增強肱骨頭往前位移。此外，肩關節後方軟組織的攣縮，也可能會限制肱骨頭往後移動。

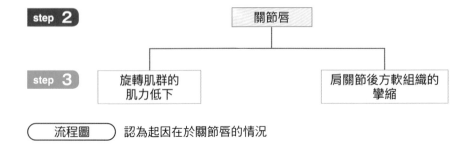

step 2 關節唇

step 3 旋轉肌群的肌力低下　　肩關節後方軟組織的攣縮

（流程圖）　認為起因在於關節唇的情況

step 3 為什麼會疼痛？運動學方面的評估策略

1）肩關節後方軟組織的攣縮

　　盂肱關節下方關節囊的攣縮會限制手抬高時肱骨頭往後方的滑動，因此使得抬高受限。此外，後方關節囊的攣縮會限制肱骨頭往前方轉動，因此內轉動作會明顯受限。

　　要左右確認輕度外轉位時，在肩胛骨面上內轉、水平內收運動的伸展程度。疑似後方關節囊攣縮的情況下，會使肩關節內轉、水平內收的可動範圍受限。

　　從以上可知，若下方關節囊與後方關節囊產生攣縮，會使得手抬高時的內轉動作受限，因此要測量90°屈曲時的內轉可動範圍。

肩關節90°屈曲時的內轉限制（圖1-43）

・姿勢：仰臥或坐姿。

・操作：施檢者一手固定受檢者肩胛骨，另一手抓住肱骨。此時施檢者用前臂撐住受檢者前臂的重量，能去除肩關節周圍肌肉不必要的張力，以此姿勢強制受檢者的手內轉。

・判斷：90°屈曲時的內轉可動範圍並沒有明定參考值，如果異常側比健側受限20°以上，則可認為有問題。

・解釋：可認為肩關節後下方關節囊、棘下肌下側、小圓肌有縮短。

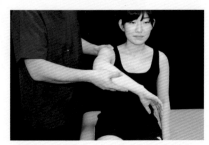

▶ 圖1-43　肩關節90°屈曲時的內轉限制

水平屈曲測試 horizontal flexion test（HFT）（圖1-44）

- **檢查姿勢**：受檢者仰臥，施檢者固定其肩胛骨，以外力讓盂肱關節水平內收，觀察左右兩側可動範圍的差異，此外也要確認是否會誘發疼痛。
- **判斷**：若檢查側的手肘無法越過體幹正中央即為陽性。
- **機能分析**：評估肩關節後方的緊度。
- **注意**：若肱骨頭向心性低下，或肩胛骨外展減少也會呈陽性，因此有必要一併評估旋轉肌袖及肩胛胸廓關節的機能。

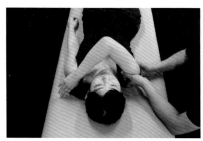

▶ 圖1-44　水平屈曲測試

複合外展測試 combined abduction test（CAT）（圖1-45）

- **檢查姿勢**：受檢者仰臥，施檢者固定其肩胛骨，以外力讓盂肱關節外展，觀察左右兩側可動範圍的差異，此外也要確認是否會誘發疼痛。
- **判斷**：若肱骨的骨軸無法移動到與體幹平行的位置（如果肱骨無法貼到耳朵旁邊），即為陽性。
- **機能分析**：評估肩關節後方的伸展性。
- **注意**：與水平屈曲測試相同，也要一併評估旋轉肌袖及肩胛胸廓關節的機能。

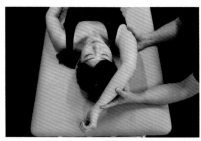

▶ 圖1-45　複合外展測試

運動治療的重點

　　要伸展肩關節後方關節囊或下方關節囊，就以手抬高的姿勢進行內轉或水平屈曲運動。保持肱骨頭與關節盂肩的正確位置關係，再進行肩關節水平屈曲運動，便能拉伸到肩膀後下方。

　　肩關節前側有肱二頭肌長頭腱在肱骨頭表層行走。**肱二頭肌長頭腱**會穿過結節間溝，侵入間關節囊內，最後附著於盂上結節（圖1-46）。肩關節外轉時，肱二頭肌長頭腱必須在肱骨頭上方滑動，所以肱二頭肌的表層有條橫肱韌帶。**橫肱韌帶**是自肩胛下肌止端延續出來的結締組織，若橫肱韌帶變肥厚，會增加結節間溝部分肱二頭肌長頭腱的**摩擦應力**。此外，肱骨頭往前位移是肱骨頭跑到前方，所以會在肱二頭肌長頭腱的部分施加更強的摩擦應力。

　　若因為摩擦應力引起疼痛，可認為問題出在肱二頭肌長頭腱。

➡肱二頭肌長頭腱
　long head tendon of biceps
　brachii m.

➡橫肱韌帶
　transverse humeral ligament

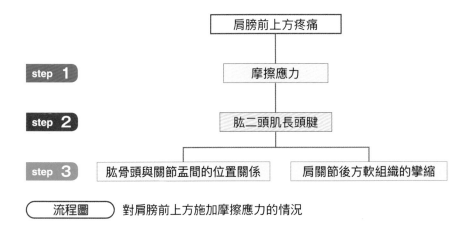

流程圖　對肩膀前上方施加摩擦應力的情況

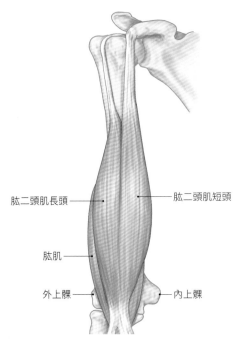

▶圖1-46　肱二頭肌

step 2 哪裡會疼痛？肱二頭肌長頭腱解剖學方面的評估策略

> 肱二頭肌
>
> 起　　端：長頭：盂上結節
> 　　　　　　短頭：喙突
> 止　　端：橈骨粗隆、前臂屈肌筋膜
> 支配神經：肌皮神經
> 作　　用：肩關節屈曲、肘關節屈曲、前臂旋後

●解剖學上產生疼痛的要因

　　肱二頭肌長頭腱起於盂上結節及關節唇前上方處，通過關節囊內部，走出關節後通過關節間溝，位在肱肌表層外側（圖1-46）。

　　結節間溝的近端處形狀呈狹窄的三角形，遠端處則變成寬闊的四角形，因為這種形狀，使得結節間溝處容易產生摩擦應力。

→結節間溝
intertubercular sulcus

　　肱二頭肌長頭腱在肩關節內轉時會通過盂肱關節前方，而肩關節外轉時則會通過盂肱關節上方。這種隨著肩關節外轉大幅改變走向的情況，增強了施加於肱二頭肌長頭腱的機械應力。肱二頭肌長頭腱包覆著腱鞘，藉此緩衝摩擦應力，但有時腱鞘會發炎，或者產生肌腱肥大、變性的情況。

　　若肱二頭肌長頭腱肥大，無法嵌入結節間溝，抬高肩關節時喙突肩峰弓深層處的肌腱便會凹折，被夾進關節內，稱為**沙漏狀二頭肌**（hourglass biceps），透過關節鏡可見到此現象[13]。

●肱二頭肌長頭腱的觸診

　　肩關節內、外轉中間位時，手指從肩峰前端往遠端移動約2橫指。在此位置以外力讓肩關節內轉／外轉，外轉時指頭下方可觸摸到肱骨小結節，內轉時則可觸摸到肱骨大結節（圖1-47）。

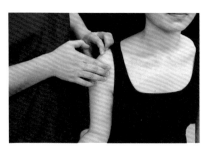

▶ 圖1-47　肱二頭肌長頭腱的觸診

● 肱二頭肌長頭腱的誘發疼痛測試

史畢氏測試 Speed test（圖1-48）、雅各森氏測試 Yergason test（圖1-49）

- 檢查姿勢：史畢氏測試：肩關節90°屈曲，肘關節伸展，前臂旋後。
  雅各森氏測試：肩關節下垂，肘關節屈曲。
- 掌握部位：肩膀及前臂遠端部位。
- 誘導運動：史畢氏測試：抵抗肩關節屈曲的運動。
  雅各森氏測試：抵抗前臂旋後的運動。
- 判斷：若結節間溝處產生疼痛即為陽性。
- 機能分析：兩個測試都是透過肱二頭肌抵抗運動誘發其收縮時疼痛。
- 注意：施加阻抗時不要一下子太用力，而是慢慢增加力道。

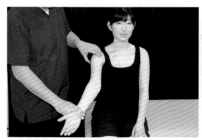

▶ 圖1-48　史畢氏測試

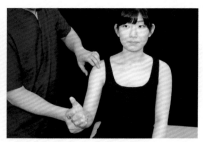

▶ 圖1-49　雅各森氏測試

● 從觸診及檢查結果能思考什麼？

　　由於肱二頭肌長頭腱會通過所謂結節間溝這個解剖學上的狹窄部位，所以容易在該部位施加摩擦應力，然而並非所有患者都會因為在該部位的摩擦應力產生障礙。

　　增強摩擦應力的其他要因：前述肱骨頭與關節盂間的位置關係（➔ p.33）。肱骨頭往前位移會拉伸肱二頭肌長頭腱，因此伸展時會施加摩擦應力。

　　此外，肩關節後方軟組織的攣縮會明顯限制內轉運動。肱二頭肌在外轉時更加受到拉伸，對內轉受限的肱二頭肌而言會加強其摩擦應力。

　　從以上內容可知，有必要評估肱骨頭與關節盂間的位置關係，與肩關節後方軟組織的伸展性。

肱二頭肌長頭腱

肱骨頭與關節盂間的位置關係   肩關節後方軟組織的攣縮

（ 流程圖 ）起因在於肱二頭肌長頭腱的情況

step 3 **為什麼會疼痛？運動學方面的評估策略**

1）肱骨頭與關節盂間的位置關係 ➤ p.33

2）肩關節後方軟組織的攣縮 ➤ p.38

3 肩膀外側的疼痛

從機械應力觀點考量肩膀外側的疼痛，大致可分為：**伸展應力、摩擦應力**與**擠壓應力**三類。本項將依 step 1 → step 2 → step 3 的順序分別說明各機械應力的情況。

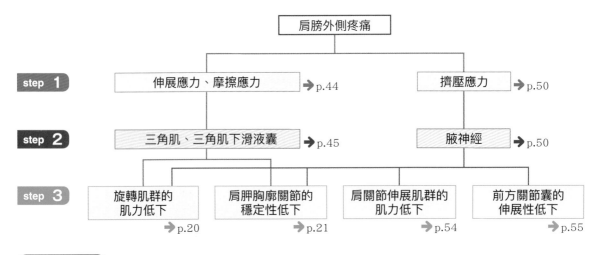

流程圖 針對肩膀外側疼痛的評估策略

step 1 怎樣的動作會疼痛？施加伸展、摩擦應力的情況下

盂肱關節參與屈曲、伸展與內收運動時，會對肩關節外側施加**伸展應力**。肩關節屈曲運動時肱骨頭會相對關節盂往下滑動，伸展運動時肱骨頭往前轉動同時往上滑動，而內收運動時肱骨頭則是往上滑動。如果附著於肩關節外側、後側的軟組織伸展性低下，會增強施加於肩關節外側的伸展應力。

此外，盂肱關節越過喙突肩峰弓的時候，會對肩關節施加**摩擦應力**。若摩擦應力引起疼痛，可想見是第二肩關節的機能低下。

若因為伸展、摩擦應力引起疼痛，要懷疑是源自三角肌與三角肌下滑液囊**的機能傷害。**

如果三角肌與三角肌下滑液囊沒有問題，則可認為是腋神經有問題。如何評估腋神經請參閱p.50。

step 2 哪裡會疼痛？三角肌、三角肌下滑液囊解剖學方面的評估策略

三角肌（鎖骨部分、肩峰部分及肩胛岡部分）（圖1-50）

起　　端：鎖骨部分：鎖骨外側1/3
　　　　　肩峰部分：肩峰
　　　　　肩胛岡部分：肩胛岡
止　　端：肱骨三角肌粗隆
支配神經：腋神經
作　　用：鎖骨部分（前側纖維）：肩關節屈曲、內轉
　　　　　肩峰部分（中間纖維）：肩關節外展、外轉、水平屈曲、水平伸展
　　　　　肩胛岡部分（後側纖維）：肩關節伸展、外轉、水平伸展

→三角肌
　deltoid m.

● 解剖學上產生疼痛的要因
①三角肌

　　三角肌起於鎖骨外側1/3、肩峰及肩胛岡處，止於肱骨三角肌粗隆，各自分為鎖骨部分、肩峰部分與肩胛岡部分。古泉先生的報告指出，鎖骨部分與肩峰部分分離的比例為57%（完全分離34%，不完全分離23%），肩峰部分與肩胛岡部分分離的比例為78%（完全分離47%，不完全分離31%），並非所有人的三角肌都有分界線[14]。

　　隨著肩關節姿勢不同，三角肌的作用也不同。肩關節下垂位時鎖骨部分作用於屈曲、內轉，肩峰部分作用於外展，肩胛岡則部分作用於伸展、外轉。90°外展位時，鎖骨部分與肩峰部分前側作用於水平屈曲，肩胛岡部分與肩峰部分後側作用於水平伸展。如此一來，評估三角肌疼痛時有必要考慮到三角肌的部位及肩關節姿勢。

　　三角肌在肩關節各項運動中具有強大的旋轉力矩，與旋轉肌群一同作用可充分發揮肌力。棘上肌與三角肌的力隅機轉在肩關節的外展動作運動學中很重要[15]。肩關節外展運動時，藉由三角肌與棘上肌的交互作用，便能重現完全外展。因此

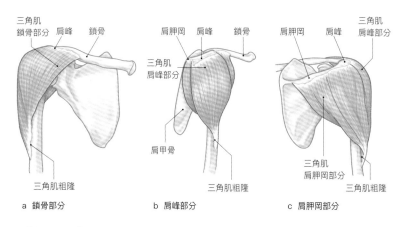

a 鎖骨部分　　　　　b 肩峰部分　　　　　c 肩胛岡部分

▶ 圖1-50 三角肌

若棘上肌斷裂或麻痺，肱骨相對關節盂的支點形成力道減弱，盂肱關節處的關節囊內運動產生變化，要完全外展也就變得困難[16]。此外，若是三角肌本身斷裂或麻痺，雖然可由棘上肌完全負責盂肱關節的外展，但力矩會減少[16]。因此若要肩關節自在地活動，必須要兩者共同運作。

Mura團隊[17]利用大體的肩膀進行實驗，其報告指出，切除了棘上肌與棘下肌的肱骨頭往前位移，比只切除了棘上肌的肱骨頭往前位移來得大。

也就是說，如果棘上肌與棘下肌的機能低下，可想見肩關節外展運動時對三角肌的負擔會變大。此外三角肌後側作為旋轉肌後側的協同肌，隨勢期（follow through）中會受到伸展應力的拉扯。不僅如此，肩膀的慢性障礙大多伴隨著三角肌的肌肉萎縮[18]。

②三角肌下滑液囊（圖1-51）

三角肌下滑液囊（SDB）負責緩衝、限制三角肌、棘上肌與肱骨頭之間的摩擦，是滑動性很高的組織。

肩峰下滑液囊（SAB）不僅在肩峰下，也大範圍擴展到三角肌下、喙突側。也有人將各部分區分為肩峰下滑液囊、三角肌下滑液囊、**喙突下滑液囊**，不過SAB與SDB幾乎是相通彼此可交流的，相較之下，85%的喙突下滑液囊則為獨立[19,20]。

因此很難嚴格區別在SDB產生的疼痛與在SAB產生的疼痛。根據富田團隊的報告指出，可從正常肩關節的SAB觀察到豐富的感覺神經末梢，伴隨著眾多游離神經末梢還有魯斐尼氏小體（Ruffini corpuscle）或高基氏體（Golgi body）等機械性受器存在[21]。此外，旋轉肌袖、SAB及喙突肩峰韌帶中存在著許多作為疼痛受器的游離神經末梢。對這些組織施加伸展應力或摩擦應力，可想見能引起運動時疼痛或夜間疼痛[22]。

換句話說，如果因為某種原因妨礙了SDB的滑動，由於三角肌或旋轉肌袖的收縮產生了摩擦應力，有可能在滑液囊處引起疼痛。

● 三角肌的觸診
①鎖骨部分（前側纖維）

三角肌是肩關節外側唯一的肌肉，位於上臂的最表層。三角肌鎖骨部分起端在鎖骨外側的1/3，止於肱骨三角肌粗隆。

觸診時請受檢者坐著，施檢者撐著受檢者上肢的重量進行。觸診起端時，施檢者手指放在受檢者鎖骨外側1/3，藉由反覆地屈曲動作來確認其收縮。隨著屈曲角度增加，收縮感越強。一邊確認其狀態，一邊摸往肱骨中央處的三角肌粗隆（圖1-52a）。

固定肩胛骨，讓肩關節往伸展、外展的方向伸展，若能確定伸展疼痛，要懷疑三角肌鎖骨部分伸展性低下，若能見到壓痛則要懷疑痙攣（圖1-52b）。

➔三角肌下滑液囊（SDB）
subdeltoid bursa

➔肩峰下滑液囊（SAB）
subacromial bursa

➔喙突下滑液囊
subcoracoid bursa

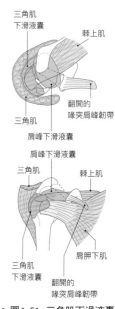

三角肌下滑液囊
棘上肌
翻開的喙突肩峰韌帶
三角肌
肩峰下滑液囊
肩峰下滑液囊
三角肌
棘上肌
肩胛下肌
三角肌下滑液囊
翻開的喙突肩峰韌帶

▶ 圖1-51 三角肌下滑液囊

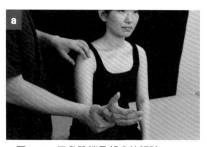
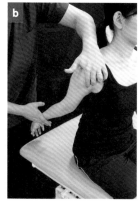

▶圖1-52 三角肌鎖骨部分的觸診

②肩峰部分（中間纖維）

　　三角肌肩峰部分的起端在肩峰，讓肩關節外展時可使肩峰部分收縮，觸摸得到鎖骨部分與肩胛岡部分兩者的間隔。確認肩峰部分的肌腹之後，以90°外展位讓肩關節水平屈曲、水平伸展，便可觸摸區分前側及後側。水平屈曲時能感受到三角肌肩峰部分的前側收縮力強，而水平伸展時則能感受到三角肌肩峰部分的後側收縮力強（圖1-53a、b）。若要伸展前側部分，要固定肩胛骨，讓肩關節處於輕度伸展位再內收；若要伸展後側部分，則要讓肩關節處於輕度屈曲位再內收。如果動作時確認有伸展疼痛，要懷疑三角肌肩峰部分伸展性低下；如果能見到壓痛則要懷疑痙攣（圖1-53c）。

③肩胛岡部分（後側纖維）

　　三角肌肩胛岡部分的起端位於肩胛岡。起始姿勢是請受檢者俯臥，肩關節呈90°外展，透過反覆的水平伸展運動來確認三角肌肩胛岡部分收縮（圖1-54a）。固定肩胛骨，讓肩關節以90°屈曲、內轉45°的姿勢水平屈曲，如果確認有伸展疼痛，則要懷疑三角肌肩胛岡部分伸展性低下；如果能見到壓痛則要懷疑痙攣（圖1-54b）。

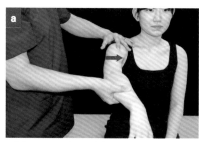
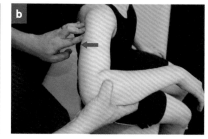
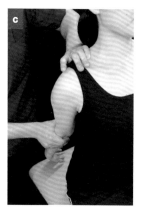

▶圖1-53 三角肌肩峰部分的觸診

a：前側部分的觸診。
b：後側部分的觸診。
c：伸展測試。

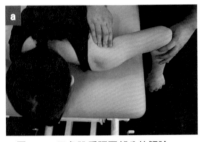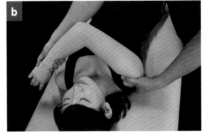

▶圖1-54 三角肌肩胛岡部分的觸診

● **三角肌下滑液囊的觸診**

由於三角肌下滑液囊位於三角肌深層，所以無法觸診。不過抓住整個三角肌前後移動，可觸摸得知三角肌的滑動性。

● **三角肌、三角肌下滑液囊的誘發疼痛測試**

鑑別三角肌疼痛的骨科測試並不存在，因此要仔細觸診，以及確認是否能重現肌肉收縮引起收縮疼痛、伸展時引起伸展疼痛等情況。

此外，與肩峰下滑液囊相同，要進行用來判斷造成夾擠時能否誘發疼痛的檢查，確認疼痛部位是在肩峰下方還是在肩膀外側。若在肩峰下方，則對肩峰下滑液囊進行解剖學方面的評估（➜ p.17）。

● **針對三角肌下滑液囊的激痛組織判斷測試**

針對三角肌下滑液囊來鑑別肩膀外側疼痛的檢查並不存在，因此會進行下列激痛組織判斷測試，來鑑別是否與三角肌下滑液囊有關。

激痛組織	三角肌下滑液囊
目標症狀	肩膀外展、抬高時的外側疼痛
方法	受檢者端坐姿或仰臥，施檢者一手固定受檢者的肱骨骨幹，另一手從三角肌的後側往中間抓，在這種狀態下讓三角肌前後滑動。此外，藉由肩關節外轉運動一邊促使棘下肌收縮，一邊進行檢查也很有效。
判斷	手抬高時若肩膀外側疼痛減輕，可認為有三角肌下滑液囊的疼痛。
機能分析	三角肌下滑液囊存在於三角肌、肱骨、棘下肌或是小圓肌的止部之間，因此改善兩肌肉的滑動性可減輕摩擦應力。

● 從觸診及檢查結果能思考什麼？

根據前述檢查結果得知，施加於三角肌或三角肌下滑液囊的伸展張力增強為起因，有下列兩個思考方向：

①**旋轉肌群的肌力低下** ➡ step 3 p.20

三角肌會與旋轉肌袖共同作用使肩關節運動，如果因為旋轉肌斷裂或損傷造成旋傳肌袖的機能不全，便會由三角肌努力進行代償運動。反覆此代償運動則會使三角肌痙攣，增加對三角肌的伸展應力。

②**肩胛胸廓關節的穩定性低下** ➡ step 3 p.21

如果固定肩胛骨的斜方肌或菱形肌的肌力低下，會使肩胛骨的穩定性低下，因此相對地增強了給三角肌的負荷。而三角肌因為過度努力產生痙攣，如此一來，三角肌的伸展性低下，即使普通動作時也會增加伸展應力，或者增加對三角肌下滑液囊的摩擦應力。

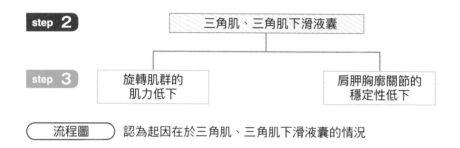

流程圖　認為起因在於三角肌、三角肌下滑液囊的情況

step 3　**為什麼會疼痛？運動學方面的評估策略**

1）旋轉肌群的肌力低下 ➡ p.20

2）肩胛胸廓關節的穩定性低下 ➡ p.21

怎樣的動作會疼痛？施加擠壓應力的情況下

肩關節的後外側面有腋神經沿著肱骨頭外科頸行走。**腋神經**穿出四角空間後會走到肱骨後側。肱骨頭相對關節盂抬高、水平內收運動時，會對位於肩關節後方的四角空間（QLS）施加擠壓應力。

若因為擠壓應力產生疼痛，要懷疑是四角空間（QLS）**處**腋神經**的機能障礙。**

→四角空間（QLS）
quadrilateral space

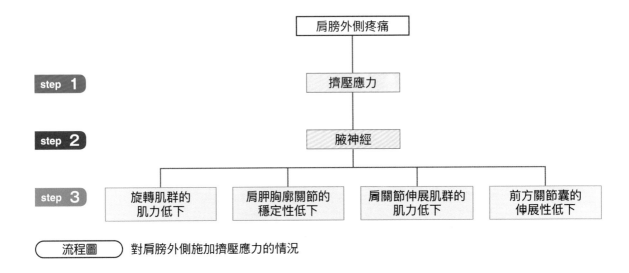

流程圖　對肩膀外側施加擠壓應力的情況

step 2　**哪裡會疼痛？腋神經解剖學方面的評估策略**（圖1-55）

→腋神經
axillary nerve

● 解剖學上產生疼痛的要因

　　四角空間位於肩關節後側，是由肱骨外科頸的內側、肱三頭肌長頭的外緣、小圓肌的下緣及大圓肌的上緣所形成的，有後旋肱動脈及腋神經通過。若肩關節水平內收，四角空間變狹窄，就會增加對腋神經的擠壓應力。

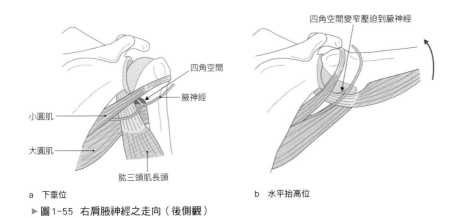

a　下垂位
b　水平抬高位

▶圖1-55 右肩腋神經之走向（後側觀）

因此在四角空間處產生的絞扼性神經障礙稱為**四角空間症候群（QLSS）**。腋神經的感覺神經末梢為上臂上外皮神經，分布於覆蓋著三角肌的皮膚上，所以如果四角空間狹窄絞扼到腋神經，便會在上臂外側處產生感覺障礙或轉移痛。

➔四角空間症候群（QLSS）
quadrilateral space syndrome

● 四角空間構成肌肉的觸診

小圓肌	大圓肌
起　　端：肩胛骨外緣	起　　端：肩胛骨下角
止　　端：肱骨大結節下關節面	止　　端：肱骨小結節嵴
支配神經：腋神經	支配神經：肩胛下神經
作　　用：肩關節外轉	作　　用：肩關節內轉、伸展

肱三頭肌長頭

起　　端：盂下結節

止　　端：尺骨鷹嘴、肘後方關節囊

支配神經：橈骨神經

作　　用：肘關節伸展、肩關節伸展及內收

➔小圓肌
teres minor m.

➔大圓肌
teres major m.

➔肱三頭肌長頭
long head of triceps brachii m.

①**小圓肌的觸診**（圖1-56）

小圓肌起於肩胛骨外緣近端的2/3，附著於肱骨大結節的下關節面。小圓肌的肌腹大部分被三角肌覆蓋住，很難觸摸，只有一部分內側沒有被三角肌覆蓋住。

坐姿時將手指放在肩胛骨外緣的近端，以肩關節90°外展位反覆進行外轉運動，即能觸摸到小圓肌的肌腹。

②**大圓肌的觸診**（圖1-57）

大圓肌起於肩胛骨下端的後側，附著於肱骨小結節嵴。大圓肌位於小圓肌下方，作用為讓肩關節內轉。

將手指放在肩胛骨下角，仰臥時以肩關節90°屈曲位反覆進行內轉運動，即能觸摸到大圓肌的肌腹。

③**肱三頭肌長頭的觸診**

肱三頭肌長頭的觸診請參閱後述的「肩膀後方疼痛」項目（➔ p.58）。

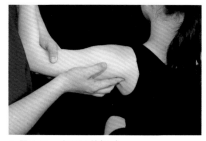

▶圖1-56　小圓肌的觸診

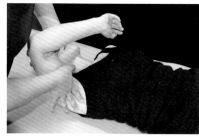

▶圖1-57　大圓肌的觸診

● 腋神經的重現疼痛檢查

評估四角空間處產生疼痛時，要評估構成四角空間的肱三頭肌長頭、大圓肌、小圓肌的伸展疼痛、該肌肉有無壓痛、在水平內收到底時能否重現疼痛及四角空間有無壓痛。

第三位置往第二位置內轉
internal rotation from 3rd to 2nd position（圖1-58）

- 檢查姿勢：以坐姿或仰臥，評估並與對側比較伴隨姿勢變化時，肩關節第三、第二位置的內轉可動範圍。
- 判斷：若可動範圍與對側相差10°以上，即為陽性。
- 機能分析：肩關節內轉運動時作用的肌肉：大圓肌、胸大肌、闊背肌、肩胛下肌。小圓肌則作用於肩關節外轉運動，抬高位時內轉最能拉伸到小圓肌，因此要以終末感覺來確認肌肉張力的程度。
- 注意：這也能評估肩關節後方關節囊的伸展性，所以要以終末感覺來掌握肌腹，確認可動範圍是否增大。若可動範圍增大，可認為受限起因為肌肉。

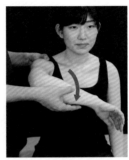

▶ 圖1-58 第三位置往第二位置內轉

第三位置外轉 external rotation 3rd position（圖1-59）

- 檢查姿勢：以坐姿或者是仰臥，評估並與對側比較肩關節第三位置的外轉角度。
- 判斷：若可動範圍與對側相差10°以上，即為陽性。
- 機能分析：肩關節外轉運動時作用的肌肉為棘下肌與小圓肌，而大圓肌是肩關節內轉運動時作用，抬高位時外轉最能拉伸到大圓肌，因此要以終末感覺來確認肌肉張力的程度。
- 注意：闊背肌也會呈伸展姿勢，以終末感覺觸診時要確認兩肌肉的張力程度，評估捉住肌腹時可動範圍是否增加。

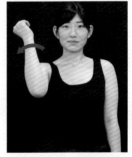

▶ 圖1-59 第三位置外轉

● 針對四角空間構成肌肉的激痛組織判斷測試（圖1-60）

四角空間症候群在肩關節90°外展位時進行外轉運動，或者90°屈曲位時進行內轉運動會出現症狀。除此之外，也希望透過構成四角空間的肌肉獲得柔軟度，來探討疼痛是否有改善，所以要針對四角空間構成肌肉的激痛組織施行判斷測試。

激痛組織	肱三頭肌長頭、大圓肌、小圓肌
目標症狀	放射到上臂外側的疼痛
方法	肱三頭肌長頭（圖1-60a）：受檢者坐著，腕關節背屈、肘關節屈曲、前臂旋後，施檢者再操作肩關節屈曲來拉伸。
	大圓肌（圖1-60b）：受檢者仰臥，屈曲上肢，施檢者固定住受檢者的大圓肌，抓住肱骨近端位，操作伴隨肩關節屈曲的外轉來拉伸。
	小圓肌（圖1-60c）：屈曲、內轉肩關節來拉伸。一邊阻止肩胛骨外緣往內收、往下轉動方向，一邊操作拉伸[23]。
判斷	如果四角空間構成肌肉的壓痛消失，放射到上臂外側的疼痛有變化，也可能是四角空間構成肌肉絞扼了腋神經。
機能分析	腋神經位於腋窩深處往後走，通過肩關節的正下方以及四角空間，沿著肱骨外科頸分布在肱骨基部後側。四角空間構成肌肉張力過大可能會強烈刺激腋神經，因此要舒緩四角空間構成肌肉，確認舒緩前後的疼痛變化。
注意	也有可能是四角空間構成肌肉本身產生疼痛，不過可想見會是小範圍的。

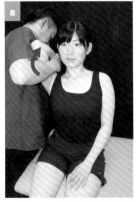
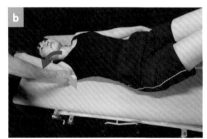
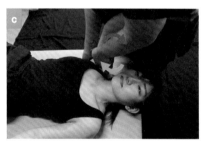

▶圖1-60 針對四角空間構成肌肉的激痛組織判斷測試
a：針對肱三頭肌長頭的激痛組織判斷測試。
b：針對大圓肌的激痛組織判斷測試。
c：針對小圓肌的激痛組織判斷測試。

● 從觸診及檢查結果能思考什麼？

　　如果懷疑是四角空間症候群，要確認有無外傷，因為外傷使後旋肱動脈、靜脈出血，也可能造成四角空間狹窄。此外，四角空間構成肌群的伸展性低下也可能造成四角空間狹窄，所以有必要考慮造成四角空間構成肌群伸展性低下的起因。

①旋轉肌群的肌力低下 ➤ step 3 p.20

　　投球動作等隨勢期中肩關節產生的水平內收，是由肩關節外轉肌踩剎車，因此反覆的投球動作會對外轉肌群造成過度負荷。外轉肌群肌力低下的結果，會引起外轉肌痙攣、伸展性低下，因此四角空間機能性狹窄有可能產生疼痛。

②肩關節伸展肌群的肌力低下 ➜ step 3 p.54

肩關節伸展肌群跟外轉肌一樣，會對投球動作等隨勢期中肩關節產生的水平內收踩剎車，因此反覆的投球動作會對伸展肌群造成過度負荷。伸展肌群的肌力低下結果會引起伸展肌痙攣，使其伸展性低下，所以四角空間機能性狹窄有可能產生疼痛。

③肩胛胸廓關節的穩定性低下 ➜ step 3 p.21

肩胛胸廓間肌群也跟肩關節外轉、伸展肌一樣，會對投球動作等隨勢期中產生的肩胛骨外展踩剎車。為了補償肩胛胸廓間肌群的肌力低下，會產生伸展肌或外轉肌的代償，對四角空間構成肌肉造成過度負荷，以引起四角空間構成肌肉痙攣，如此有可能產生四角空間機能性狹窄。

④前方關節囊的伸展性低下 ➜ step 3 p.55

在肩關節周圍發炎等會疼痛的肩關節疾病患者身上，經常可見到為了避免運動時疼痛，關節周圍肌肉防禦性收縮，而犧牲其可動性。尤其小圓肌與大圓肌在肩關節下垂位時會縮短，所以伸展性會低下，而這種伸展性低下便引起四角空間機能性狹窄。

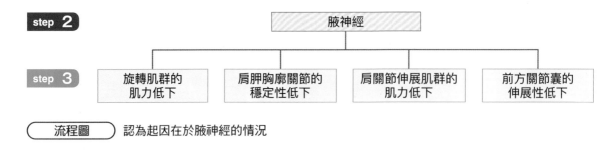

流程圖　認為起因在於腋神經的情況

---

step 3 　**為什麼會疼痛？運動學方面的評估策略**

1）旋轉肌群的肌力低下 ➜ p.20

2）肩關節伸展肌群的肌力低下

肩關節伸展肌群的肌力低下，讓隨勢期中產生的上肢動作減速有困難。隨勢期的時候棘下肌、小圓肌的後方旋轉肌袖會離心性收縮，替上肢運動踩剎車。而這些旋轉肌群肌力低下，反覆的投球動作對肩關節伸展肌群施加過度負荷，產生肌肉疲勞，有時會引起肩關節伸展肌群的肌力低下。施行肩關節伸展肌群的肌力評估以徒手肌力測試為準。

▶ 運動治療的重點 ▶

訓練肩關節伸展肌群的時候，有時會產生肩胛骨內收或體幹旋轉等代償運動，要注意別讓代償運動出現。

小知識！

肩關節伸展肌群的作用
肩關節伸展時作用的肌肉有三角肌肩胛岡部分（後側纖維）、闊背肌以及大圓肌。
三角肌肩胛岡部分在手下垂時作用強大，而闊背肌則是在抬高上肢時作用最強大。
闊背肌與大圓肌作用相同，附著處也相鄰，最大的區別在於有無隨著體幹、骨盆的運動而動。
闊背肌在固定上肢時會將骨盆往上抬。

3）肩胛胸廓關節的穩定性低下 → p.21

4）前方關節囊的伸展性低下

　　肩關節周圍的發炎是因為肩峰下滑液囊、旋轉肌袖、肱二頭肌長頭腱、旋轉肌間隙及關節唇等各種軟組織損傷所引起的。這些疼痛性疾病發病使得肌肉產生防禦性收縮，有時會導致四角空間構成肌肉痙攣。肩關節周圍發炎時，應該整合問診、有無發炎四徵象（紅、腫、熱、痛）、病歷或診斷名稱、影像所見來評估。尤其利用超音波影像診斷裝置，可輕鬆鑑別發炎的情況，因此建議可以一併採用這類影像。

運動治療的重點

　　如果急性發炎出現疼痛，很難靠運動治療舒緩症狀，要考慮靜養及冰敷來減輕疼痛。

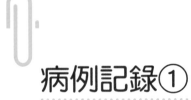

病例記錄①

患　者	60多歲，女性

診斷病名 右肩旋轉肌袖斷裂

目前病歷 無受傷機轉，約半年前起自己感到右肩關節疼痛，慢慢地手抬高有困難。最近出現夜間疼痛，所以到醫院就診。磁振造影中可見棘上肌、棘下肌完全斷裂。
目前要拿取高處物品或穿衣服時，會感受到肱骨大結節處疼痛。

step 1　怎樣的動作會疼痛？明確找出機械應力

● 疼痛的再現性　　自主外展時，60°～120°的範圍內在肱骨大結節處能重現疼痛。此外，手抬高要放下來時，疼痛會增強。

　　　　　　　➡　對肩關節上側的伸展＋擠壓應力引起疼痛！

step 2　哪裡會疼痛？解剖學方面的評估策略

● 壓痛結果　　　棘上肌、棘下肌附著處（＋）　　　肩甲下肌（－）
● 骨科測試　　　垂臂徵象（＋）　　　　　　　　　疼痛弧測試（＋）
　　　　　　　　空罐測試（＋）　　　　　　　　　滿罐測試（＋）
　　　　　　　　延遲外轉徵象（＋）

　　　　　　　➡　有可能是起因於旋轉肌袖的疼痛！

step 3　為什麼會疼痛？運動學方面的評估策略

● 列位評估　　　右肩胛骨往下旋轉、外展、前傾
　　　　　　　　伴隨著肩關節抬高，會以肩胛骨抬高來代償。
● 關節可動範圍　肩關節屈曲70°（自主）　　　　肩關節屈曲150°（被動）
　　　　　　　　肩關節外展60°（自主）　　　　肩關節外展130°（被動）

　　　　　　　➡　由於提肩胛肌、胸小肌的過度收縮以及斜方肌的機能不全，使肩關節抬高時往上旋轉不足，增強了對肩關節上方部分（棘上肌、棘下肌附著處）的擠壓應力。

實際運動治療

1・舒緩胸小肌

①患者側臥，以拉伸胸小肌的姿勢（肩胛骨內收、後傾、往上旋轉）開始。

②改往舒緩的姿勢（肩胛骨外展、前傾、往下旋轉），誘導其輔助自主運動。

③有規律地反覆上述收縮、舒緩運動。

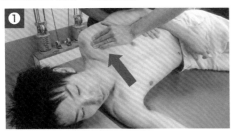 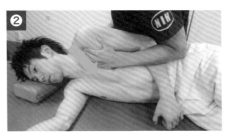

伸展姿勢　　　　　　　　　　　　　　　舒緩姿勢

2・舒緩提肩胛肌

①患者側臥，以拉伸提肩胛肌的姿勢（肩胛骨下沉、外展、往上旋轉）開始。

②改往舒緩的姿勢（肩胛骨抬高、內收、往下旋轉），誘導其輔助自主運動。

③有規律地反覆上述收縮、舒緩運動。

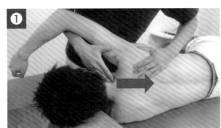 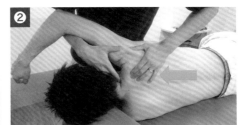

伸展姿勢　　　　　　　　　　　　　　　舒緩姿勢

檢查與治療 裡與外　斜方肌的機能不全

　斜方肌分為上束、中束與下束，各作用於肩胛骨抬高、內收及往上旋轉時。肩關節抬高時肩胛骨往上旋轉不足的原因之一，正是斜方肌的機能不全。疑似斜方肌機能不全的患者身上，大多可見到深層肌肉與淺層肌肉間失衡。針對這類患者，要藉由誘發斜方肌作用來評估肩胛骨往上旋轉及其抬高角度有無改善。

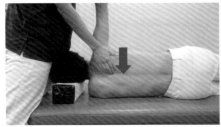 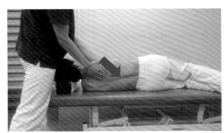

斜方肌中束的誘發手技　　　　　　　　　斜方肌下束的誘發手技

4 肩膀後方的疼痛

從機械應力觀點考量肩膀後方的疼痛，大致可分為**伸展應力**、**摩擦應力**兩類。
本項將依 step 1 → step 2 → step 3 的順序分別說明各機械應力的情況。

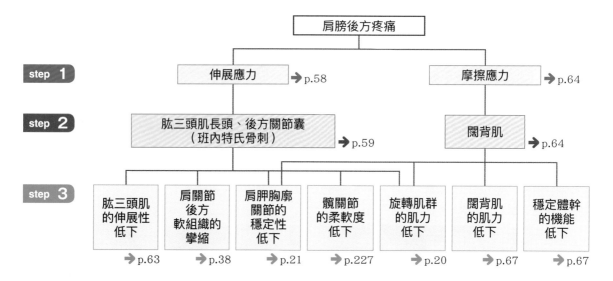

流程圖 針對肩膀後方疼痛的評估策略

step 1 怎樣的動作會疼痛？施加伸展應力的情況下

　　在盂肱關節進行屈曲、內轉與水平內收運動時，會在肩膀後方施加**伸展應力**。
如果肩膀後方軟組織伸展性低下，反覆進行投球等動作（圖1-61），會對肩膀後
方施加伸展應力及牽引應力，增強疼痛。

　　若因為伸展應力產生疼痛，要考慮肱三頭肌長頭及後方關節囊有問題。

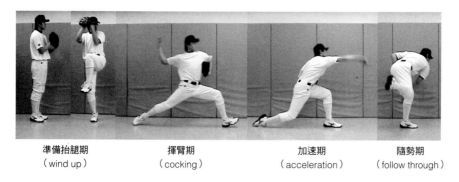

準備抬腿期	揮臂期	加速期	隨勢期
（wind up）	（cocking）	（acceleration）	（follow through）

▶ 圖1-61　投球動作

哪裡會疼痛？
肱三頭肌長頭、後方關節囊解剖學方面的評估策略

肱三頭肌（圖1-62）

起　端：長頭：盂下結節

　　　　外側頭：肱骨後側橈骨神經溝的近端

　　　　內側頭：肱骨後側橈骨神經溝的遠端

止　端：尺骨鷹嘴、肘關節的後方關節囊

支配神經：橈骨神經

作　用：肘關節伸展，只有長頭負責肩關節伸展

→肱三頭肌
triceps brachii m.

● **解剖學上產生疼痛的要因**

　　肱三頭肌長頭起於盂下結節，行走在肱骨後側，所以在肩關節抬高時可能會產生將肱骨頭拉近關節盂的作用。所以在投球動作的隨勢期，會跟後方關節囊一起承受強烈的伸展應力。此外，肩關節後下方處（6～8點鐘方向）存在著特別多的傷害受器[24]，是個容易疼痛的部位。西元1941年，Bennett發表報告指出，投球應力容易在關節盂、後下方及下方形成骨刺，而骨刺又是由於在後方關節囊或肱三頭肌附著處反覆施加牽引所形成的[25]（圖1-63）。

　　對肱三頭肌附著處或後方關節囊施加伸展應力，結果產生了反應性骨質增生，後來便以報告者的姓名將其取名為**班內特氏骨刺**。長骨刺不一定會有症狀，不過藉由症狀的有無可分為疼痛性與無症狀者，其中無症狀者占了大部分。Ferrari的報告表示，肩膀會疼痛的原因並非骨刺，而是伴隨骨刺而來的關節內病變（後方關節唇損傷或旋轉肌關節面斷裂）[26]。

　　米田團隊報告提出的疼痛性班內特氏骨刺診斷基準如**右表**所示。治療主體為保守治療，如果經過二～三個月保守治療，投球時依舊會疼痛，則適合動手術[27]。

米田團隊報告提出的疼痛性班內特氏骨刺診斷基準[27]

①投球時肩膀後方疼痛

②X光片上肩關節盂後下緣有骨刺

③肩關節盂後下緣有壓痛

④在骨刺處局部麻醉阻斷神經後，投球能力明顯改善

符合上述四項所有描述者，即診斷為疼痛性班內特氏骨刺。

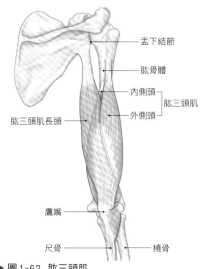

▶ 圖1-62 肱三頭肌

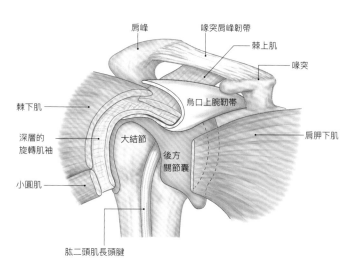

▶ 圖1-63 後方關節囊

肩關節囊的上方有棘上肌，前方有肩胛下肌，後上方有棘下肌，後下方有小圓肌，這些肌肉包圍肩關節囊，而且彼此堅韌緊密地連結著[28]。

棘下肌斜走纖維與小圓肌關節囊側的纖維群直接附著於關節囊的後下方處，而小圓肌在肩關節外轉時可防止後方關節囊被夾住，手抬高時亦能提高關節囊的張力，支撐骨頭[29]。

如果因為這些動作讓小圓肌伸展性低下或產生痙攣，會引起小圓肌的機能低下，也就難以防止肩關節外轉時關節囊被夾住，這正是**內夾擠**的起因。

此外，偏側邊部位的攣縮會誘發肱骨頭**斜移**（oblique translation）[30]，許多人的關節周圍肌肉因此痙攣，或者是傷害到周邊的組織，成為疼痛的要因[31]。

● 肱三頭肌的觸診

①長頭的觸診（圖1-64）

肱三頭肌長頭構成上臂背側表層的內側，是作用於肩關節、肘關節的雙關節肌，作用為肘關節伸展、肩關節伸展與內收。特徵是肩關節屈曲位時，肱三頭肌長頭的肘關節伸展力會增強；而肩關節伸展位時，肘關節伸展力會變弱。

肱三頭肌長頭觸診時，讓受檢者俯臥，肩關節90°外展、肘關節屈曲下伸展手肘，可在肩胛骨外緣（盂下關節）處確認肱三頭肌長頭凸起的肌腹。

②外側頭的觸診（圖1-65）

肱三頭肌外側頭與內側頭的起端可藉由橈骨神經溝區別，起於肱骨背側骨幹近端處，構成上臂背側表層的外側。外側頭與內側頭是單關節肌，只有伸展肘關節的作用，因此要讓受檢者坐著，保持肩關節伸展到底、肘關節輕微屈曲的情況下，伸展肘關節。

加上肩關節外轉，便會因為重力而對前臂產生內翻力矩，增強外側頭的收縮[29]，可於上臂背側的外側確認肱三頭肌外側頭的肌腹。

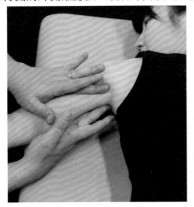

▶圖1-64 肱三頭肌長頭的觸診

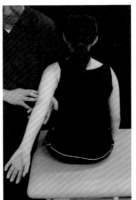

▶圖1-65 肱三頭肌外側頭的觸診

③內側頭的觸診（圖1-66）

肱三頭肌內側頭起於肱骨背側骨幹遠端處，而肱三頭肌長頭與外側頭像是覆蓋在內側頭表層一般緊貼著，因此無法從表面確認內側頭的肌腹。

觸診方法與外側頭相同，讓受檢者坐著，保持肩關節伸展到底、肘關節輕微屈曲的情況下，反覆伸展肘關節。此時再加上肩關節內轉，便會因為重力對前臂產生外翻力矩，增強內側頭的收縮[29]，可在上臂背側的遠端內側，確認肱三頭肌內側頭的收縮。

● 班內特氏骨刺的誘發疼痛測試

物理治療評估難以嚴謹地區分肱三頭肌長頭附著處與後方關節囊產生的疼痛，不過杉本團隊的報告指出，有種觀察肱三頭肌長頭影響的有用檢查法——肱三頭肌長頭測試，可使用此測試[32]。

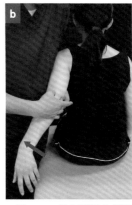

肱三頭肌長頭測試（triceps long head，TL）（圖1-67）

- 檢查姿勢：肩關節水平內收位，讓受檢者自主運動抵抗肘關節伸展。
- 操作：肩關節90°外展位下使其水平屈曲，施檢者施加阻力不讓受檢者肘關節伸展。
- 判斷：如果誘發肩關節後下方疼痛，即為陽性。
- 機能分析：若X光片上看不到班內特氏骨刺，可有效判斷肱三頭肌長頭附著處障礙。

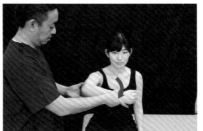

▶圖1-66　肱三頭肌內側頭的觸診

▶圖1-67　肱三頭肌長頭測試

● 後方關節囊的骨科測試

由於沒有鑑別後方關節囊疼痛的骨科測試，因此以伸展測試來鑑別後方關節囊有無伸展性低下。

後方關節囊伸展測試[33]（圖1-68）

- 檢查姿勢：受檢者仰臥，肩關節在肩胛骨面上外展45°。
- 操作：固定受檢者肩胛骨，一邊讓肩關節內轉。
- 判斷：如果無法內轉到70°，則懷疑後方關節囊的伸展性低下。如果攣縮嚴重，無法達到內外轉中間位，即為陰性。

・注意：同時進行棘下肌斜走纖維的觸診，確認有無肌肉張力。鑑別肌肉縮短或痙攣是否成為限制因素。

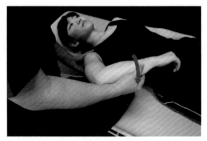

▶圖1-68 後方關節囊的伸展測試

● 從觸診及檢查結果能思考什麼？

對班內特氏骨刺施以誘發疼痛測試時，確認肱三頭肌長頭的壓痛、收縮疼痛、伸展疼痛及關節盂後下方的壓痛[34]十分重要。根據誘發疼痛測試的結果，如果懷疑有班內特氏骨刺，起因為施予肱三頭肌長頭、後方關節囊的伸展應力增大，可考慮下列五個方向：

①肱三頭肌的伸展性低下 ➡ step 3 p.63

肱三頭肌的伸展性低下使得投球動作隨勢期時，對肱三頭肌長頭腱施加過大的負荷，會引起疼痛。

②肩關節後方軟組織的攣縮 ➡ step 3 p.38

肩關節後方關節囊攣縮不僅會使可動範圍受到限制，也可認為是誘發肩關節夾擠的因素[35]。後方節囊在肩關節水平內收、內轉運動時是伸展位，然而有報告指出，若因為運動特性持續投球動作，肩關節第二位置處的外轉會增大，內轉會減少[36]，而內轉可動範圍低下，則是後方關節囊伸展性低下的要因。

此外，棘下肌或小圓肌的伸展性低下，會使得旋轉肌袖附著處的伸展應力增強，使旋轉肌袖發炎或損傷，進一步產生疤痕，如果波及位於其內側的後方關節囊，又讓後方結構的伸展性更加低下[36]。

③旋轉肌群的肌力低下 ➡ step 3 p.20

肩關節外轉肌會跟肱三頭肌長頭一起在隨勢期時當剎車，尤其旋轉肌群的作用很大。若旋轉肌群的肌力低下，對肱三頭肌的代償性負荷會增強。

④肩胛胸廓關節的穩定性低下 ➡ step 3 p.21

肩胛胸廓間肌群在隨勢期時，會對肩胛骨外展產生剎車作用。而肩胛胸廓間肌群的肌力低下，便可能對同樣有剎車作用的肱三頭肌長頭增強負荷。

⑤髖關節的柔軟度低下 ➡ step 3 p.227

隨勢期時非投球側的髖關節內收、內轉運動很重要，若隨勢期時往非投球側的重心移動不完全，髖關節便無法充分內收與內轉，結果造成盂肱關節的水平內收、內轉增加[37]。投球側髖關節的可動範圍低下，會妨礙隨勢期時往非投球側的重心移動流暢程度，結果對投球側肩膀後方施加過多的負荷，成為肱三頭肌過度使用的要因。

```
                          肱三頭肌長頭、後方關節囊
                          （班內特氏骨刺）
```

肱三頭肌的 伸展性低下	肩關節後方 軟組織的攣縮	旋轉肌群的 肌力低下	肩胛胸廓關節的 穩定性低下	髖關節的 柔軟度低下

流程圖　　認為起因在於肱三頭肌長頭、後方關節囊的情況下

step 3　為什麼會疼痛？運動學方面的評估策略

1）肱三頭肌的伸展性低下

如果肱三頭肌的伸展性低下，肩、肘關節屈曲可動範圍會受到限制，因此要在肘關節屈曲位時測量肩關節屈曲角度，比較左右差異。此外，要讓患者俯臥，肩關節90˚外展、肘關節屈曲，以此狀態進行肘關節的伸展運動。若有肱三頭肌長頭縮短，此時會產生肩關節外轉運動。

運動治療的重點

增加肱三頭肌長頭的拉筋，讓相鄰的三角肌、大圓肌或小圓肌獲得滑動性很重要。

2）肩關節後方軟組織的攣縮 ➤ p.38

3）旋轉肌群的肌力低下 ➤ p.20

4）肩胛胸廓關節的穩定性低下 ➤ p.21

5）髖關節的柔軟度低下 ➤ p.227

怎樣的動作會疼痛？施加摩擦應力的情況下

　　讓肩膀後方出現疼痛的機械應力其中之一是**摩擦應力**。肩膀後方產生摩擦應力時，可見會有位於後方肌群的肌力低下或肩胛骨的異常運動。

　　如果因為摩擦應力產生疼痛，首先要懷疑是闊背肌**的機能障礙。**

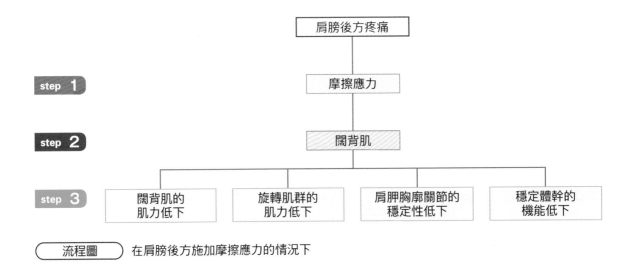

流程圖　在肩膀後方施加摩擦應力的情況下

step 2　**哪裡會疼痛？闊背肌解剖學方面的評估策略**

闊背肌（圖1-69）

起　　端：藉由胸腰筋膜起於第七胸椎～第五腰椎棘突
　　　　　第十～十二肋骨、肩胛骨下角

止　　端：肱骨小結節

支配神經：胸背神經（C6-8）

作　　用：肩關節伸展、內轉、內收

→闊背肌
latissimus dorsi m.

● 解剖學上產生疼痛的要因

　　闊背肌主要作用於肩關節的伸展、內轉及內收運動，也會在固定上肢的狀態下抬高骨盆。闊背肌大面積覆蓋著胸腰部背側，是塊三角形的板狀肌肉，由纖維群所構成（圖1-69b）。

　　此外闊背肌與大圓肌往止端走逐漸合而為一，在兩塊肌肉即將密合處的肌肉間隙，存在著**闊背肌肌腱下滑液囊**[29]。闊背肌最上側纖維在肩胛骨下角的走向急遽變化，抬高上肢時更加明顯[38]。這種肌肉走向急遽變化之處容易承受機械應力，成為產生疼痛的原因。也有報告指出，投球障礙的肩膀好發部位之一便在肩胛骨下角處，想見其原因是闊背肌最上側纖維被肩胛骨下角處勾住，承受了摩擦應力的關係[38]（闊背肌挫傷）。

→闊背肌肌腱下滑液囊
subtendinous bursa of latissimus dorsi

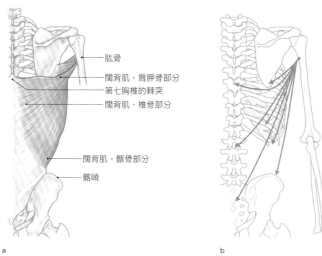

a   b

▶圖1-69　闊背肌

　　此外，根據信原院長的著作，將由於闊背肌痙攣使得肩胛骨外展、外轉受到限制，引起肘關節下垂等投球動作障礙的症狀稱為**闊背肌症候群**，有可能造成旋轉肌間隙損傷或夾擠等二次傷害[9]。此外，如果闊背肌本身的伸展性低下，肩關節的屈曲、外展及外轉會受到限制。一旦關節可動範圍受限，為了努力運動，將勉強反覆代償動作，進而引起肌肉痙攣。

● 闊背肌的觸診（圖1-70）

　　檢查起始姿勢為仰臥，肩關節完全屈曲。

　　闊背肌起端的肌腹薄，而肩胛骨下角附近的肌腹會變厚，因此要確認肩胛骨下角的尖端作為地標。下角的尖端外側有大圓肌，正下方便能確認闊背肌。手指壓著這兩塊肌肉，在完全屈曲位下反覆屈伸運動來確認其收縮。

　　透過觸診以及伸展性評估闊背肌痙攣很重要，不僅如此，確認壓痛結果也是個重點。

● 闊背肌的伸展測試

闊背肌的伸展測試（圖1-71）

- 檢查姿勢：受檢者坐著或站著，肩關節、肘關節成90°屈曲，兩側上肢從指尖到前臂貼合。雙手肘關節併攏後以外力被動屈曲，確認其屈曲角度，再讓肩關節自主屈曲運動。
- 判斷：若自主運動無法到達被動運動的可動範圍，即為陽性。
- 機能分析：肩關節伸展、內轉與內收時作用的肌肉是闊背肌。肩關節外轉位時的屈曲運動會使闊背肌呈伸展位，因此由肩關節的屈曲角度大小來評估闊背肌的伸展性。

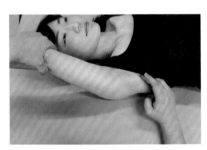

▶圖1-70 闊背肌的觸診

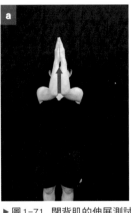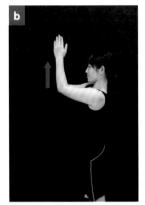

▶圖1-71 闊背肌的伸展測試

● 針對闊背肌的激痛組織判斷測試

沒有鑑別闊背肌所引起疼痛的檢查，因此考慮闊背肌張力過大引起疼痛的可能性，可進行以下激痛組織判斷測試來鑑別。

激痛組織	闊背肌
目標症狀	闊背肌張力過大
方法	讓受檢者側臥，檢查側在上。靠床面的髖關節屈曲，骨盆後傾。施檢者用手將檢查側的肩關節擺成屈曲、外展與外旋位，另一隻手讓骨盆往同側轉動[39]。
判斷	若闊背肌張力過大減輕、疼痛減輕，則懷疑疼痛的起因與闊背肌有關。
機能分析	肩關節伸展、內轉與內收時作用的肌肉是闊背肌。肩關節外轉位時的屈曲運動會使闊背肌呈伸展位，因此由肩關節的屈曲角度大小來評估闊背肌的伸展性。
注意	如果改善了闊背肌的伸展性，肩膀後方依舊會疼痛，即使闊背肌僵硬，也不是疼痛的原因。此外若腰痛的原因與闊背肌有關，也可使用此激痛組織判斷測試。

●從觸診及檢查結果能思考什麼？

從觸診、伸展測試的結果來看，如果有闊背肌伸展性低下或痙攣，起因若為施加於闊背肌的摩擦應力增大的話，可考慮下列四個方向：

①闊背肌的肌力低下 ➡ step 3 p.67

如果闊背肌的肌力低下，投球時的負荷對闊背肌而言就會過大，有時會讓闊背肌本身產生痙攣。這種情況下，正是因為闊背肌的伸展性低下，使其在肩關節外展、外轉與肩胛骨外展運動時承受過度的伸展應力。

②旋轉肌群的肌力低下 ➡ step 3 p.20

投球動作的加速期時，肩關節會呈外轉到底，隨勢期時則伴隨著水平內收及內轉運動。加速期到隨勢期時小圓肌、棘下肌會反覆地向心性收縮及離心性收縮，結果引起內轉受限[40]。如果旋轉肌群本身的肌力低下，加速期時包含闊背肌在內的淺層肌肉活動大增，致使闊背肌痙攣，便增強了對闊背肌的伸展應力及摩擦應力。

③肩胛胸廓關節的穩定性低下 ➡ step 3 p.21

　　大多數闊背肌損傷的患者身上，伴隨有斜方肌中束與下束的肌力低下，如此則會破壞與前鋸肌形成的力隅機轉，產生肩胛骨過度外展或早期往上轉動，增強了施加於闊背肌最上側纖維的摩擦應力。

④穩定體幹的機能低下 ➡ step 3 p.67

　　穩定體幹的機能低下會促使闊背肌過度活動，因而引起問題。如果闊背肌過度活動使得伸展性低下，會增強對闊背肌的伸展應力，產生疼痛。

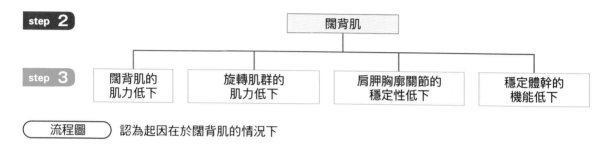

	闊背肌		
step 3 闊背肌的肌力低下	旋轉肌群的肌力低下	肩胛胸廓關節的穩定性低下	穩定體幹的機能低下

(流程圖)　認為起因在於闊背肌的情況下

---

step 3　為什麼會疼痛？運動學方面的評估策略

1）闊背肌的肌力低下

　　闊背肌是從脊柱直接附著於肱骨的肌肉，也有助於穩定脊柱。闊背肌的肌力能幫助穩定體幹，其肌力測試以徒手肌力測試為準施行。

運動治療的重點

　　闊背肌作用於肩關節的伸展、內轉運動，不過也會作用於肩關節90°外展位時的內收、伸展運動，因此若要訓練闊背肌，也要考慮到姿勢不同時的不同作用。此外，下垂位時肌肉整體是鬆弛、機能低下的，所以如果要運動，手抬高效果更好。

2）旋轉肌群的肌力低下 ➡ p.20

3）肩胛胸廓關節的穩定性低下

　　斜方肌中束、下束有助於穩定肩胛胸廓關節，與針對肩胛胸廓關節的穩定性低下的運動學方面評估相同（ ➡ 請參照p.21）。與肩胛胸廓關節的穩定性有關的肩胛胸廓間肌群中，大菱形肌、小菱形肌、斜方肌中束、下束的肌力評估尤其重要（ ➡ 請參照pp.23-24）。

4）穩定體幹的機能低下

　　如果豎脊肌或多裂肌的肌力低下，使得體幹的穩定性低下，有時會提高位於代償的體幹後側淺層闊背肌的活動。

體幹穩定性與深層肌肉的腹橫肌及多裂肌很有關係，這些肌肉弱化大多會造成駝背或腰椎過度前彎等姿勢列位失當。

體幹運動學方面的評估策略與第II章〈體幹〉相同（→ 請參照p.187）。

▶ 運動治療的重點

　　體幹肌力訓練中如果要提升腹橫肌的活動性，收緊運動很有效，而多裂肌則會在骨盆前傾運動中提升活動度，因此要在評估姿勢列位時一併進行訓練。

小知識！

收緊運動（draw-in）
日文「ドローイン」，也可說「ドローイング」。吸氣時鼓起腹部，之後慢慢吐氣一邊讓腹部凹進去的運動。

文獻

1) Minagawa H, Itoi E, Konno N, et al：Humeral attachment of the supraspinatus and infraspinatus tendons：an anatomic study. Arthroscopy 14：302-306, 1998

2) Mochizuki T, Sugaya H, Uomizu M, et al：Humeral insertion of the supraspinatus and infraspinatus. New anatomical findings regarding the footprint of the rotator cuff. J Bone Joint Surg Am 90：962-969, 2008

3) 村木孝行：腱板損傷 評価・診断. 蒲田和芳, 片寄正樹, 他（監）：肩のリハビリテーションの科学的基礎. pp106-113, NAP, 2009

4) MacDonald PB, Clark P, Sutherland K：An analysis of the diagnostic accuracy of the Hawkins and Neer subacromial impingement signs. J Shoulder Elbow Surg 9：299-301, 2000

5) 新井隆三, 秋田恵一, 中村孝志：上腕二頭筋長頭腱の安定化機構-肩甲下筋腱, 上関節上腕靭帯, 烏口上腕靭帯の解剖学的構築. 別冊整形外科 58：2-6, 2010

6) Jost B, Koch PP, Gerber C：Anatomy and functional aspects of the rotator interval. J Shoulder Elbow Surg 9：336-341, 2000

7) Arai R, Mochizuki T, Yamaguchi K, et al：Functional anatomy of the superior glenohumeral and coracohumeral ligaments and the subscapularis tendon in view of stabilization of the long head of the biceps tendon. J Shoulder Elbow Surg 19：58-64, 2010

8) Edelson JG, Taitz C, Grishkan A：The coracohumeral ligament. Anatomy of a substantial but neglected structure. J Bone Joint Surg Br 73：150-153, 1991

9) 信原克哉：肩 その機能と臨床 第4版, pp217-227, 医学書院, 2012

10) 新井隆三：肩腱板の安定化機構. MB Orthop 28：1-4, 2015

11) Vangsness CT Jr, Ennis M, Taylor JG, et al：Neural anatomy of the glenohumeral ligaments, labrum, and subacromial bursa. Arthroscopy 11：180-184, 1995

12) Cooper DE, Arnoczky SP, O'Brien SJ, et al：Anatomy, histology, and vascularity of the glenoid labrum. An anatomical study. J Bone Joint Surg Am 74：46-52, 1992

13) Boileau P, Ahrens PM, Hatzidakis AM：Entrapment of the long head of the biceps tendon：the hourglass biceps—a cause of pain and locking of the shoulder. J Shoulder Elbow Surg 13：249-257, 2004

14) 古泉光一：日本人ノ肩部及ビ上腕諸筋ニ就イテ. 日医大誌 5：1063-1083, 1934

15) 林典雄：肩関節拘縮の機能解剖学的特性. 理学療法 21：357-364, 2004

16) Donald A. Neumann（著）, 嶋田智明, 有馬慶美（監訳）：カラー版 筋骨格系のキネシオロジー. 原著第2版, pp138-188, 医歯薬出版, 2012

17) Mura N, O'Driscoll SW, Zobitz ME, et al：The effect of infraspinatus disruption on glenohumeral torque and superior migration of the humeral head：a biomechanical study. J Shoulder Elbow Surg 12：179-184, 2003

18) Robert A.Donatelli（編）, 山本龍二, 吉松俊一, 他（監訳）：肩のリハビリテーション. 第1版, 肩の投球障害, pp151-178, メディカル葵出版, 1993

19) 高濱照：肩の機能解剖と触診のポイント. 理学療法学 30：210-213, 2003

20) 皆川洋至：超音波でわかる運動器疾患 診断のテクニック. pp152-184, メジカルビュー社, 2010

21) 冨田恭治, 尾崎二郎, 中垣公男：Gloval cuff tear における Proprioception. 肩関節 16：93-95, 1992

22) 森澤豊：肩甲帯障害リハビリテーション実践マニュアル, 疼痛を主体とする障害. MEDICAL RE-

HABILITATION 17：24-32，2002

23）林典雄（監），鵜飼建志（編）：セラピストのための機能解剖学的ストレッチング上肢．pp101-115，
　　142-146，メジカルビュー社，2016

24）中図健：上肢運動器疾患の診かた・考えかた 関節機能解剖学的リハビリテーション・アプローチ，
　　p67，医学書院，2011

25）Bennett GE：Shoulder and elbow lesions of the professional baseball pitcher．JAMA 117：510-
　　514，1941

26）Ferrari JD，Ferrari DA，Coumas J，et al：Posterior ossification of the shoulder：the Bennett
　　lesion．Etiology，diagnosis，and treatment．Am J Sports Med 22：171-176，1994

27）二階堂亮平，水掫貴満，仲川喜之，他：肩甲骨関節窩後方に生じた骨棘により internal impinge-
　　ment を呈した陳旧性投球障害肩の一例．スポーツ傷害 15：24-26，2010

28）秋田恵一：肩の機能解剖．実践反復性肩関節脱臼（菅谷啓之編），pp20-28，金原出版，2010

29）青木隆明（監），林典雄（著）：運動療法のための機能解剖学的触診技術：上肢，改訂第 2 版，pp177-
　　181，p192，pp240-247，メジカルビュー社，2011

30）Rockwood CA，Matsen FAⅢ（eds）：The Shoulder，3rd ed，Philadelphia，Saunders，2004

31）沖田実：痛みの発生メカニズム-末梢機構．ペインリハビリテーション（松原貴子，沖田実，森岡
　　周，編），pp134-177，三輪書店，2011

32）杉本勝正，後藤英之，吉田雅人，他：投球障害肩における TL（triceps long head）テストの有用性．
　　肩関節 34：613-615，2010

33）赤羽根良和，林典雄：肩関節拘縮の評価と運動療法，p198，運動と医学の出版社，2013

34）整形外科リハビリテーション学会（編）：quadrilateral space syndrome 症状を呈した投球障害肩に
　　対する運動療法．関節機能解剖学に基づく整形外科運動療法ナビゲーション上肢・体幹，改訂第 2
　　版，p46，メジカルビュー社，2014

35）村木孝行，山本宣幸，Kristin Zhao，他：関節モビライゼーションで肩関節後方関節包を伸張する
　　ために必要な負荷と反復回数について　新鮮凍結遺体肩を用いた研究．理学療法学 37：p794，
　　2010

36）岩堀祐介，加藤真，佐藤啓二，他：少年野球選手の肩関節内旋可動域の減少．肩関 27：415-419，
　　2003

37）石川博明，村木孝行：スポーツ障害に対する運動療法　その適応と実際　肩関節．臨床スポーツ
　　医学 32：740-746，2015

38）整形外科リハビリテーション学会（編）：投球に伴う広背筋損傷に対する運動療法．関節機能解剖
　　学に基づく整形外科運動療法ナビゲーション上肢・体幹，改訂第 2 版，pp70-71，p87，メジカル
　　ビュー社，2014

39）鵜飼建志，林典雄，赤羽根良和，他：広背筋部痛を訴える野球肩の発生原因に対する一考察．東
　　海スポーツ傷害研究会会誌 22：38-40，2004

40）村上彰宏，櫻庭景植：投球動作における肩関節水平外転動作と投球肩障害の関連について．順天
　　堂スポーツ健康科学研究 2：171-175，2011

肘關節

肘關節的構造與機能

　　肘關節複合體由三個部位組成：肱骨滑車與尺骨的滑車切跡形成的**肱尺關節**、肱骨小頭與橈骨頭形成的**肱橈關節**，及橈骨頭環狀關節面與尺骨的橈骨切跡形成的**近端橈尺關節**（圖2-1）。肱尺關節與肱橈關節會產生屈曲／伸展運動，而身為樞軸關節的近端橈尺關節則會產生旋前／旋後運動。再者，旋前／旋後運動也是近端橈尺關節與遠端橈尺關節這兩個關節會產生的運動。

➜肱尺關節
　humero-ulnar joint

➜肱橈關節
　humeroradial joint

➜近端橈尺關節
　superior（proximal）
　radio-ulnar joint

A. 肘關節容易產生的機能障礙

　　肘關節具有很大的可動性，由於肱尺關節的結構是屈戍關節，在肘關節屈曲／伸展最終範圍的側邊穩定性高，而中間可動範圍則大多由韌帶或肌肉負責其穩定性。因此若由於運動等強大外力，或者日常生活中頻繁施加較小的外力在中間可動範圍，會增加穩定機轉的負擔產生疼痛。此外，如果肘關節的屈曲／伸展運動以及前臂的旋前／旋後運動受到限制，有時也會引起肩關節或腕關節的疼痛。

B. 肘關節的穩定機轉

● 靜態穩定機轉

- **骨頭形態**：肱骨滑車與尺骨滑車切跡形成的肱尺關節很相配，尤其在屈曲終末處尺骨喙狀突會嵌進喙突窩，在伸展終末處鷹嘴則會嵌進鷹嘴窩（圖2-2）。
- **滑膜皺襞**：如同補足關節盂深度的纖維軟骨組織，前上方的關節唇很常受傷。

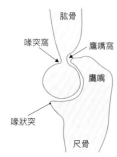

a　伸展位

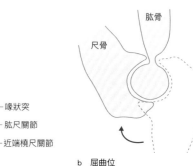

b　屈曲位

▶圖2-2　肱尺關節的嵌入
伸展位時鷹嘴會嵌入鷹嘴窩，屈曲位時則是喙狀突嵌入喙突窩，提高側邊穩定性。

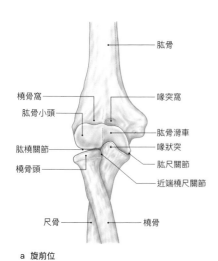

a　旋前位　　　　　　　　b　旋後位

▶圖2-1　肘關節複合體
右肘前方觀。肘關節是由肱尺關節、肱橈關節、近端橈尺關節所構成的。

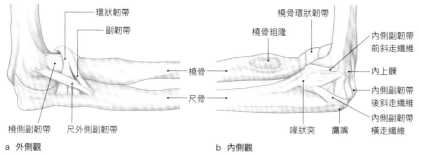

| a 外側觀 | b 內側觀 |

▶ 圖2-3　肘關節韌帶

肘關節內側副韌帶會限制外翻，外側副韌帶會限制內翻。

- **關節囊、韌帶**：關節囊、韌帶有助於穩定。肘關節的韌帶可分為內側的內側副韌帶，以及外側的外側副韌帶（**圖2-3**）。

● **動態穩定機轉**

- **內側支撐機轉**：前臂屈肌群中，起於肱骨內上髁的尺側屈腕肌、屈指淺肌、橈側屈腕肌及旋前圓肌會替肘關節外翻踩煞車（**圖2-4**）。
- **外側支撐機轉**：前臂伸肌群中，起於肱骨外上髁的橈側伸腕短肌、橈側伸腕長肌會替肘關節內翻踩煞車（**圖2-5**）。

C. 肘關節的運動

　　尺骨的滑車切跡上有稱為**滑車溝**的溝痕，尺骨的滑車切跡順著這條溝移動，肘關節便能運動。換句話說，滑車溝是軌道，滑車切跡是車輪，由此決定了運動的軌跡（**圖2-6**）。肱骨滑車後方的滑車溝在肘關節伸展運動時是軌道，往外側傾斜。因此伸展肘關節時，前臂會外翻。此外翻角度稱為**提攜角**／提物角度／肘外翻角，而提攜角在肘關節伸展位時，是由上臂的長軸與前臂的長軸所形成的銳角。

➔提攜角
carrying angle

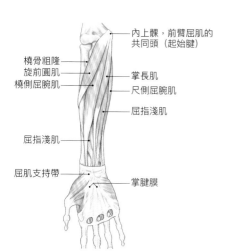

▶ 圖2-4　前臂屈肌群

前臂屈肌群起於肱骨內上髁。

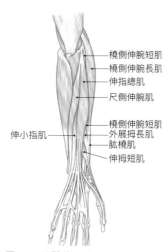

▶ 圖2-5　前臂伸肌群

前臂伸肌群起於肱骨外上髁。

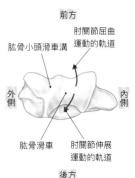

▶ 圖2-6　滑車溝

1 手肘內側的疼痛

本項將按照各步驟統整說明。

step 1 怎樣的動作會疼痛？施加伸展應力的情況下

考慮施加於肘關節的機械應力，外翻時會施加**伸展應力**，屈曲時則會施加更多伸展應力。

若施加了**伸展應力**，可想見內側副韌帶、前臂屈肌群及尺骨神經三者其一會有問題。

如果起因為前臂屈肌群，大多會採用物理治療，若波及到內側副韌帶，其嚴重度會提高。與前述兩者相比，起因於尺骨神經的頻率較低。

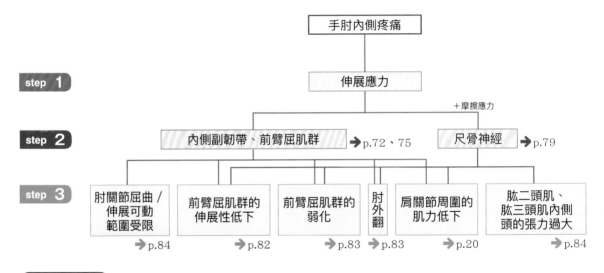

流程圖　針對手肘內側疼痛的評估評估策略

step 2 哪裡會疼痛？解剖學方面的評估策略

1）內側副韌帶（圖2-7）

前斜走纖維（AOL）

近端附著處：肱骨內上髁前下方

遠端附著處：尺骨喙狀突

機　　　能：屈曲20°～120°時替外翻踩煞車

橫走纖維（TL）

近端附著處：鷹嘴尖端

遠端附著處：尺骨喙狀突

機　　　能：增加在喙狀突的前斜走纖維張力

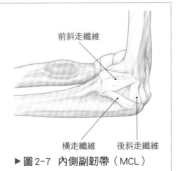

▶圖 2-7　內側副韌帶（MCL）

→內側副韌帶（MCL）
　medial collateral ligament

→前斜走線維（AOL）
　anterior oblique ligament

→橫走纖維（TL）
　transverse ligament

後斜走纖維（POL）

近端附著處：肱骨內上髁（AOL的後方）

遠端附著處：鷹嘴內側

機　　　能：屈曲位時替外翻踩煞車

● 解剖學上產生疼痛的要因

　　手肘的**內側副韌帶**（MCL）是替肘關節外翻踩煞車的韌帶，可分為**前斜走纖維**（AOL）、**後斜走纖維**（POL）及**橫走纖維**（TL）（圖2-7）。

　　前斜走纖維是連結肱骨內上髁前下端處與尺骨喙狀突的關節囊韌帶。前斜走纖維在肱骨的附著處比肘關節屈伸軸略後方一些，因此伸展位時更前方的纖維可伸展，而屈曲位時則是更後方的纖維可伸展[1,2]。也就是說，無論肘關節屈曲／伸展哪個角度，前斜走纖維都能維持張力（圖2-8）。

　　後斜走纖維連結著肱骨內上髁後方與鷹嘴內側，在肘關節屈曲時比伸展時約拉伸兩倍左右。

　　換句話說，內側副韌帶中，伸展時是前斜走纖維的前方部分緊張，而屈曲時則是其後方部分與後斜走纖維緊張（圖2-8）。如果內側副韌帶損傷或受損後在前斜走纖維形成瘢痕，肘關節屈曲／伸展也會跟著受限。如果是在後斜走纖維發生，則會使屈曲可動範圍受限，到了可動範圍的末端，會在肘關節內側產生疼痛。

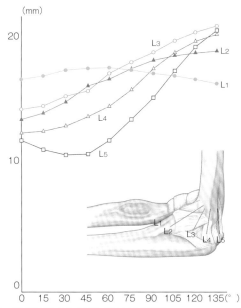

▶圖2-8　屈曲／伸展運動時內側副韌帶的長度變化

肘關節屈曲會提高後斜走纖維張力。伸展時前斜走纖維的張力比較高，不過其在屈曲時依舊能保持緊張狀態。

（取自司馬良一：肘關節骨骼構造的機能解剖。關節外科 39：27-36，1990）

此外，投球時會對內側副韌帶在內的手肘整體內側支撐結構施加290N的張力，而其本身則有約35Nm的外翻力[3,4]。有報告指出內側副韌帶的最大破壞強度為260N，破壞力矩約為32Nm[5]。也就是說，投球一次會在內側副韌帶施加巨大的外翻負荷，而前臂屈肌群也會共同承受此負荷。因此慢性機械應力有時會使內側副韌帶產生微小的損傷，這種情況下，不僅肘關節外翻時會疼痛，肘關節屈曲或伸展時也會在手肘內側產生疼痛。

小知識！

N與Nm
作用力單位是牛頓（N），而作用力與力臂的積便成了轉動力（Nm）。

● 內側副韌帶的觸診（圖2-9）

由於內側副韌帶起於肱骨內上髁，所以首先要觸摸到肱骨內上髁。從肱骨骨幹部分往遠端滑動，觸摸肱骨內側，便可在遠端往內側的地方摸到骨頭突出處。此骨頭突出處的頂點便是肱骨內上髁。讓肘關節稍微屈曲，手指壓著內上髁，在讓肘關節外翻，便能摸到張力增加的內側副韌帶。

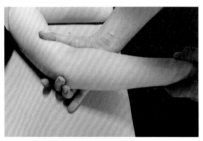

▶ 圖2-9　內側副韌帶的觸診

● 內側副韌帶的骨科測試

外翻應力測試（圖2-10）

· 檢查姿勢：受檢者坐著，施檢者將檢查側的肘關節稍微屈曲。

· 判斷：如果施以肘關節外翻負荷感覺不到韌帶的張力，而感覺到關節縫隙大開者，即為陽性（再者，如果肘關節伸展位時同樣感受到不穩定，則判斷為不穩定性強）。

· 機能分析：如果內側副韌帶受損，便無法在肘關節外翻時踩煞車。

· 注意：雖然外翻測試能判斷有無不穩定性，但也會產生疼痛。假使真的出現疼痛，也不能認為是源自內側副韌帶的疼痛。疼痛的起因還要將後述前臂屈肌群或尺骨神經的可能性一起考慮，有必要進行評估。

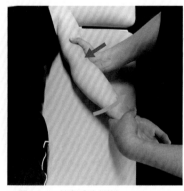

▶ 圖2-10　外翻應力測試

- 檢查姿勢：受檢者仰臥，施檢者將檢查側的肘關節完全屈曲，持續施加一定的外翻負荷。
- 判斷：施加肘關節外翻負荷的同時，突然用力迅速伸展肘關節。如果肘關節在120°～70°附近出現內側副韌帶疼痛，即為陽性。
- 機能分析：施加外翻負荷的狀態下讓肘關節伸展，很接近投球時的狀態，藉此進行檢查。
- 注意：有報告指出，投球障礙引起手肘內側副韌帶損傷時的移動外翻應力測試敏感度為100%，特異度為75%[6]。如果懷疑投球障礙引起手肘內側副韌帶損傷，這可說是必定要掌握的檢查。

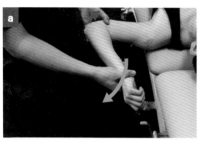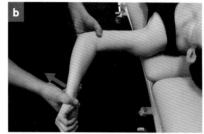

▶ 圖 2-11　移動外翻應力測試

2）前臂屈肌群（圖2-12）

旋前圓肌
起　　端：肱骨頭：肱骨內上髁
　　　　　尺骨頭：尺骨的喙狀突
止　　端：橈骨外側（比旋後肌止端還要遠端）
支配神經：正中神經
作　　用：前臂旋前、肘關節輕微屈曲
尺側手根屈肌
起　　端：肱骨頭：肱骨內上髁
　　　　　尺骨：鷹嘴
止　　端：經過鉤骨鉤到第五掌骨底
支配神經：尺骨神經
作　　用：腕關節尺屈、掌屈、肘關節輕微屈曲
橈側屈腕肌
起　　端：肱骨內上髁
止　　端：第二掌骨底（有時在第三掌骨底）
支配神經：正中神經
作　　用：腕關節掌屈、橈屈、前臂旋前及肘關節輕微屈曲
掌長肌
起　　端：肱骨內上髁

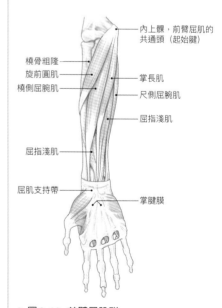

內上髁，前臂屈肌的共通頭（起始腱）
橈骨粗隆
旋前圓肌
橈側屈腕肌
掌長肌
尺側屈腕肌
屈指淺肌
屈指淺肌
屈肌支持帶
掌腱膜

▶ 圖 2-12　前臂屈肌群

止　　端：掌腱膜

支配神經：正中神經

作　　用：腕關節掌屈、肘關節輕微屈曲

屈指淺肌

起　　端：肱骨頭：肱骨內上髁

　　　　　尺骨頭：尺骨的喙狀突

　　　　　橈骨頭：橈骨上側前面，橈骨粗隆的遠端

止　　端：第二～五掌骨底側面

支配神經：正中神經

作　　用：腕關節屈曲、掌指關節屈曲、進端指間關節屈
　　　　　曲、前臂旋前、肘關節輕微屈曲

● 解剖學上產生疼痛的要因

　　投一次球施加於手肘內側副韌帶的外翻負荷，會超過其斷裂強度。也就是說，可想見前臂屈肌群也與內側副韌帶共同抵抗手肘外翻負荷[7]。

　　從尺側屈腕肌等的屈曲角度來看，屈指淺肌在30°～90°屈曲位時，其走向與前斜走纖維一致，因此可認為尺側屈腕肌與屈指淺肌是主要替外翻踩煞車的肌肉。Otoshi團隊詳細地探討了前臂屈肌群的起端構造[8]。尺側屈腕肌的肱頭與屈指淺肌的筋膜形成共同腱，從內上髁沿著前斜走纖維後緣走往關節囊並附著。另一方面，橈側屈腕肌與掌長肌的起端，跟旋前圓肌及屈指淺肌的筋膜一起，沿著前斜走纖維上緣形成共同腱。

　　也就是說，有如前後包夾前斜走纖維一般的共同腱存在（圖2-13）。尺側的稱為**後方共同腱**，橈側的稱為**前方共同腱**，後方共同腱為膜狀，相對的，前方共同腱為索狀，很強韌，呈現類似前斜走纖維的組織模樣[8]。以往的先導研究中認為屈指淺肌與尺側屈腕肌很重要，不過形成前方共同腱的旋前圓肌與橈側屈腕肌也可能很重要。有報告指出，尤其旋前圓肌附著在肱骨頭與尺骨頭上，尺骨頭處存在著經過關節囊附著於肱骨內上髁的纖維，也可能具備動態外翻支撐機轉的作用[8,9]。

　　換句話說，外翻會對以尺側屈腕肌、屈指淺肌及旋前圓肌為中心的前臂屈腕肌群施加巨大的伸展應力，因此如果承受不住這些負荷，會使附著處產生變性，引起手肘內側疼痛。

● 前臂屈肌群的觸診

①尺側屈腕肌（圖2-14）

　　尺側屈腕肌在前臂屈肌群中，是最靠近尺側的肌肉。起端與屈指淺肌形成共同腱，因此觸摸時難以辨別。所以先觸摸到遠端處的尺側屈腕肌肌腱，再往近端移動，便可觸摸到尺側屈腕肌。觸診尺側屈腕肌時，要讓腕關節進行尺屈／

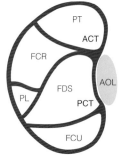

▶圖2-13　前斜走纖維與共同腱

前斜走纖維的表層覆蓋著屈指淺肌，上圖表示屈指淺肌與旋前圓肌的共同腱（ACT），還有屈指淺肌與尺側屈腕肌的共同腱（PCT）間的位置關係。

ACT：前方共同腱
AOL：前斜走纖維
FCU：尺側屈腕肌
FCR：橈側屈腕肌
FDS：屈指淺肌
PCT：後方共同腱
PL：掌長肌
PT：旋前圓肌

（引用自Otoshi K, et al：The proximal origins of the flexor-pronator muscles and their role in the dynamic stabilization of the elbow joint: an anatomical study. Surg Radiol Anat 36：289-294, 2014）

掌屈運動，同時摸著豆狀骨，便可摸到肌腱浮出來。如果很難摸到的話，一邊對第五指施加屈曲外展運動的抗力，一邊做動作，可觸摸得知肌腱的硬度，接著往近端前進。

②掌長肌（圖2-15）

掌長肌的肌腱沒有通過屈肌支持帶的深層，因此是前臂屈肌群中，最容易從體表觸摸到的。首先，像收起手指般進行對掌運動，這個動作會讓掌長肌收縮、提高掌腱膜的張力。辨認出掌長肌肌腱後，再往近端前進。

③屈指淺肌（圖2-16）

在腕關節掌屈／背屈中間位、掌指（MP）關節伸展位、遠端指間（DIP）關節伸展位下，進行近端指間（PIP）關節的屈曲運動。屈指淺肌位於尺側屈腕肌的深層橈側、掌長肌的深層，因此首先要摸到肱骨內上髁。而掌指關節屈曲、遠端指間關節屈曲會引起掌長肌、屈指深肌的收縮，所以盡可能避免引起這些動作，便能正確觸摸到屈指淺肌的肌腹寬度。

④橈側屈腕肌（圖2-17）

進行腕關節掌屈／橈屈運動，在掌長肌肌腱的橈側摸到橈側屈腕肌的肌腱，再往近端前進。可在屈指淺肌的橈側摸到肌腹。

⑤旋前圓肌（圖2-18）

讓腕關節掌屈、肘關節屈曲，進行前臂的旋前運動。手指放在肱骨內上髁往橈骨的方向，旋前動作到了終末時，會有旋前圓肌收縮回彈指腹的觸感。

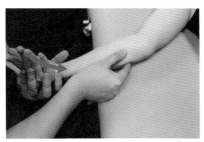

➔尺側屈腕肌
flexor carpi ulnaris m.

▶圖2-14　尺側屈腕肌的觸診

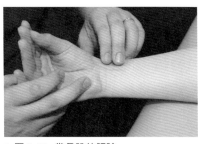

➔掌長肌
palmaris longus m.

▶圖2-15　掌長肌的觸診

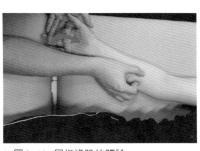

➔屈指淺肌
flexor digitorum superficialis m.

▶圖2-16　屈指淺肌的觸診

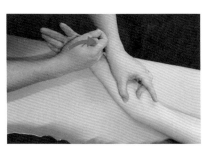

➔橈側屈腕肌
flexor carpi radialis m.

▶圖2-17　橈側屈腕肌的觸診

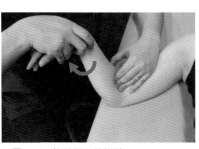

➔旋前圓肌
pronator teres m.

▶圖2-18　旋前圓肌的觸診

● 前臂屈肌群的測試

‧檢查姿勢：受檢者坐著，施檢者讓檢查側的肘關節成伸展位、前臂旋後。

‧操作：屈腕測試：請受檢者腕關節掌屈，施檢者朝背屈方向施加抗力。

　　　　前臂旋前測試：請受檢者前臂旋後，施檢者朝旋前方向施加抗力。

‧判斷：如果手肘內側重現疼痛，即為陽性。

‧機能分析：屈腕測試中，可想見尺側屈腕肌的作用占優勢。而前臂旋前測試中，旋前圓肌與橈側屈腕肌的作用尤其大，因此肌肉收縮會對附著處施加伸展應力，使疼痛出現。

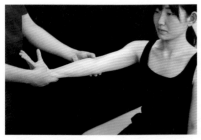

▶圖2-19 屈腕測試

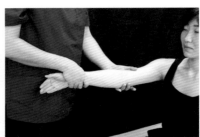

▶圖2-20 前臂旋前測試

● 從觸診及檢查結果能思考什麼？

如果外翻應力測試中出現不穩定的情況，懷疑是內側副韌帶損傷，而損傷原因可認為是肘關節外翻引起的伸展應力。此外，即使沒有不穩定的情況，仍舊有人主訴手肘內側疼痛。這種情況下，大多是對內側副韌帶或前臂屈肌群施加伸展應力引起的問題。出現對手肘內側的伸展應力，可考慮以下四個運動學方面的要因：

①前臂屈肌群的伸展性低下 ➤ step 3 p.82

前臂屈肌群的伸展性低下，會增強起端肱骨內上髁處的伸展應力。此外，前臂屈肌群中有些肌肉覆蓋著內側副韌帶，也存在因為這些肌肉縮短，對內側副韌帶施加了伸展應力的可能性。

②前臂屈肌群的弱化 ➤ step 3 p.83

跟內側副韌帶一起抵抗肘關節外翻負荷的前臂屈肌群弱化，相對的，施加於內側副韌帶的伸展應力就會增強。此外，如果前臂屈肌群的肌力不足，作用時會過勞，也能想見會引起前臂屈肌群的伸展性低下。

③肘外翻 ➤ step 3 p.83

肘關節會生理性外翻，而比生理性外翻角度更大的肘外翻會增強對內側副韌帶的伸展應力。

④肩關節周圍的肌力低下 ➤ step 3 p.20

尤其投球障礙中，容易因為肩關節周圍的肌力低下，形成手肘下垂的投球姿勢（降肘）。降肘會讓前臂遠離體幹，因此施加更強大的外翻負荷在手肘內側。

⑤肘關節屈曲／伸展可動範圍受限 → step 3 p.84

　　尤其肘關節屈曲／伸展可動範圍低下時，肘關節側面的不穩定性會增加。肘關節屈曲時尺骨的喙狀突會嵌入肱骨的喙突窩，伸展時則是鷹嘴嵌入鷹嘴窩來獲得骨頭穩定性，然而如果可動範圍不充分，骨頭穩定性會低下，因此更需要前臂屈肌群的出力。

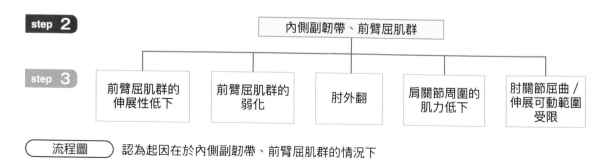

step 2　　內側副韌帶、前臂屈肌群

step 3

| 前臂屈肌群的伸展性低下 | 前臂屈肌群的弱化 | 肘外翻 | 肩關節周圍的肌力低下 | 肘關節屈曲／伸展可動範圍受限 |

流程圖　認為起因在於內側副韌帶、前臂屈肌群的情況下

3）尺骨神經
● 解剖學上產生疼痛的要因

　　尺骨神經從下神經束分枝出來，跟肱動脈一起沿著上臂內側往下走，通過肱骨內上髁後方之後，沿著前臂內側下行。到了腕關節處通過稱為**蓋氏管**的絞扼部位，支配第四、五指的掌內肌以及該範圍的感覺（圖2-21）。尺骨神經會通過肘關節附近三個絞扼部位。

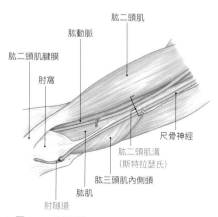

▶圖2-22　肘隧道
右手肘內側觀。尺骨神經通過肘隧道深層，因此容易受到絞扼。

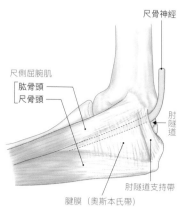

▶圖2-23　尺側屈腕肌
右手肘內側觀。通過肘隧道的尺骨神經貫穿尺側屈腕肌。

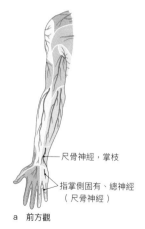

a　前方觀

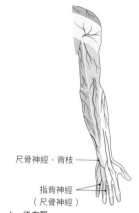

b　後方觀
▶圖2-21　尺骨神經的支配區域

①肱二頭肌溝

首先，有個稱為**肱二頭肌溝**（外科上稱為**斯特拉瑟氏弓**〔Struther's arcade〕）的部位（圖2-22）。肱二頭肌溝是肱三頭肌內側頭與肱二頭肌的間隙，有肱動脈一同行走。以投球為首的過度使用過度使用會使得肱二頭肌或肱三頭肌變得發達，一旦上臂肌膜肥厚、肌肉間隙變狹窄，就會壓迫到尺骨神經。

②肘隧道（圖2-22）

通過肱二頭肌溝後，**尺骨神經**會通過位於肱骨內上髁後下方的**尺骨神經溝**。尺骨神經溝的表層有**肘隧道支持帶**，這個部位以滑車神經溝為地板，肘隧道支持帶為天花板，稱為**肘隧道**。肘隧道支持帶是連結肱骨內上髁與尺骨鷹嘴的韌帶，肘關節完全屈曲時可想見會張力大增。然而假使肘隧道支持帶肥厚，即使屈曲90°～120°時也會增加張力，便絞扼住了在肘隧道的尺骨神經。支配肘關節內側感覺的神經關節枝在肘隧道內產生分枝，因此如果壓迫到高於分枝處的肱二頭肌溝或肘隧道，手肘內側便會產生疼痛。

➡尺骨神經
ulnar nerve

➡肘隧道支持帶
cubital tunnel retinaculum

➡肘隧道
cubital tunnel

③尺側屈腕肌（圖2-23）

通過肘隧道後，尺骨神經會通過尺側屈腕肌的深層。尺側屈腕肌分為肱骨頭及尺骨頭，橫跨在兩者間的腱膜狀組織稱為**奧斯本氏帶**（Osborne's band）。如果對尺側屈腕肌施加過度的機械應力使腱膜肥厚，此部位也會絞扼住尺骨神經。

➡尺側屈腕肌
flexor carpi ulnaris m.

調查肘隧道症候群再次手術的患者身上產生絞扼原因的研究報告指出，尺骨神經在肘隧道周圍有著廣泛的疤痕與黏著，且尺側屈腕肌筋膜邊緣部分常見到絞扼的狀況[11]。很難考慮讓嚴重到需要動手術的患者進行運動治療，不過也顯示出評估該部位存在神經絞扼的可能放在心上的重要性。

● 尺骨神經的觸診（圖2-24）

觸摸到位於肱骨內上髁下後側的尺骨神經溝。此外近端處有肱動脈一同行走於肱二頭肌溝，因此沿著肱動脈往近端前進，有可能查覺到尺骨神經。

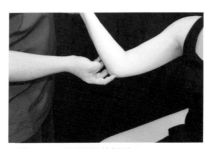

▶圖2-24　尺骨神經的觸診

● 尺骨神經的測試

尺骨神經的類狄內勒氏徵象 Tinel-like sign（圖2-25）

・檢查姿勢：受檢者坐著，肘關節屈曲、前臂旋後。
・操作：徒手壓迫三個絞扼部位。
・判斷：若手肘內側重現疼痛，即為陽性。

- **機能分析**：對尺骨神經施加壓迫這種物理性的刺激會出現症狀，因此可懷疑在壓迫部位有尺骨神經的絞扼性神經障礙。
- **注意**：三個絞扼部位單獨出現絞扼的情況很少[12]。

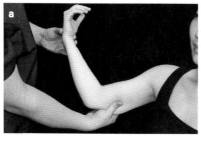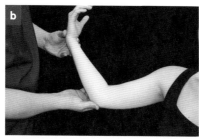

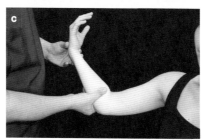

▶圖 2-25　尺骨神經的類狄內勒氏徵象

a：肱二頭肌溝。
b：肘隧道。
c：尺側屈腕肌。

尺骨神經的伸展測試──上肢神經動力學測試3[13]（圖2-26）

➜上肢神經動力學測試3（ULNT3）
upper limb neurodynamic test 3

- **檢查姿勢**：受檢者仰臥（不用枕頭），躺在邊緣讓檢查側上肢超出床邊。
- **操作**：按照下列順序操作上肢關節：
  ①伸展腕關節與手指。
  ②前臂旋前。
  ③手肘屈曲。
  ④肩膀外轉。
  ⑤肩胛骨下沉。
  ⑥肩關節外展。
  ⑦頸部往對側屈曲。

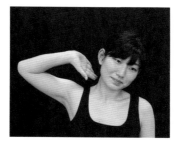

▶圖 2-26　尺骨神經的伸展測試

　　持續運動直到患部出現拉伸感、疼痛、熱辣感、刺痛感、灼發熱等感覺異常的情況。用0～10的數字評定量表（numerical rating scale，NRS）問患者，同時測量肩關節的外展角度。
- **判斷**：與健側相比，如果患側的NRS較高，或外展角度較小，即為陽性。
- **機能分析**：拉伸尺骨神經到最大程度會增強尺骨神經上的機械應力，藉此誘發疼痛。

<table>
<tr><td>小知識！</td></tr>
</table>

數字評定量表（NRS）
請患者自己將疼痛程度分成數字0～10，共11階段的方法。可以將初診或治療前的疼痛當成「10」，治療後確認疼痛到哪個程度，或是將以往經歷過最嚴重的疼痛當成「10」，完全不會疼痛為「0」，來詢問患者目前疼痛有多少。

· 注意：健康者身上也會出現神經的拉伸感或疼痛等感覺異常，務必比較左右差異。本測試有性別差異，女性有拉伸感較強的傾向。大多數患者肩關節外展時，手部區域會出現症狀。報告指出健康者的男性肩關節外展約115°，女性約90°，若健側與患側相比，或者治療前後相差6°以上，可認為有顯著統計性[14]。

● 從觸診及檢查結果能思考什麼？

　施加於尺骨神經上的伸展應力之所以增強，可想見是前臂屈腕肌的肌力低下、弱化、肘外翻及肩關節周圍的肌力低下，再加上肱二頭肌或肱三頭肌內側頭的張力過大。此外，肘隧道為首的絞扼部位形態變異、神經節、骨刺變形等解剖學上的因素也有關，因此從X光、電腦斷層、磁振造影、超音波等充足的影像所見來評估很重要。

①肱二頭肌、肱三頭肌內側頭的張力過大 ➤ step 3　p.84

　肱二頭肌、肱三頭肌內側頭的張力提高，會使得肱二頭肌溝狹窄，因此增強了對尺骨神經的摩擦應力。

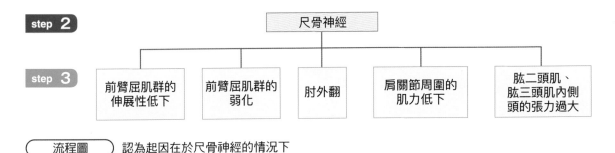

step 2

尺骨神經

step 3

| 前臂屈肌群的伸展性低下 | 前臂屈肌群的弱化 | 肘外翻 | 肩關節周圍的肌力低下 | 肱二頭肌、肱三頭肌內側頭的張力過大 |

流程圖　認為起因在於尺骨神經的情況下

step 3　**為什麼會疼痛？運動學方面的評估策略**

1）前臂屈肌群的伸展性低下

　鑑別前臂屈肌群伸展性低下最重要的是透過觸診來評估。除此之外，還要測量改變關節姿勢的可動範圍，以及該肌肉拉筋前後的可動範圍。改變腕關節或手指角度時的可動範圍測量結果整理於**表2-1**。橈側屈腕肌與尺側屈腕肌各自的作用為橈屈／尺屈，而橈屈的可動範圍小，從測量結果很難看出是否有受限，因此有必要問受檢者哪裡產生了拉伸感。若能個別觸診前臂屈肌群，在伸展位下壓迫各肌肉，便能評估疼痛或拉伸感有無增強。

	前臂旋後	手腕背屈	手指伸展	測量可動範圍	判斷
旋前圓肌	緊張	無變化	無變化	腕關節掌屈、手指屈曲位下，比較左右邊的前臂旋後可動範圍	呈掌屈、手指屈曲，所以其他前臂屈肌群的張力低下。如果出現左右差異，代表旋前圓肌縮短。
橈側屈腕肌尺側屈腕肌	緊張	緊張	無變化	手指屈曲位下，比較左右邊的背屈可動範圍	呈手指屈曲位，所以屈指淺肌的張力低下。腕關節背屈受限跟橈側屈腕肌、尺側屈腕肌有關。如果出現左右差異，代表橈側屈腕肌、尺側屈腕肌縮短。
屈指淺肌	緊張	緊張	緊張	比較左右邊手伸展位及屈曲位下的背屈角度差異	測量手指伸展位及屈曲位下的背屈角度差異。手指伸展時屈指淺肌會緊張，就限制了背屈角度。比較其左右差異，如果出現左右差異，代表屈指淺肌縮短。

> **運動治療的重點**

　　投球造成的前臂屈肌群硬度變化因人而異，所以要仔細地觸診並檢查可動範圍，透過確認終末感覺，便能確認目標肌肉的情況。不僅如此，也期望能施行拉筋伸展或徒手治療。

2）前臂屈肌群的弱化

　　在身體尚未充分發育的年齡就過度使用、外傷後不動引起廢用性肌肉萎縮等因素，會造成前臂屈肌群的弱化。尺側屈腕肌作用於腕關節尺屈運動，旋前圓肌作用於前臂旋前運動，屈指淺肌作用於手指屈曲，所以不僅要檢查腕關節的掌屈肌力，還要個別檢查這些肌肉，並進行必要的肌力訓練。肌力評估則遵循徒手肌力測試施行。

> **運動治療的重點**

　　明明進行強化前臂旋前肌力的訓練，有時卻產生了腕關節掌屈或尺屈，無法充分刺激目標肌肉。因此有必要注意腕關節的代償動作。

3）肘外翻

　　肘關節的生理性外翻，起因於肱尺關節。肱尺關節是由尺骨滑車切跡嵌進肱骨滑車上的溝槽（滑車溝）所構成的。肘關節伸展位時，滑車切跡會嵌進肱骨滑車後方中心溝運動。肱骨滑車後方的中心溝是從近端內側往遠端外側行走，因此，尺骨也往外傾斜，形成外翻。此外，幼兒期的肱骨外髁骨折癒合不良，有時會引起肘外翻，拉伸尺骨神經，產生尺骨神經麻痺，這稱為**延遲性尺骨神經麻痺**。

　　手肘的外翻角度（提攜角）正常為10°～15°，15°者稱為**肘外翻**（圖2-27）。

➔肘外翻
cubitus valgus

肘外翻是由骨頭形態所決定的，因此不可能用物理治療來改善。由於肘外翻，可想見會增強對手肘內側的負荷，所以有必要找出針對前臂屈肌群機能或肩關節機能等，適用其他運動學因素的運動治療。

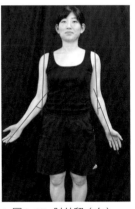

▶ 圖 2-27　肘外翻（右）

4）肘關節屈曲／伸展可動範圍受限（表2-2）

肘關節屈曲／伸展可動範圍是根據日本骨科學會、日本復健醫學會所規定的方法來測量，評估終末感覺很重要。正常肘關節的終末感覺為骨頭跟骨頭碰觸的觸感（骨性），屈曲時存在軟組織伸展性的終末感覺，如果主訴肘關節前方有拉伸感，則考慮位於前方的肱肌、肱二頭肌伸展性有問題。肱二頭肌是跨越肩關節與肘關節的雙關節肌，因此會藉由確認以外力讓肩關節呈屈曲位時或前臂旋前時，伸展可動範圍是否擴大，來探討與肱二頭肌的相關性。

此外，肘關節屈曲可動範圍受限，深受肱三頭肌與位於其深層脂肪體攣縮的影響。這些相關內容請參閱下一項「5）肱二頭肌、肱三頭肌內側頭的張力過大」。

●表2-2　肘伸展可動範圍測量結果

	肩關節下垂 前臂旋後	肩關節下垂 前臂旋前	肩關節抬高 前臂旋後	解釋
患者A	−15°	−15°	−15°	肱肌、關節囊縮短
患者B	−15°	終末感覺減輕	−5°	肱二頭肌縮短

肱肌行走於肘關節囊的正上方，通過旋前圓肌深層後附著於尺骨粗隆。這部分還有橈動脈、正中神經行走，富含脂肪組織或疏鬆結締組織。為了提高此處肌肉間滑動性施行徒手治療，可見到肘關節伸展可動範圍改善。

➡肱肌
brachialis m.

5）肱二頭肌、肱三頭肌內側頭的張力過大

藉由觸診評估肱二頭肌、肱三頭肌內側頭的張力過大很重要。肱二頭肌是屈曲肩關節、肘關節的雙關節肌，則可藉由觸診來評估，再加上在肩關節伸展位測量肘關節伸展角度、確認終末感覺，便能掌握肱二頭肌的張力。然而，除了觸診評估，並沒有其他檢查能鑑別肱二頭肌、肱三頭肌內側頭張力過大所引起的尺骨神經絞扼。考慮到尺骨神經有可能受到肱二頭肌、肱三頭肌內側頭的絞扼，進行下述激痛組織判斷測試來鑑別。

➡肱二頭肌
biceps brachii m.

➡肱三頭肌內側頭
medial head of triceps brachii m.

　　肱三頭肌內側頭附著於鷹嘴以及其附近的關節囊上。肘關節伸展運動時，肱三頭肌內側頭收縮將肘關節後方的關節囊往上拉，預防後方夾擠。此時肱三頭肌內側頭與鷹嘴窩之間填滿了柔軟的脂肪組織。如果這些脂肪組織的柔軟度低下，有時也會造成後方夾擠，所以引導出脂肪柔軟度的徒手治療也很重要。

● 針對肱二頭肌的激痛組織判斷測試

激痛組織	肱二頭肌
目標症狀	手肘內側疼痛
方法	受檢者坐著，用對側的手將肩胛骨固定在往上轉動的姿勢，另一隻手掌握受檢者手掌，腕關節背屈、前臂旋前、肘關節伸展的姿勢下，伸展肩關節[14]。
判斷	如果透過拉伸肱二頭肌可減輕肌肉張力、減輕手肘內側疼痛，有可能是肱二頭肌造成壓迫的。
機能分析	如果壓迫到肱二頭肌溝中的尺骨神經，減少肱二頭肌張力可減輕症狀。
注意	如果拉伸肱二頭肌出現更強烈的症狀，可在不產生疼痛的範圍下進行拉筋，確認肌肉張力減輕時的疼痛情況。

● 針對肱三頭肌內側頭的激痛組織判斷測試（圖2-28）

激痛組織	肱三頭肌內側頭
目標症狀	手肘內側疼痛
方法	受檢者坐著，肘關節屈曲。施檢者掌握住肱三頭肌，往近端背側伸展，此時讓肱三頭肌內側頭直接往外側移動。
判斷	如果透過拉伸肱三頭肌內側頭可減輕肌肉張力、減輕手肘內側疼痛，有可能是肱三頭肌內側頭造成壓迫的。
機能分析	如果壓迫到肱二頭肌溝中的尺骨神經，減少肱三頭肌內側頭張力可減輕症狀。肱三頭肌內側頭收縮時會往內側移動，因此直接將肌腹往外側移動會獲得更明顯的拉伸感。
注意	如果拉伸時出現更強烈的症狀，可在不產生疼痛的範圍下進行拉筋，確認肌肉張力減輕時的疼痛情況。

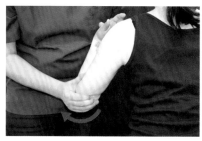

▶ 圖2-28　肱三頭肌內側頭的壓迫

2 手肘外側的疼痛

本項將按照各步驟統整說明。

step 1 怎樣的動作會疼痛？明確找出機械應力

施加於手肘外的機械應力，可想見內翻時有**伸展應力**，外翻時則有**擠壓應力**。此外，無論是伸展或擠壓應力，都會因為前臂的旋前／旋後而加上**剪切應力**。再者，腕關節的伸肌肌腱附著在肘關節外側，因此腕關節背屈會對伸肌肌腱附著處施加伸展應力。

如果是施加伸展應力，可想見起因為位於肘關節外側的前臂伸肌群或關節囊。

如果是施加擠壓應力，可想見起因為肱橈關節或滑膜皺襞。

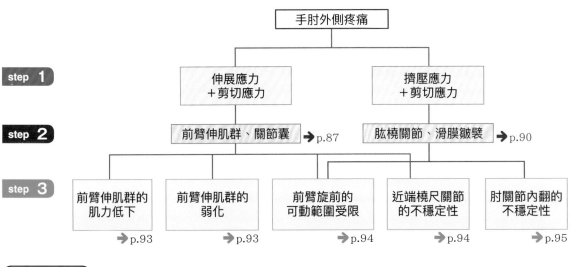

流程圖 針對手肘外側疼痛的策略評估

1）前臂伸肌群、關節囊（圖2-29）

橈側伸腕長肌

起　　端：肱骨外髁上嵴

止　　端：第二掌骨底背側

支配神經：橈骨神經

作　　用：肘關節伸展、腕關節背屈

橈側伸腕短肌

起　　端：肱骨外上髁

止　　端：第三掌骨底背側

支配神經：橈骨神經

作　　用：肘關節伸展、腕關節背屈

伸指總肌

起　　端：肱骨外上髁

止　　端：第二～五掌骨底背側

支配神經：橈骨神經

作　　用：第二～五指的掌指關節、近端
　　　　　指間關節伸展、腕關節背屈、
　　　　　肘關節伸展

尺側伸腕肌

起　　端：肱骨外上髁

止　　端：第五掌骨底背側

支配神經：橈骨神經

作　　用：肘關節伸展、腕關節背屈、
　　　　　尺屈

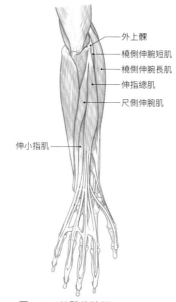

外上髁
橈側伸腕短肌
橈側伸腕長肌
伸指總肌
尺側伸腕肌

伸小指肌

➜橈側伸腕長肌
　extensor carpi radialis longus m.

➜橈側伸腕短肌
　extensor carpi radialis brevis m.

➜伸指總肌
　extensor digitorum m.

➜尺側伸腕肌
　extensor carpi ulnaris m.

▶ 圖2-29　前臂伸腕肌

附著於肱骨外上髁的是橈側伸腕短肌、
伸指總肌、尺側伸腕肌。

● 解剖學上產生疼痛的要因

　　前臂伸肌群主要作用於肘關節伸展、前臂旋後，以及腕關節背屈，尤其橈側伸腕長肌、橈側伸腕短肌是腕關節背屈的主動作肌。通常在網球的反手擊球等動作中，腕關節有必要固定在掌屈／背屈中間位，然而有報告指出，技術較差的選手腕關節會掌屈，強迫肌肉離心性收縮[15]。換句話說，可想見反覆讓前臂伸肌群離心性收縮，會引起附著處變性。

　　前臂伸肌群中，橈側伸腕短肌、伸指總肌與尺側伸腕肌有共同腱，而該共同腱之中，又以橈側伸腕短肌的肌腱纖維位於最深層，且延伸至上方。相對於其他肌肉的起端肌腱混雜著肌腱部分與肌肉部分，此共同腱則是由純粹的肌腱部分所構成[16]。橈側伸腕短肌產生的巨大張力會傳遞至附著處面積小的肌腱上，所以可能會產生強烈的牽引張力，引起疼痛。

此外，Nimura團隊發表報告指出，位於橈側伸腕短肌起端肌腱深層的關節囊前方部分為3.3mm左右，薄且脆弱；相對的，後方部分與旋後肌腱膜會合，為10.7mm左右，變得有厚度。此關節囊前方部分的脆弱性可認為是外上髁炎的發生原因之一[17,18]。

● 前臂伸肌群的觸診

①伸指總肌（圖2-30）

食指與小指存在著固有伸肌，但中指與無名指則沒有，因此透過讓食指與小指維持屈曲位，能在伸食指肌及伸小指肌最低活動程度的狀態下，觸摸到伸指總肌的肌腹。也就是說，維持食指與小指的掌指關節、近端指間關節及遠端指間關節屈曲的狀態下，進行中指與無名指近端指間關節、遠端指間關節的伸展運動，如此一來便能觸摸到腕關節處伸肌腱的滑動，繼續往近端前進。在橈側伸腕短肌的尺側，可觸摸到伸指總肌。

②橈側伸腕短肌（圖2-31）

橈側伸腕短肌停止於第三掌骨底背側，使腕關節背屈運動時對第三掌骨底背側施加阻力，便能觸摸到其收縮。此時為了盡可能減少伸指總肌的活動，要保持近端指間關節、遠端指間關節屈曲。橈側伸腕短肌的肌腹位於橈側伸腕長肌的尺側、伸指總肌的橈側，像被包夾一般。

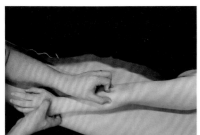

▶圖2-30 伸指總肌的觸診

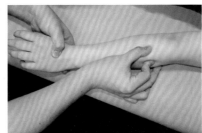

▶圖2-31 橈側伸腕短肌的觸診

● 前臂伸肌群的測試

湯姆森氏測試 Thomsen test（圖2-32）

・檢查姿勢：受檢者肘關節伸展、手指屈曲。
・操作：請將受檢者背屈腕關節，施檢者在腕關節遠端處施加往掌屈方向的阻力。
・判斷：如果肘關節外側重現疼痛，即為陽性。
・機能分析：由於橈側伸腕短肌、伸指總肌的肌肉收縮，其伸展張力作用於附著處，疼痛便出現了。

- 注意：光靠著本檢查無法分出是橈側伸腕短肌、伸指總肌哪邊肌肉的問題。此外，如果使用視覺類比量表（visual analogue scale，VAS）或數字評定量表（NRS）的方式來詢問受檢者疼痛程度，有助於判斷治療效果，建議各位仔細詢問。

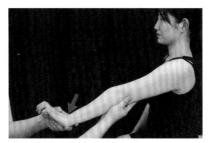

▶圖2-32 湯姆森氏測試

抓椅測試 chair test（圖2-33）

- 檢查姿勢：讓受檢者以肘關節伸展、前臂旋前的姿勢抓住椅子。
- 操作：請受檢者直接拿起椅子。
- 判斷：如果在手肘外側重現疼痛，即為陽性。
- 機能分析：由於橈側伸腕短肌的肌肉收縮，其伸展張力作用於附著處，疼痛便出現了。
- 注意：與湯姆森氏測試比較後，本測試必須要手指屈曲、腕關節背屈地進行，使得伸指總肌很難收縮，可見橈側伸腕短肌的收縮會呈優勢。此外與湯姆森氏測試相同，使用視覺類比量表（VAS）或數字評定量表（NRS）等方式來詢問受檢者疼痛程度，有助於判斷治療效果。再者，不僅只使用椅子，也可使用砝碼等其他重物，觀察不同重量下疼痛程度的差異，受檢者也能詳細告知症狀。

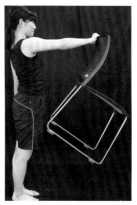

▶圖2-33 抓椅測試

中指伸展測試 middle finger extension test（圖2-34）

- 檢查姿勢：將受檢者肘關節伸展、前臂旋後、腕關節掌屈中間位下，伸展手指。
- 操作：指示受檢者維持檢查姿勢，從中指的尖端施加讓中指屈曲的阻力。
- 判斷：如果在手肘外側重現疼痛，即為陽性。
- 機能分析：由於伸指總肌的肌肉收縮，其伸展張力作用於附著處，疼痛便出現了。
- 注意：這是個跟伸指總肌相當有關的檢查。與湯姆森氏測試相同，使用視覺類比量表（VAS）或數字評定量表（NRS）等方式來詢問受檢者疼痛程度，有助於判斷治療效果。

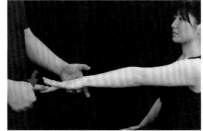

▶圖2-34 中指伸展測試

● 從觸診及檢查結果能思考什麼？

由於前臂伸肌群收縮誘發疼痛時，可想見橈側伸腕短肌及伸指總肌的附著處有變性。以對橈側伸腕短肌附著處施加強大伸展應力的起因來說，可考慮以下項目：

①前臂伸肌群的伸展性低下 ➤ step 3 p.93

由於前臂伸肌群的伸展性低下，使得施加在肱骨外上髁附著處的伸展應力增加，因此前臂伸肌群的肌肉張力亢進或肌肉縮短，可見是引起外上髁炎很大的因素。

②前臂伸肌群的弱化 ➤ step 3 p.93

一旦前臂伸肌群的肌力弱化，即使做同樣的動作，也需要更強大的肌肉張力，因此會對外上髁施加強烈的伸展應力，引起外上髁炎。

③前臂旋前可動範圍受限 ➤ step 3 p.94

前臂旋前可動範圍受限的狀態下進行腕關節背屈運動，會產生更強烈的背屈／尺屈運動，因此增強了前臂伸肌群的肌肉張力，可想見會引起外上髁炎。

④近端橈尺關節的不穩定性 ➤ step 3 p.94

一旦近端橈尺關節產生不穩定，前臂旋前／旋後運動時會產生過度的橈骨運動。此橈骨運動會壓迫前臂伸肌群，或者刺激肱橈滑液囊，所以檢查近端橈尺關節的穩定性很重要。

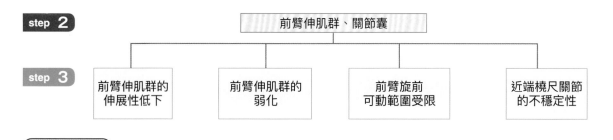

流程圖　認為起因在於前臂伸肌群的情況下

2）肱橈關節、滑膜皺襞

● 解剖學上產生疼痛的要因

肱橈關節是由肱骨小頭與橈骨頭窩所形成的關節。肱骨小頭相對於肱骨長軸往前方45°傾斜，因此肘關節屈曲時穩定性高，伸展時穩定性低（圖2-35）。為了提高此處穩定性所存在的，就是**滑膜皺襞**。Tsuji團隊在報告中指出，橈骨環狀韌帶與關節囊的界線不明顯，所以滑膜皺襞是橈骨環狀韌帶近端處關節囊的隆起[19]。滑膜皺襞是厚度約3mm、寬度約4mm的半月狀，位於肱橈關節的後外側。胎生期並沒有外側滑膜皺襞，而後方的滑膜皺襞存在頻率低，可想見是後天對肱橈關節的刺激，致使皺襞產生肥厚[20~23]。《肱骨外上髁炎診療指南》（日本骨科學會診療指南委員會）中也有記載，障礙部位大半在橈側伸腕短肌的附著處，而其中也有橈骨環狀韌帶的斷裂或狹窄、滑膜皺襞發炎或嵌入關節內的情況[24]。此外，已知滑膜皺襞在關節內會產生發炎性變化或纖維性變化[25]，也有報告指出滑膜皺襞與肱橈關節軟骨損傷之間的關聯性[26]。新井團隊的報告指出，肱橈關節後方的滑

➔滑膜皺襞
synovial folds

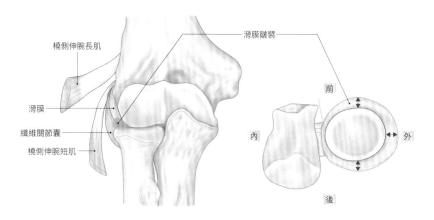

▶ 圖 2-35 肱橈關節的外側觀

肱橈關節處有滑膜皺襞，後方結構較厚。

膜皺襞切除不完全，使得症狀殘存，而再次手術追加切除滑膜皺襞，便使得症狀消失[27]。

也就是說，雖然並不清楚滑膜皺襞究竟算是提高肱橈關節穩定性的結構物呢？還是刺激肱橈關節所產生的副產物呢？不過已知是種手肘外側疼痛的關節內病變。

有時肱骨小頭關節軟骨的一部分會隨著軟骨下骨剝落，變成關節內的游離體（**分離性骨軟骨炎**），病變大多存在於肱骨小頭頂點稍微偏外側一點點的地方。撐住投球等反覆的外翻負荷的內側支撐機轉，有前臂屈肌群及內側副韌帶，但如果這些部分產生機能不全，會無法替外翻踩煞車。而過度外翻會在肱橈關節處施加強大的擠壓應力，損傷軟骨。Mihata團隊的報告指出，他們用大體在其肘部外側與中央製作20mm的肱骨小頭軟骨缺損，再施加外翻力矩。結果肘屈曲60°、90°時，外側缺損處的肱橈關節接觸壓明顯大於中央缺損處[28]。

➔分離性骨軟骨炎
osteochondritis dissecans

治療概略與手肘內側疼痛的投球障礙相同，都是要減輕外翻應力，不過對產生軟骨損傷的肱骨小頭障礙患者，有必要採取慎重的保守治療。

● 肱橈關節、滑膜皺襞的觸診（圖2-36）

沿著肱骨外側撫摸遠端處，可觸摸到肱骨外上髁，再往遠端一橫指便可摸到橈骨頭的弧度與肱橈關節。為了提高該部位的相合度，所以有滑膜皺襞。

分離性骨軟骨炎的好發部位在肱骨小頭頂點稍微偏外側一點點。肱骨小頭相對肱骨長軸往前方傾斜45°，因此觸診肱骨小頭時伸展肘關節，便可從前方摸到。此外，讓肘關節屈曲90°以上，觸診橈骨頭的後外側。

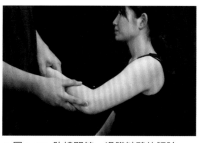

▶ 圖 2-36 肱橈關節、滑膜皺襞的觸診

● 肱橈關節、滑膜皺襞的誘發疼痛測試

邊緣夾擠測試 fringe impingement test（圖2-37）

· 檢查姿勢：受檢者肘關節屈曲、前臂旋前。
· 操作：在前臂旋前下強制肘關節伸展運動。
· 判斷：如果肱橈關節處重現疼痛，即為陽性。
· 機能分析：以往並未充分說明機能分析。以筆者的見解來看，肘關節屈曲
  時雖然後外側滑膜皺襞並未嵌入關節內，但肘關節伸展時滑膜皺襞就嵌入
  了，所以得以進行肘關節伸展運動。此外，有報告指出，用大體手肘進行
  的生物力學研究中，如果讓前臂旋前，會有接觸壓集中在肱橈關節後方部
  分[29]。因此讓前臂旋前，也可想見會誘發疼痛。

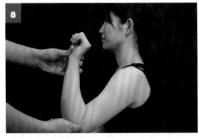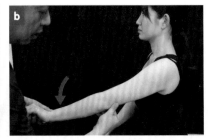

▶圖2-37　邊緣夾擠測試

● 從觸診及檢查結果能思考什麼？

　如果邊緣夾擠測試誘發了疼痛，可認為有包含滑膜皺襞在內的關節內病變。探
討關節內注射等效果的同時，也要探討下列兩項因素。此外，有必要檢查穩定近
端橈尺關節的前臂肌群肌力。

①近端橈尺關節的不穩定性 ➤ step 3　p.94

　橈骨環狀韌帶損傷引起近端橈尺關節的不穩定，會增強施加於滑膜皺襞的機械
應力，有可能產生疼痛。

②肘關節內翻的不穩定性 ➤ step 3　p.95

　肘關節的外側副韌帶附著在橈骨環狀韌帶之上，如果外側副韌帶受傷，橈骨環
狀韌帶出現不穩定性，解剖學上接續著的滑膜皺襞也會變得不穩定，有可能嵌入
關節。

肱橈關節、滑膜皺襞

| 近端橈尺關節的不穩定性 | 肘關節內翻的不穩定性 |

流程圖　認為起因在於肱橈關節、滑膜皺襞的情況下

step 3　為什麼會疼痛？運動學方面的評估策略

1）前臂伸肌群的伸展性低下

前臂伸肌群的觸診評估很重要。印象中前臂伸肌群陷入張力過大比縮短的情況更多，因此要特別在肘關節伸展時腕關節掌屈、手指屈曲，拉伸肌肉產生伸展感，同時評估壓痛很重要。此外，定量的評估有關節可動範圍測量法可使用。

▶ 運動治療的重點

伸指總肌、橈側伸腕短肌會因為腕關節背屈運動，移動到旋後肌表層的外側（橈側）。因為肱骨外上髁炎使得此移動量低下，針對此類患者前臂伸肌群及旋後肌之間滑動性進行徒手治療後，獲得了前臂伸肌群的伸展性。

2）前臂伸肌群的弱化

光靠著徒手肌力測試來評估前臂伸肌群的肌力並不充分，因為有很多症狀嚴重、疼痛使患者無法發揮肌力的情況。不僅施行徒手肌力測試，還必須進行前臂周徑、超音波與磁振造影等影像診斷才行。

▶ 運動治療的重點

強化伸指總肌、橈側伸腕短肌的肌力時，必須在不讓前臂產生疼痛的情況下進行。尤其在疼痛強烈的時候，即使是等長收縮或向心性收縮也會產生疼痛，這種情況下很難強化肌力，因此要透過物理治療強化肌力或靜養。確認向心性收縮不會產生疼痛之後，考慮到對附著處施加負荷下肌肉收縮的狀態，以向心性收縮→等長收縮→離心性收縮的順序來設計肌力訓練。

● 針對前臂伸肌群的激痛組織判斷測試

很多患者混雜著前臂伸肌群伸展性低下及肌力弱化的情況，鑑別並不容易，因此先進行激痛組織判斷測試，獲得各肌肉的伸展性，之後再確認肌力或疼痛有何變化，便能進一步掌握其病態。

> **小知識！**
>
> 向心性、等長與離心性收縮
> 向心性收縮是肌肉縮短的同時發揮張力。
> 等長收縮是肌肉長度不變的狀態下發揮張力。
> 離心性收縮是肌肉拉長的同時發揮張力。

● 針對橈側伸腕短肌、伸指總肌的激痛組織判斷測試

激痛組織	橈側伸腕短肌
目標症狀	手肘外側疼痛以及腕關節背屈肌力低下
方法	受檢者坐著或仰臥，肘關節伸展、前臂旋前。施檢者將手指放到前臂近端處、橈側伸腕短肌與橈側伸腕長肌中間，另一隻手在腕關節遠端處施加阻力，在可忍受疼痛範圍內進行背屈、橈屈運動。伴隨肌肉收縮誘導肌腹往外側移動。
判斷	如果鬆弛橈側伸腕短肌改善壓痛、增強肌力，可推測出肌力低下的原因為疼痛。
機能分析	也可想見肌肉收縮時疼痛造成肌力低下，此時舒緩肌肉減輕疼痛，便會增強肌力。肌力低下且出現疼痛的情況下，即使舒緩肌肉也不會增強肌力。
注意	用於推測有無肌肉疼痛、有無關節內病變的情況也有效，然而話說回來，有無關節內病變應該以影像診斷為基本。

3）近端橈尺關節的不穩定性

　　近端橈尺關節是由橈骨頭的環狀關節面與尺骨的橈骨切跡所構成，橈骨頭是前後徑比左右徑長的橢圓形，因此前臂旋前時橈骨頭會往外側移動約2mm，橈骨頭窩往外下方傾斜[30]。控制此運動的是橈骨環狀韌帶與方形韌帶。**橈骨環狀韌帶**包覆著環狀關節面，與關節囊有連續性，是表層為纖維層，深層為滑膜層的雙層構造。**方形韌帶**是從橈骨切跡遠端處連接橈骨頸的輕薄纖維狀韌帶，對穩定性有多少幫助不明。如果橈骨環狀韌帶有損傷，前臂旋前旋後運動時便難以控制橈骨頭的運動。

➡橈骨環狀韌帶
annular ligament of radius

➡方形韌帶
quadrate ligament

　　評估橈骨環狀韌帶穩定性的檢查方法尚未開發，因此此處介紹筆者曾在臨床上施行的方法。受檢者前臂旋後，施檢者一手抓住其肘關節內側，另一手抓住橈骨頭。施檢者的拇指放在近端橈尺關節上，請受檢者輕輕地前臂旋前，此時施檢者用拇指施力將橈骨頭往後外側壓迫（**圖2-38**），比較左右兩側橈骨頭從尺骨分開的觸感。

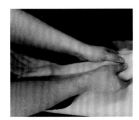

▶ 圖2-38　近端橈尺關節的觸診

> **運動治療的重點**
>
> 　　橈骨環狀韌帶上附著著旋後肌的肌腱。為了提高近端橈尺關節的穩定性，促使旋後肌收縮也很重要。不僅如此，促使旋後肌與旋前圓肌同時收縮也很重要。不過一旦肘關節屈曲／伸展可動範圍受限，便無法維持肱橈關節適切的列位，因此重點是要在能獲得此可動範圍的狀態下施行。

4）前臂旋前可動範圍受限

　　前臂旋前可動範圍是由近端、遠端橈尺關節的運動來決定的。然而前臂旋前／旋後運動的關節可動範圍測量法中，是以手掌面為移動軸，也同時反映出橈腕關節的運動，因此恐怕會將近端、遠端橈尺關節的關節可動範圍評估過大。所以筆者是以在前臂遠端背側的尺骨頭近端部位為移動軸進行測量（**圖2-39**）。結果可見跟以往方法一樣高的再現性，旋前可動範圍為77.7±4.7°，而旋後可動範圍為86.2±3.8°，接近Casting團隊報告中的正常值[31,32]。根據前述結果，筆者便以位於前臂遠端背側的尺骨頭近端部位為移動軸，來測量旋前／旋後可動範圍。

　　前臂旋前／旋後運動的限制因素可分為①近端橈尺關節，②前臂骨間膜，與③遠端橈尺關節。

　　此處說明①近端橈尺關節的部分。近端橈尺關節在前臂旋前／旋後運動的時候，橈骨會產生稱為「spin motion」的定軸旋轉運動。不過橈骨的形狀是前後徑長，所以旋前會伴隨著2mm左右往外側移動[29]。一旦控制此移動的橈骨環狀韌帶伸展性低下，橈骨往外側的移動就會受到限制，因此要徒手讓前述前臂旋前運動時近端橈尺關節的橈骨頭分離，擴大旋前可動範圍。

5）肘關節內翻的不穩定性

　　肘關節內翻的不穩定性，會用內翻應力測試來評估。手肘內翻的主要支撐結構是外側副韌帶。**外側副韌帶**起於肱骨外上髁，朝著橈骨環狀韌帶往下走，其纖維束會往橈骨環狀韌帶的前方與後方擴張，停止於尺骨近端外側。外側副韌帶中，通過橈骨環狀韌帶外側、繞往後方，附著於尺骨近端外側的纖維稱為**尺外側副韌帶**，不過有報告指出，觀察解剖大體，這條韌帶大多僅剩痕跡的程度[33]。

　　此外，以外力伸展肘關節，同時讓橈骨與尺骨旋後，會讓橈骨與尺骨相對於肱骨往後外側半脫位，這個現象稱為**後外側旋轉不穩定症**（PLRI），奧德里斯柯（O'Driscoll）的誘發疼痛測試（圖2-40）會誘發其不穩定性。

　　用肌肉活動來控制外側副韌帶的不穩定性很困難。雖然可想見前臂伸肌群或肘肌也能控制，但無法期待有充分的效果，也需要考慮使用矯具治療或貼紮技術。

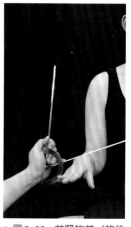

▶ 圖2-39　前臂旋前／旋後可動範圍的測量方法

➔外側副韌帶
lateral collateral ligament

➔尺外側副韌帶
lateral ulnar collateral ligament

➔後外側旋轉不穩定症（PLRI）
postero-lateral rotatory instability

小知識！

旋後肌與肱橈關節的穩定性
旋後肌的肌腱附著於環狀韌帶外側，所以伸肌群共同的起始肌鍵可說像韌帶一般，將肱骨外上髁到環狀韌帶連結並補強[32]。換言之，旋後肌不僅與近端橈尺關節的穩定性有關，也顯示出與肱橈關節穩定性的關係密切。

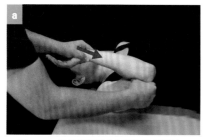
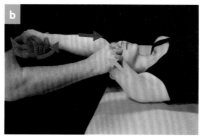

▶ 圖2-40　奧德里斯柯的誘發疼痛測試
從前臂遠端處對肘關節施加軸向壓力，一邊以屈曲旋前位施加內翻應力，進行肘關節的伸展、旋後。

文献

1) O'Driscoll SW, Jaloszynski R, Morrey BF, et al：Origin of the medial ulnar collateral ligament. J Hand Surg 17：164-168, 1992

2) 飛騨進：肘関節側副靱帯の機能解剖 外傷性肘関節拘縮の病態と治療に関連して. 日本整形外科学会雑誌 68：864-877, 1994

3) Fleisig GS, Andrews JR, Dillman CJ, et al：Kinetics of baseball pitching with implications about injury mechanisms. Am J Sports Med 23：233-239, 1995

4) Morrey BF, An KN：Articular and ligamentous contributions to the stability of the elbow joint. Am J Sports Med 11：315-319, 1983

5) Regan WD, Korinek SL, Morrey BF, et al：Biomechanical study of ligaments around the elbow joint. Clin Orthop Relat Res 271：170-179, 1991

6) O'Driscoll SW, Lawton RL, Smith AM：The "moving valgus stress test" for medial collateral ligament tears of the elbow. Am J Sports Med 33：231-239, 2005

7) An KN, Hui FC, Morrey BF, et al：Muscles across the elbow joint：a biomechanical analysis. J Biomech 14：659-669, 1981

8) Otoshi K, Kikuchi S, Shishido H, et al：The proximal origins of the flexor-pronator muscles and their role in the dynamic stabilization of the elbow joint：an anatomical study. Surg Radiol Anat 36：289-294, 2014

9) Otoshi K, Kikuchi S, Shishido H, et al：Ultrasonographic assessment of the flexor pronator muscles as a dynamic stabilizer of the elbow against valgus force. Fukushima J Med Sci 60：123-128, 2014

10) 西尾泰彦, 加藤貞利, 三浪三千男：外・内側上顆炎 上腕骨内側上顆炎 その病態と手術療法. 骨・関節・靱帯 15：1025-1030, 2002

11) 田島克己, 古町克郎, 内村瑠璃子, 他：肘部管症候群再手術例の検討. 東日本整形災害外科学会雑誌 23：58-62, 2011

12) 工藤陽平, 橘滋國：肘部における絞扼性尺骨神経障害の解剖学的病態と手術方法の選択. 末梢神経 20：219-220, 2009

13) Martinez MD, Cubas CL, Girbés EL：Ulnar Nerve Neurodynamic Test：Study of the Normal Sensory Response in Asymptomatic Individuals. J Orthop Sports Phys Ther 44：450-456, 2014

14) 林典雄(監), 鵜飼建志(編著)：セラピストのための機能解剖学的ストレッチング 上肢. pp126-130, pp150-152, メジカルビュー社, 2016

15) Riek S, Chapman AE, Milner T：A simulation of muscle force and internal kinematics of extensor carpi radialis brevis during backhand tennis stroke：implications for injury. Clin Biomech (Bristol, Avon) 14：477-483, 1999

16) Bunata RE, Brown DS, Capelo R：Anatomic factors related to the cause of tennis elbow. J Bone Joint Surg Am 89：1955-1963, 2007

17) Nimura A, Fujishiro H, Wakabayashi Y, et al：Joint capsule attachment to the extensor carpi radialis brevis origin：an anatomical study with possible implications regarding the etiology of lateral epicondylitis. J Hand Surg Am 39：219-225, 2014

18) 二村昭元, 秋田恵一：難治性テニス肘はこうみる テニス肘の病態 解剖学の所見から. 臨床整形外科 50：303-308, 2015

19) Tsuji H, Wada T, Oda T, et al：Arthroscopic, macroscopic, and microscopic anatomy of the synovial fold of the elbow joint in correlation with the common extensor origin. Arthroscopy 24：34-38, 2008

20) Isogai S, Murakami G, Wada T, et al：Which morphologies of synovial folds result from degeneration and/or aging of the radiohumeral joint：an anatomic study with cadavers and embryos. J Shoulder Elbow Surg 10：169-181, 2001

21) 中川広志, 副島修, 柳志津, 他：上腕骨外側上顆炎に対する鏡視下手術のための解剖学的検討. 日本肘関節学会雑誌 15：75-77, 2008

22) 副島修：手・肘関節 鏡視下手術 上腕骨外側上顆炎の鏡視下手術. 整形外科 62：782-786, 2011

23) 室賀陽子, 鈴木正孝, 佐久間雅之, 他：手術が必要であった肘滑膜ヒダ障害. 臨床整形外科 30：217-220, 1995

24) 日本整形外科学会診療不ガイドライン委員会/上腕骨外側上顆炎ガイドライン策定委員会(編集)：上腕骨外側上顆炎診療ガイドライン. p15, 南江堂, 2006

25) Ruch DS, Papadonikolakis A, Campolattaro RM：The posterolateral plica：a cause of refractory lateral elbow pain. J Shoulder Elbow Surg 15：367-370, 2006

26) 田村雅尋, 清水弘之, 新井猛, 他：腕橈関節の解剖学的検討-滑膜ヒダと橈骨頭の関与について. 聖マリアンナ医科大学雑誌 40：115-127, 2012

27) 新井猛：テニス肘難治化の病態としての滑膜ヒダ. 臨床整形外科 50：333-337, 2015

28) Mihata T, Quigley R, Robicheaux G, et al：Biomechanical characteristics of osteochondral defects of the humeral capitellum. Am J Sports Med 41：1909-1914, 2013

29) 大渕聡已, 高橋和久, 山縣正庸, 他：前腕回内回外運動時の腕橈関節の接触圧分布. 日本臨床バイオメカニクス学会誌 21：263-266, 2000

30) Kapandji IA（著）, 荻島秀男, 嶋田智明（訳）：カパンディ関節の生理学 I 上肢. pp100-131, 医歯薬出版, 1986

31) Casting J, Santini JJ（著）, 井原秀俊（訳）：図解関節・運動器の機能解剖 上肢・脊柱編. pp45-51, 協同医書出版社, 1999

32) 磯貝哲：肘関節外側支持機構に関する解剖学的研究. 整・災外 46：197-202, 2003

33) 関敦仁：肘関節外側側副靭帯の機能解剖-輪状靭帯の組織学的検討. 臨床整形外科 41：1261-1266, 2006

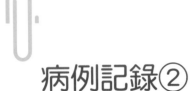

病例記錄②

患　者	40多歲，女性
診斷病名	右肱骨外上髁炎
目前病歷	數個月前，拿重物時感覺到手肘外側疼痛，之後疼痛逐漸惡化，甚至連開寶特瓶或玻璃罐的蓋子時都會感到疼痛。 一年前因為肩關節周圍發炎往來醫院，現在雖然沒有肩關節疼痛，但抬高肩膀的可動範圍受限。

step 1 　哪裡會麻痺？明確找出機械應力

- 疼痛再現性　　進行腕關節背屈的阻抗運動時，能重現疼痛。此外，手指伸展的阻抗運動也能重現疼痛。

> 施加於橈側伸腕短肌或伸指總肌附著處的伸展應力引起疼痛！

step 2 　哪裡會疼痛？解剖學方面的評估策略

- 視診、觸診　　熱度（±）　　　　發紅（－）　　　　腫脹（－）
- 壓痛結果　　　肱骨外上髁（＋）　　　肱橈關節（－）　　　橈骨頭（±）
　　　　　　　　橈側伸腕短肌（＋）　　伸指總肌（＋）
- 應力測試　　　湯姆森氏測試（＋）　　抓椅測試（＋）
　　　　　　　　中指伸展測試（＋）　　邊緣夾擠測試（－）

> 可能是橈側伸腕短肌、伸指總肌近端附著處的疼痛！

step 3 　為什麼會疼痛：運動學方面的評估策略

- **不穩定性**　　近端橈尺關節的不穩定性（＋）
- **姿勢**　　　　肱骨頭往前位移、肩胛骨前傾
- **觸診**　　　　小圓肌、棘下肌壓痛（＋）
- **關節可動範圍**

		左	右（患側）
腕關節掌屈		90°	70°
前臂旋前		85°	95°*1
肩關節屈曲		180°	150°
第三內轉		20°	－5°*2
徒手肌力測試（MMT） 腕關節	背屈	5	4*1
	掌屈	5	4
前臂旋前		5	4*1

*1：「2-②手肘外側的疼痛」（p.86）・*2：「1-③肩膀外側的疼痛」（p.44）

> 曾因為肩關節周圍發炎限制肩關節可動範圍，為此前臂過度旋前進行代償，所以出現了近端橈尺關節的不穩定性。接著前臂屈肌群的肌力低下，前臂伸肌群便以過度收縮來代償。可想見這些情況誘發了前臂伸肌群張力過大，在其附著處施加了伸展張力。

實際運動治療

1 · 前臂伸肌群拉筋

　　肘關節伸展時，以外力讓腕關節掌屈、手指屈曲（➡）。

　　此時，直接將橈側伸腕短肌、伸指總肌的肌腹往橈側及背側的方向伸展（➡）。

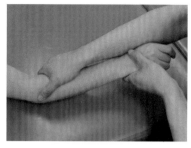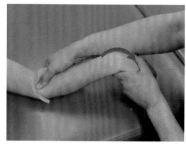

2 · 舒緩小圓肌

　　肩關節90°屈曲時，輔助對象自主進行肩關節外轉（➡）。

　　此時，在腋窩誘導小圓肌往腹側移動（➡）。

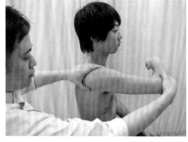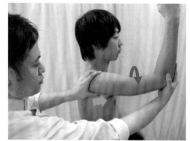

3 · 強化前臂屈肌群的肌力

　　使用彈力帶，進行抵抗腕關節掌屈（➡）的運動。此時為了誘導腕骨往背側移動，會在腕關節處施加阻力。

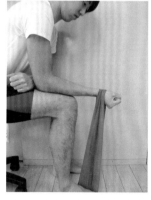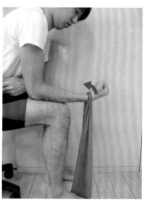

檢查與治療 裡與外　舒緩橈側伸腕短肌

　　橈側伸腕短肌會在腕關節背屈時作用，因此要促使腕關節的背屈運動（➡）。肌肉收縮時，肌腹會往外側移動，因此要誘導肌腹往外側移動（➡）。肱骨外上髁炎的患者其橈側伸腕短肌往外側的移動量會低下（田中，2016）。

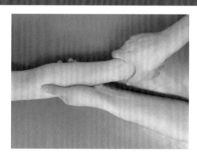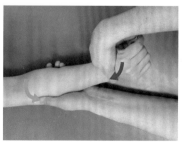

3 腕關節、手部

腕關節、手部的構造與機能

腕關節處有橈骨與腕骨構成的**橈腕關節**，及腕骨間構成的**中腕關節**（圖3-1）。

手部的骨頭有腕骨、掌骨與指骨（近側指骨、中側指骨、遠側指骨）。第二～五指（食指、中指、無名指、小指）有**腕掌關節**（CM joint）、**掌指關節**（M(C)P joint）**近端指間關節**（PIP joint）與**遠端指間關節**（DIP joint）。無名指、小指的腕掌關節比食指和中指的可動性高，用力緊握時會屈曲。此外，拇指的腕掌關節是鞍狀關節，構造很有特色。

橈骨與尺骨的近端、遠端各自構成**近端、遠端橈尺關節**，進行前臂旋前／旋後運動。

A. 腕關節、手部容易產生的機能障礙

腕關節、手部是上肢的最末梢。換衣服或煮飯等運用上肢的日常生活動作中，由肩膀或手肘按照目的決定位置，接著由手腕、手部完成目的作業的精細動作。體育競技中，握著球拍或球棒把球打回去、拿著竹刀打對方的面具等，在握著長

→橈腕關節
wrist joint

→中腕關節
midcarpal joint

→腕掌關節（CM joint）
carpometacarpal joint

→掌指關節（M(C)P joint）
metacarpophalangeal joint

→近端指間關節（PIP joint）
proximal interphalangeal joint

→遠端指間關節（DIP joint）
distal interphalangeal joint

→近端、遠端橈尺關節
proximal / distal radio-ulnar joint

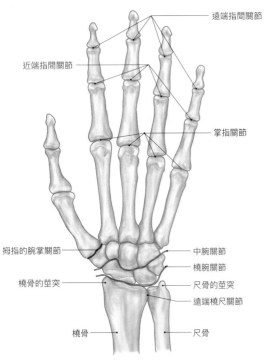

▶ 圖 3-1　手腕與手指的關節

橈尺骨遠端處有8塊腕骨，構成橈腕關節、中腕關節，再來是手指骨頭相連，構成指間關節。

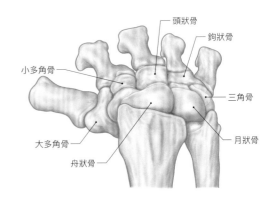

▶ 圖 3-2　腕關節的骨頭形態

柄的狀態下手腕、手部也能完成施加衝擊的動作。此外，從地板起立、握著扶手上樓梯的動作中，手腕、手部也負責支撐自身的體重。

手腕、手部在日常生活中使用的頻率很高，也就是容易因為「過度使用」對關節或組織施加應力，因此產生關節病變或韌帶組織肥厚等情況。如果承受強大外力使骨頭或軟組織受損，大多會產生疼痛、浮腫、麻痺、可動範圍受限或握力低下這類機能障礙。

B. 腕關節、手部的穩定機轉
- **骨頭形態**：橈骨、尺骨與8塊腕骨形成，具高度穩定性（**圖3-2**）。
- **關節囊、韌帶**：橈側、尺側、掌側以及背側中包含眾多支撐骨性要素的韌帶（**圖3-3**）。
- **三角纖維軟骨複合體**（TFCC，**圖3-35**，p.121）：負責腕關節尺側的穩定結構，旋前／旋後中與遠端橈尺關節的穩定性有關，同時會吸收、分散通過橈腕關節的力量[1~3]。
- **拇指腕掌關節**（**圖3-47**，p.134）：第一掌骨與大多角骨構成的鞍狀關節，以韌帶支撐著[4]。

C. 腕關節、手部的運動
橈骨、恥骨的遠端處有個8塊腕骨形成的單位，負責腕關節的運動。

有橈骨與腕骨構成的**橈腕關節**，以及近端腕骨列與遠端腕骨列構成的**中腕關節**，腕關節才能運動，前述兩個關節複合性活動，便能進行背屈／掌屈與尺屈／橈屈運動。

根據近年來的運動解析，已知腕關節掌屈時橈腕關節與中腕關節的活動比例約為1：4，背屈時的活動比例則約為2：1[5]。

此外，日常的腕關節動作大多伴隨著腕關節背屈／橈屈與掌屈／尺屈。有報告指出，此動作的方向跟射飛鏢一樣，是橈腕關節活動的最低限度，也是以中腕關節為中心的運動[6]。進行手部復健時應該要考慮此重要的運動學要素（**圖3-4**）。

再者，透過橈骨、尺骨遠端部分構成的遠端橈尺關節進行的前臂旋前／旋後運動，能讓手部轉動約180°，因此前臂－手腕－手指可複合性且有效率地活動，支撐著日常生活。

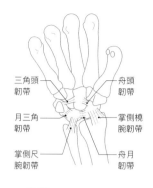

三角頭韌帶　　　舟頭韌帶
月三角韌帶　　　掌側橈腕韌帶
掌側尺腕韌帶　　舟月韌帶

a 掌側觀

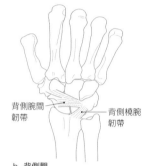

背側腕間韌帶　　背側橈腕韌帶

b 背側觀

▶ **圖3-3 腕關節周圍的韌帶**
骨性要素多，因此韌帶組織的連結密集，尤其腕骨間藉由韌帶組織強韌地結合。

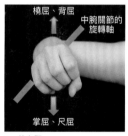

橈屈、背屈　　中腕關節的旋轉軸

掌屈、尺屈

a 前方觀

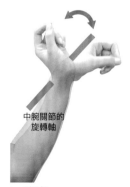

中腕關節的旋轉軸

b 側面觀

▶ **圖3-4 射飛鏢**

1 手部的麻痺

以下用流程圖表示針對手部麻痺的評估策略。

本項會將焦點放在比肘關節更遠端處的絞扼性末梢神經障礙，按照各步驟統整說明。

此外，本處說明的前提是已鑑別過並非由腦部頸髓等中樞神經疾病、糖尿病等內科疾病或臂神經叢引起的麻痺情況。

step 1　哪裡會麻痺？明確找出機械應力

如果前臂遠端的手部產生麻痺，很有可能是末梢神經的**正中神經、尺骨神經及橈骨神經**其中之一出問題。末梢神經會伴隨著上肢的運動滑動，不過前述神經都位於解剖學上狹窄的部位，容易成為引發滑動障礙的導火線。

由此可知，從機械應力的觀點來看，狹窄部位會產生**擠壓應力**，**摩擦應力**則會伴隨滑動產生。

也就是說，如果前臂近端屈側或手掌面的拇指側出現症狀，要懷疑是對正中神經施加的擠壓、摩擦應力。

如果前臂尺側或手掌面的小指側出現症狀，要懷疑是對尺骨神經施加的擠壓與摩擦應力。

如果手背出現症狀，則懷疑是對橈骨神經施加的擠壓與、摩擦應力。

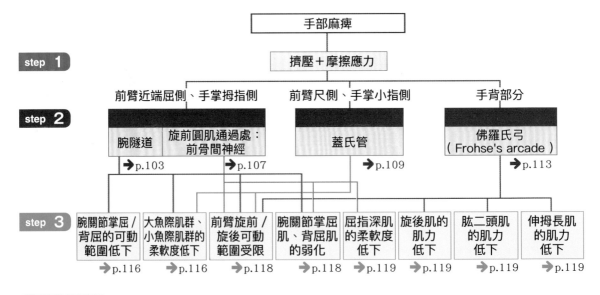

流程圖　針對手部麻痺的評估策略

step 2 哪裡被絞扼住？解剖學方面的評估策略

1）正中神經（腕隧道）

● 產生麻痺的解剖學要因

　　正中神經是從第六頸神經～第一胸神經分出來的臂神經叢的分枝，分布到指尖，主要支配從前臂掌側到橈側的手指運動與感覺。正中神經會通過腕關節處稱為**腕隧道**的纖維性－骨性隧道（**圖3-5**）。

　　腕隧道的天花板部分是**橫腕韌帶**。南野團隊[7]解剖了10例橫腕韌帶，發現全都附著於大多角骨－鉤狀骨、大多角骨－豆狀骨之間，有2例附著於舟狀骨－豆狀骨之間。正中神經位於橫腕韌帶的正下方，與四條屈指淺肌肌腱、屈指深肌肌腱與屈拇長肌肌腱相鄰（**圖3-6**）。南野團隊[8,9]用超音波短軸像觀察伴隨腕關節與手指運動，腕隧道內正中神經的活動，其報告指出，腕關節掌屈時所有手指屈曲運動會使得正中神經像是被壓往掌側／尺側，也就是橫腕韌帶的方向移動，**腕隧道症候群**（CTS）患者的傾向更是明顯。

➡正中神經
median nerve

➡腕隧道
carpal tunnel

➡橫腕韌帶
transverse carpal ligament

➡腕隧道症候群（CTS）
carpal tunnel syndrome

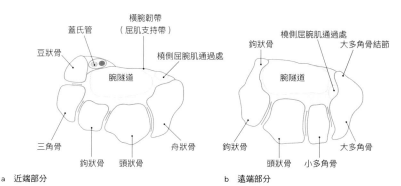

a　近端部分　　　　　　　　　　　　b　遠端部分

▶圖3-5　腕隧道的近端與遠端部分
a：近端部分上壁為橫腕韌帶，下壁為頭狀骨與鉤狀骨，橈側壁為舟狀骨，尺側壁為豆狀骨。
b：遠端部位下壁為小多角骨與頭狀骨，橈側為大多角骨，尺側為鉤狀骨。

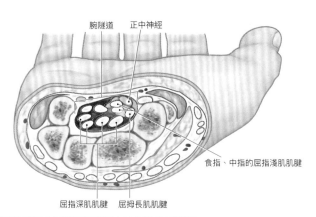

▶圖3-6　通過腕隧道內屈肌肌腱與正中神經的位置關係
腕隧道內正中神經位於橫腕韌帶正下方，與屈拇長肌肌腱、食指、中指的屈指淺肌肌腱相鄰。

此外，腕隧道內有一定的壓力，相對於正常值25mmHg，腕隧道症候群患者會有30mmHg，若腕關節掌屈，壓力甚至會高達100mmHg[10]。腕隧道症候群患者會出現正中神經領域的症狀，但電生理學方面的結果卻無異常，也就是說有時無正中神經的病態仍舊發病了[11~13]。

另一方面，內山團隊[14]透過磁振造影觀察，發現不管哪個時期，腕隧道症候群患者身上都能清楚見到腕隧道內屈肌腱鞘腫脹、正中神經腫大或往橫腕韌帶的掌側突出等情況。此外，發病者多為女性，也有報告表示從懷孕時期或停經後會發生，顯示出與賀爾蒙的關聯性。一般而言，女性的腕隧道管徑比男性小，也可認為此特徵大幅影響了腕隧道內壓的上升。

從前述內容可想見，屈肌肌腱與正中神經的摩擦應力、腕隧道管徑、腕隧道內的肌腱腫脹或神經腫大等的體積增加，會誘發神經症狀。

誘發腕隧道症候群的測試非常多種，不過基本上幾乎都是增強施加於腕隧道的擠壓應力來誘發疼痛。代表性的方法有斐倫氏測試（Phalen test）與狄內勒氏徵象（Tinel sign）。

● 腕隧道症候群的誘發疼痛測試[15]

斐倫氏測試 Phalen test（圖3-7）、逆斐倫氏測試（圖3-8）

・檢查姿勢：斐倫氏測試：雙手腕關節掌屈，手背相貼。
　　　　　　逆斐倫氏測試：雙手腕關節背屈，掌心相貼。
・操作：維持檢查姿勢60秒。
・判斷：如果正中神經領域出現症狀，即為陽性。
・機能分析：維持腕關節掌屈會增加腕隧道內壓，如此一來，便能在腕隧道處對正中神經施加擠壓應力，所以如果腕隧道處的正中神經受到擠壓，會出現麻痺等症狀。此外，逆斐倫氏測試中讓腕關節背屈，正中神經有必要在遠端處滑動，便會在腕隧道處施加強大的摩擦應力。
・注意：斐倫氏測試與正中神經壓迫測試（腕關節掌屈時從掌側壓迫橫腕韌帶）合起來的敏感度為0.92，特異度為0.92[16]。

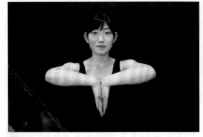

▶圖3-7 斐倫氏測試

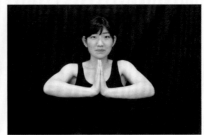

▶圖3-8 逆斐倫氏測試

正中神經類狄內勒氏徵象 Tinel-like sign（圖3-9）

- 檢查姿勢：請受檢者將檢查側的前臂旋後，放在治療臺等穩定的地方。
- 操作：施檢者從受檢者手背掌握住腕關節，用叩診槌敲打豆狀骨－大多角骨之間。
- 判斷：如果因為敲打在正中神經領域出現症狀，即為陽性。
- 機能分析：透過敲打直接刺激正中神經。如果腕隧道內壓上升、壓迫到正中神經，會因為敲打的刺激誘發神經症狀。
- 注意：敏感度為0.27～0.75，特異度為0.41～1.0[15]。

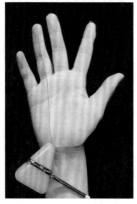

▶圖3-9　正中神經類狄內勒氏徵象

正中神經支配領域以黃色表示。

● 腕骨、橫腕韌帶的觸診

①大多角骨、豆狀骨的觸診[17]（圖3-10）

　　大多角骨與拇指掌骨形成腕掌關節。觸診時首先用手指夾住拇指掌骨底部，另一隻手抓住拇指掌骨骨幹處，屈曲伸展腕掌關節。如果此時能確認會動的拇指掌骨與不會動的大多角骨之間的界線，其近端就是大多角骨。此外，觸摸舟狀骨結節，壓迫相鄰的遠端部位，便能在深處摸到骨頭突起，這是**大多角骨結節**。

　　將手指抵住腕關節掌側小魚際肌群近端，像畫圓一般輕輕壓迫，便能確認有骨頭隆起，這就是**豆狀骨**。

②鉤狀骨的觸診[17]（圖3-11）

　　鉤狀骨的近端與三角骨形成中腕關節的一部分，遠端則與無名指、小指形成腕掌關節。無名指、小指的腕掌關節比食指與中指的還要有可動性。

➡大多角骨
trapezium

➡大多角骨結節
tubercle of trapezium

➡豆狀骨
pisiform

➡鉤狀骨
hamate

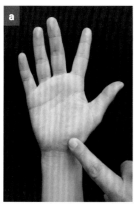

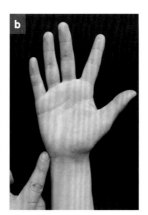

▶圖3-10　腕骨的位置

a：大多角骨結節的位置。　　b：豆狀骨的位置。

▶圖3-11　鉤狀骨的位置

觸診時將手指抵在小指掌骨底附近，以外力屈伸小指掌骨，此時若能確認可動的掌骨及固定的鉤狀骨界線，在近端的就是鉤狀骨。

此外，用拇指觸診豆狀骨，配合將拇指朝向食指掌指關節，直接壓迫，可在深處觸摸到骨頭突起，這便是**鉤骨鉤**。

③**橫腕韌帶的觸診**（圖3-12）

➔鉤骨鉤
hamulus of hamate

橫腕韌帶的近端部位以大多角骨結節及豆狀骨為標記，遠端部位則以大多角骨結節及剛狀骨為標記。

手指抵住前述兩標記連線，一邊輕輕壓迫，一邊緩緩背屈腕關節，便可確認橫腕韌帶的張力。此外，抓住橈側及尺側的標記，像要離開附著處一般拉扯，可確認橫腕韌帶的張力變化。

● 從觸診及檢查結果能思考什麼？

如果斐倫氏測試、狄內勒氏徵象為陽性，則可懷疑是腕隧道症候群。此外，如果有大魚際肌群明顯萎縮（**猿手**）、正中神經傳導速度或磁振造影評估腕隧道內異常，便確定是腕隧道症候群。發病初期不用運動治療，重要的是採用矯具治療等，讓患部靜養。

➔猿手
ape hand

從運動學方面來考慮在腕隧道引起擠壓＋摩擦應力的要因，有以下四個方向：

①**腕關節掌屈／背屈的可動範圍低下** ➔ step 3 p.116

根據Ryu團隊[18]的報告，流暢做出日常生活動作的手部角度是腕關節掌屈40°、背屈40°、橈屈10°與尺屈30°。由於橈骨遠端部位骨折後攣縮等原因使可動範圍受限到比前述還小的時候，便無法充分發揮前臂屈肌群、伸肌群的肌力。另一方面，手指屈肌群會過度活動，有可能使腕隧道內的摩擦應力上升。

②**大魚際肌群、小魚際肌群的柔軟度低下** ➔ step 3 p.116

大魚際肌群的屈拇短肌、外展拇短肌、拇指對掌肌以及小魚際肌群的外展小指肌、屈小指短肌與小指對掌肌附著於橫腕韌帶[18]。透過磁振造影已確認了一旦腕隧道內壓上升，橫腕韌帶會有往掌側擠壓，其張力同時增加的現象[14]（**掌側鼓出**）。前述肌肉群的張力過大，有可能妨礙屈肌支持帶的掌側鼓出，使得腕隧道內壓上升。

③**前臂旋前／旋後的可動範圍受限** ➔ step 3 p.118

日常生活中前臂以下的動作是前臂、腕關節與手指的複合運動。

前臂旋前／旋後的可動範圍受限，可以由腕關節及肩關節運動來代償。如果旋前／旋後的可動範圍受到限制，而腕關節掌屈／背屈來代償，前臂屈肌群便會活動過度，引起腕隧道內壓上升。

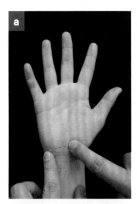

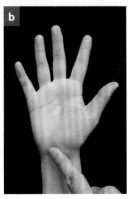

▶ 圖 3-12　橫腕韌帶的位置

a：附著處與走向示意圖
b：實際韌帶處

④腕關節掌屈肌、背屈肌的弱化 → step 3 p.118

屈指淺肌、屈指深肌除了屈曲手指外，也作用於掌屈腕關節。一旦其他腕關節掌屈肌弱化，會產生屈指淺肌、屈指深肌的代償，便有可能增加伴隨屈肌肌腱滑動而來的摩擦應力。

此外，手指的把持動作在腕關節略為背屈下進行較有效率，而背屈肌弱化會使腕關節變得不穩定，如果掌指關節、近端指間關節、遠端指間關節充分屈曲，屈指淺肌、屈指深肌與掌內肌會同時收縮，便能強力握住。但如果腕關節變成中間位到略為背屈，掌指關節不會屈曲，主要活動的便成了近端指間關節、遠端指間關節，緊握時使得屈指淺肌、屈指深肌活動大增，可能會因此增加腕隧道內的摩擦應力。

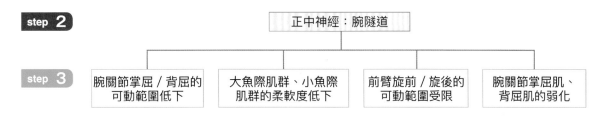

```
step 2                          正中神經：腕隧道

step 3     腕關節掌屈／背屈的      大魚際肌群、小魚際      前臂旋前／旋後的      腕關節掌屈肌、
           可動範圍低下          肌群的柔軟度低下       可動範圍受限        背屈肌的弱化
```

(流程圖)　認為起因在於正中神經：腕隧道的情況下

2）正中神經（旋前圓肌通過處：前骨間神經）

● 解剖學上產生疼痛的要因

前骨間神經是通過旋前圓肌的**正中神經**分枝，穿過**屈指淺肌**與**屈指深肌**之間，分布於屈拇長肌與屈指深肌（食指）及旋前方肌（圖3-13）。

→前骨間神經
anterior interosseous nerve

有報告指出，體育競技等頻繁地反覆進行同樣動作的患者，或者搬運重物的患者，其術中所見有肱二頭肌腱膜肥厚或者旋前圓肌發炎的現象[19]。此外，屈指淺肌的起端為寬大的腱膜構造，包含肱二頭肌腱膜在內的腱膜組織肥厚或旋前圓肌的肌肉張力、柔軟度低下，也可認為是增加對前骨間神經擠壓應力或摩擦應力的原因之一。

產生前骨間神經麻痺的原因尚未明瞭。絞扼性神經障礙不同於神經炎，如果是神經炎，經過神經鬆解術後可確認有「縮頸」的情況[20]。臨床症狀方面，前驅症狀為手肘到前臂的疼痛，之後產生運動麻痺，拇指指間關節與食指遠端指間關節變得無法屈曲（圖3-14）。

前骨間神經麻痺產生問題的只有運動麻痺，可藉由有無運動麻痺此一特徵、電生理學檢查以及磁振造影進行精密檢查來進行評估。

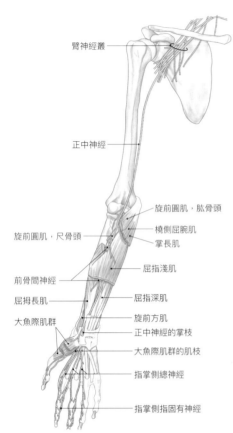

臂神經叢

正中神經

旋前圓肌，肱骨頭

旋前圓肌，尺骨頭

橈側屈腕肌

掌長肌

屈指淺肌

前骨間神經

屈拇長肌

屈指深肌

大魚際肌群

旋前方肌

正中神經的掌枝

大魚際肌群的肌枝

指掌側總神經

指掌側指固有神經

▶ 圖 3-13　前骨間神經

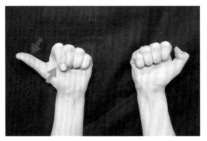

▶ 圖 3-14　前骨間神經麻痺

圖片左側的拇指指間關節（→）與食指遠端指間關節（→）有屈曲不全的情況。

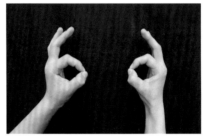

▶ 圖 3-15　完美的O

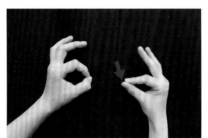

▶ 圖 3-16　淚滴徵象（右）

● 前骨間神經麻痺的評估

完美的O perfect O（圖3-15）

- ·檢查姿勢：受檢者的前臂以中間位放在治療臺等穩定之處。
- ·操作：指示受檢者拇指與食指前端相碰，做出「OK」的手勢。
- ·判斷：如果拇指掌指關節、食指遠端指間關節屈曲不全，也就是出現所謂的淚滴徵象（圖3-16），即為陽性。
- ·機能分析：前骨間神經支配著屈拇長肌、食指的屈指深肌、旋前方肌，如果這些肌肉機能不全，指尖便無法彼此相碰。
- ·注意：旋前方肌麻痺時，會由肱橈肌或旋前圓肌作用來代償，因此旋前很難出問題。

● 針對前臂屈肌群的激痛組織判斷測試

旋前圓肌或屈指淺肌這類前臂屈肌群，施加擠壓應力或摩擦應力在前骨間神經上，有可能誘發症狀，評估這些肌肉的柔軟性會是重要的指標。個別評估前臂屈肌群柔軟度請參照第二章〈肘關節〉（➤ pp.75-78）。

● 從觸診及檢查結果能思考什麼？

如果透過淚滴徵象、電生理學檢查或磁振造影等方式發現了神經病變，或者手術中見到前骨間神經本身的縮頸或壓迫，便可診斷為前骨間神經麻痺。

另一方面，雖然有運動障礙，卻找不出明顯異常的情況也很常見，這可說是要醫生花很多功夫才能確定診斷的疾病。

很多患者因為搬運重物，或者反覆手部或前臂動作而發病，增強對前骨間神經的擠壓、摩擦應力有可能誘發症狀，其運動學方面的要因可分為三點：

①前臂旋前／旋後的可動範圍受限 ➤ step 3 p.118

如果前臂旋前／旋後的可動範圍受限，會由腕關節進行代償，此時便引起前臂肌群過度活動。而前臂屈肌過度活動則有可能增加前骨間神經的摩擦及擠壓應力。

②腕關節掌屈肌、背屈肌的弱化 ➤ step 3 p.118

前骨間神經穿過屈指淺肌與屈指深肌之間，正如腕隧道症候群一項所說明的（➤ p.103），腕關節掌屈／背屈的肌力低下使屈指淺肌與屈指深肌活動呈優勢，可想見會增加對前骨間神經的摩擦、擠壓應力。

③屈指深肌的柔軟度低下 ➤ step 3 p.119

屈指淺肌腱膜的肥厚或壓迫，可認為是前骨間神經麻痺的要因之一。另一方面，屈指深肌位於前骨間神經的深層，如果屈指深肌的柔軟度低下，施加於前骨間神經的摩擦、擠壓應力也會變大。

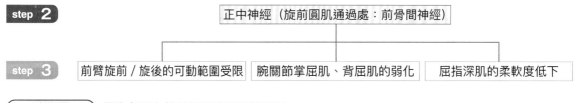

step 2 ─── 正中神經（旋前圓肌通過處：前骨間神經）

step 3 ─── 前臂旋前／旋後的可動範圍受限 │ 腕關節掌屈肌、背屈肌的弱化 │ 屈指深肌的柔軟度低下

（ 流程圖 ） 認為起因在於前骨間神經的情況下

3）尺骨神經：蓋氏管
● 解剖學上產生疼痛的要因

尺骨神經是從第八頸神經、第一胸神經分枝出下神經幹，再從內側神經束分布到指尖的末梢神經，主要支配前臂到手指尺側的運動與感覺（➤ p.79）。

蓋氏管（尺隧道）指的是從腕掌韌帶近端處到鉤骨鉤的部分，地板是橫腕韌帶，天花板是腕掌韌帶，尺側有豆狀骨與豆鉤韌帶，橈側有鉤骨鉤，如此形成隧道結構（圖3-17）。

➤尺骨神經
ulnar nerve

➤尺隧道
ulnar tunnel

村瀨團隊[21]在以肉眼解剖蓋氏管的研究中，舉出絞扼部位包含豆鉤韌帶處、屈小指短肌附近的纖維弓、外展小指肌與屈小指短肌的變異肌。

尺骨神經在蓋氏管高度的豆狀骨附近分成兩枝，淺枝分出連到掌短肌的運動枝後，還有小指與無名指尺側1/2的感覺枝。深枝則除了大魚際肌群與橈側兩條蚓狀肌以外，分布於所有掌內肌。如果產生絞扼性神經障礙，症狀隨絞扼部位而異，而絞扼部位根據Gross團隊的[22]研究可分為三區：尺骨神經分枝前、分枝後的淺枝與分枝後的深枝（**圖3-18**，**表3-1**）。此外在日本，也有人使用津下、山河的分類[23]（**表3-2**）。

● 表3-1　Gross團隊提出的分類：蓋氏管（尺隧道）絞扼部位（部分變更）

	絞扼部位	症狀	常見病例
第1區	淺枝、深枝的分枝前	所有尺骨神經支配的掌內肌萎縮、肌力低下，小魚際肌群、無名指、小指的感覺障礙	鉤狀骨（鉤骨鉤）骨折
第2區	分枝後的深枝	所有尺骨神經支配的掌內肌萎縮、肌力低下	鉤狀骨（鉤骨鉤）骨折
第3區	分枝後的淺枝	小魚際肌群、無名指、小指的感覺障礙，以及掌短肌的運動障礙	尺動脈血栓症、動脈瘤

● 表3-2　津下、山河的分類：蓋氏管（尺隧道）絞扼部位

	障害部位	障礙神經	頻率（%）
I型	尺骨神經中樞	感覺枝與運動枝	61.7
II型	尺隧道處	僅有感覺枝	6.4
III型	小魚際肌群枝分歧處起的中樞	僅有運動枝	12.8
IV型	小魚際肌群枝分歧處起的末梢	小魚際肌群枝除外的運動枝	19.1

蓋氏管症候群與腕隧道症候群、肘隧道症候群相比，發生頻率並不高。有報告指出其發生原因大多為存在神經節、外傷、腱索或者變異肌等對尺骨神經產生擠壓應力而造成問題[24]。此外也有報告指出因為使用腋杖或鉗子、腳踏車握把而發病的例子[24]，可想見對蓋氏管內的擠壓應力是發病的導火線。

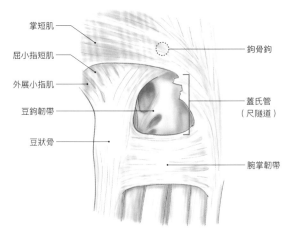

▶ 圖3-17　蓋氏管

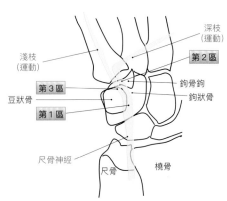

▶ 圖3-18　尺骨神經的分枝與絞扼部位

尺骨神經誘發障礙測試中，測量外展小指肌的神經傳導速度、根據電腦斷層、磁振造影影像來評估很重要，除此之外還會加上判斷尺骨神經有無麻痺的測試。

● 蓋氏管症候群的誘發症狀測試

尺骨神經類狄內勒氏徵象 Tinel-like sign（圖3-19）

· 檢查姿勢：受檢者前臂旋後，放在治療臺等穩定的地方。

· 操作：施檢者從受檢者手背掌握腕關節，用叩診槌敲打蓋氏管。

· 判斷：如果因為敲打在尺骨神經領域出現症狀，即為陽性。

· 機能分析：藉由敲打能直接刺激尺骨神經。如果蓋氏管內壓上升，壓迫到尺骨神經，會因為敲打的刺激誘發神經症狀。

· 注意：如果只有運動枝障礙，結果會呈陰性。

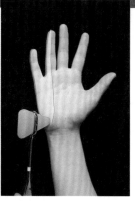

▶圖3-19 尺骨神經類狄內勒氏徵象

尺骨神經支配領域標示為黃色。

弗洛蒙氏徵象 Froment sign（圖3-20）

· 檢查姿勢：受檢者的前臂放在治療臺等穩定的地方，只用雙手拇指與食指夾住紙張。

· 操作：施檢者指示受檢者夾住紙張後往兩側拉扯。

· 判斷：如果拇指指間關節屈曲（屈拇長肌進行代償），即為陽性。

· 機能分析：用力往兩側拉扯時需要內收拇肌出力，但如果尺骨神經麻痺，便難以出力，所以會由正中神經領域的屈拇長肌或食指的屈指深肌等來代償。

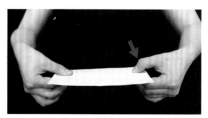

▶圖3-20 弗洛蒙氏徵象

瓦騰堡氏反射 Wartenberg reflex（圖3-21）

· 檢查姿勢：受檢者前臂旋前，放在治療臺等穩定的地方。

· 操作：施檢者指示受檢者內收／外展小指。

· 判斷：如果內收有困難，即為陽性。

· 機能分析：內收小指是由第四掌側骨間肌進行的，但如果尺骨神經麻痺，掌側骨間肌無機能，內收便有困難。

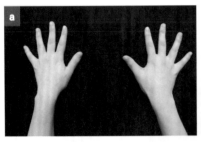
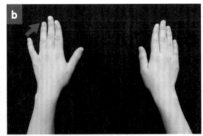

▶ 圖 3-21　瓦騰堡氏反射

ａ：手指外展。　　ｂ：如果小指無法外展，即為陽性（圖片左側）。

掌短肌徵象 palmaris brevis sign（圖3-22）

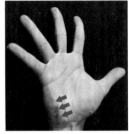

- 檢查姿勢：受檢者前臂旋後，放在治療臺等穩定的地方。
- 操作：施檢者指示受檢者外展小指。
- 判斷：如果能見到掌短肌收縮（皺紋變深），即為陽性。
- 機能分析：如果第2區（**表3-1**）中所有深枝產生障礙、小魚際肌群收縮，小指外展時會加強掌短肌的收縮。
- 注意：正常人身上也能見到此現象，必須綜合其他檢查進行判斷。

▶ 圖 3-22　掌短肌徵象

● 蓋氏管（尺隧道）的觸診（圖3-23）

首先觸摸到豆狀骨，接著以鉤骨鉤為標記，從豆狀骨往橈側畫線、從鉤骨鉤往近端畫線，兩條線交點即為蓋氏管的近端側。

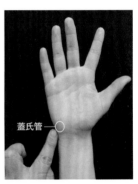

● 從觸診及檢查結果能思考什麼？

如果以上測試、檢查結果呈陽性，則懷疑有蓋氏管症候群。此外，起因為明顯的神經節或腱索等占據性病變者，不採用運動治療。

另一方面，除了前述因素，思考引起蓋氏管內壓上升的原因時，有下列二個運動學方面的要因：

蓋氏管——

▶ 圖 3-23　蓋氏管的位置

①小魚際肌群的柔軟度低下 ➡ step 3 p.116

小魚際肌群附著於屈肌支持帶、鉤骨鉤及豆狀骨上，這些也是構成蓋氏管的要素。小魚際肌群整體的柔軟度低下或肌肉緊繃，有可能壓迫腕掌韌帶或屈肌支持帶。

②前臂旋前可動範圍受限 ➡ step 3 p.118

轉動螺絲起子或使用尖嘴鉗的動作，大多用到前臂旋前＋腕關節掌屈／尺屈的動作。如果此時前臂旋前可動範圍受限，腕關節尺屈＋掌屈的比例會增加，使得握柄部分更加壓迫小魚際肌群，使蓋氏管內壓上升。

尺骨神經：蓋氏管

小魚際肌群的柔軟度低下　　　前臂旋前可動範圍受限

流程圖　　認為起因在於尺骨神經：蓋氏管的情況下

4）橈骨神經（後骨間神經）

● 解剖學上產生麻痺的要因

　　橈骨神經是第五～八頸神經分枝出上、中、下神經幹，再從後神經束分布到手背的末梢神經，主要支配上臂後側到前臂、手指背側的運動與感覺。橈骨神經在旋後肌近端處分枝為淺枝與深枝，深枝從**旋後肌**的入口（佛羅氏弓）往遠端行走，貫穿旋後肌後走向伸指總肌、拇指及小指的伸肌（**圖3-24**）。 →橈骨神經 radial nerve

　　前骨間神經麻痺患者在手術中沒見到明顯絞扼情況的時有所見。另一方面，**後骨間神經麻痺**的絞扼部位則包含**佛羅氏弓、旋後肌出口、橈側伸腕短肌**以及**肱骨小頭**[19,25,26]。

　　後骨間神經麻痺的代表性症狀為**指下垂**。此外，在肌電圖檢查時，要檢查後骨間神經領域的肌力情況。

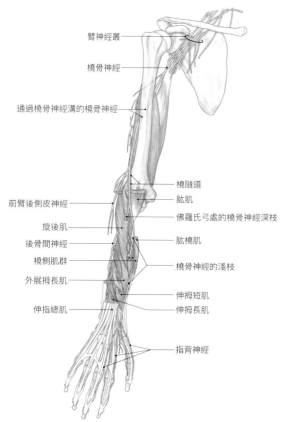

臂神經叢

橈骨神經

通過橈骨神經溝的橈骨神經

橈隧道
肱肌
前臂後側皮神經
佛羅氏弓處的橈骨神經深枝
旋後肌
後骨間神經
肱橈肌
橈側肌群
橈骨神經的淺枝
外展拇長肌
伸拇短肌
伸指總肌
伸拇長肌

指背神經

→後骨間神經 posterior interosseous nerve

▶ 圖 3-24　後骨間神經

- 檢查姿勢：受檢者前臂旋前，遠端放在治療臺等穩定的地方，腕關節以下超出檯面。
- 操作：施檢者指示受檢者伸展拇指到小指。此外也要受檢者腕關節背屈。
- 判斷：如果腕關節可以背屈，但手指無法伸展，即為陽性。
- 機能分析：如果佛羅氏弓或旋後肌出口等處狹窄致使後骨間神經受到壓迫，會出現運動麻痺的神經症狀。
- 注意：遠端指間關節、近端指間關節因為正中神經、尺骨神經支配的骨間肌收縮得以伸展。要觀察掌指關節是否充分伸展。

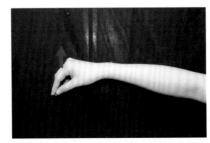

▶ 圖 3-25　後骨間神經誘發麻痺測試（指下垂）

● 旋後肌的觸診[17]（圖3-26）

→旋後肌
supinator m.

旋後肌	
起　　端：	肱骨外上髁、尺骨旋後肌嵴、外側副韌帶、橈骨環狀韌帶
止　　端：	橈骨上部
支配神經：	橈骨神經
作　　用：	前臂旋後、肘關節伸展

由於旋後肌有前臂旋後作用，會抑制伸肌群的活動，所以要讓腕關節呈背屈到底。反覆旋後運動，便能觸摸到起於肱骨外上髁的纖維與起於尺骨旋後肌嵴的纖維。

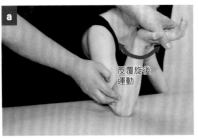 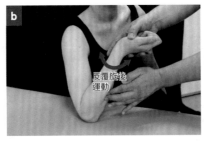

▶ 圖 3-26　旋後肌的觸診
a：可在肱骨外上髁的高度摸到。
b：可在尺骨旋後肌嵴的高度摸到。

● 從觸診及檢查結果能思考什麼？

根據肌電圖、磁振造影檢查以及後骨間神經誘發麻痺測試，如果呈陽性，則懷疑是後骨間神經麻痺。如果採用手術，就不適用運動治療。

從運動學方面來看引發後骨間神經絞扼的要因，有以下四點可以考慮：

①前臂旋前可動範圍受限 ➤ step 3 p.118

旋後肌會在前臂旋前時受到拉伸。一旦前臂旋前可動範圍受限，會使旋後肌本身的伸展性低下、缺乏柔軟度，這就助長了施加於絞扼部位的擠壓應力。此外，如果前臂旋前可動範圍受限，由腕關節掌屈進行代償，橈側伸腕短肌的起端與止端會被拉開拉長。在這種狀態下反覆收縮肌肉的動作，有可能增加施加於後骨間神經的摩擦與擠壓應力。

②旋後肌的肌力低下 ➤ step 3 p.119

反覆旋前／旋後或腕關節背屈動作，會讓旋後肌或橈側伸腕短肌產生肌肉張力過大的情況，這會變成施加於佛羅氏弓或橈側伸腕短肌腱膜的機械應力，有可能引起後骨間神經的絞扼。如果旋後肌本身的肌力低下，旋前／旋後動作本身就是種機械應力，有可能引起肌肉緊繃。

③肱二頭肌的肌力低下 ➤ step 3 p.119

肱二頭肌是前臂旋後的主動作肌，生理學上的橫剖面約為旋後肌的三倍。如果肱二頭肌產生肌力低下的情況，必須有旋後肌或前臂伸肌群的代償性張力，如此會大幅增加肌肉緊繃，有可能使後骨間神經周圍壓力上升。

④伸拇長肌的肌力低下 ➤ step 3 p.119

用螺絲起子鎖緊螺絲的動作主要是前臂旋後，此時伸拇長肌、旋後肌、肱二頭肌會強力作用。一旦伸拇長肌的肌力低下或機能不全，旋後肌便會代償性地活動，有可能使後骨間神經周圍壓力上升。

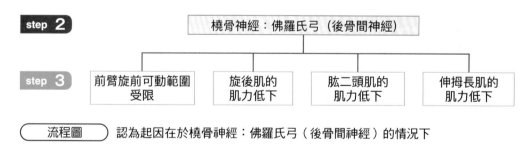

流程圖　認為起因在於橈骨神經：佛羅氏弓（後骨間神經）的情況下

1）腕關節掌屈／背屈的可動範圍低下

腕關節掌屈／背屈是橈腕關節與中腕關節的複合運動。一般而言，腕關節可動範圍是以日本骨科學會、日本復健醫學會所制定的可動範圍標準來測量，但是此方法並無法得知可動範圍受限的原因究竟是在橈腕關節還是在中腕關節。

所以改用射飛鏢運動來評估。Moritomo團隊[6]的報告指出，純粹中腕關節的運動，是連結橈屈背屈位與掌屈尺屈位的運動。

射飛鏢運動（圖3-27）是前臂旋前45°下，腕關節橈屈背屈／掌屈尺屈的運動。雖然有將射飛鏢運動數值化的報告[27]，但因為報告數量少，且要使用特殊裝置測量，所以不怎麼普及。

因此評估時，要在前臂旋前45°下，施檢者固定受檢者的前臂後，讓受檢者左右手各自進行射飛鏢運動，觀察患側動作。此外，要以外力操作，評估終末感覺的左右差異。如果射飛鏢運動受限強烈，可認為中腕關節的運動明顯受到限制。

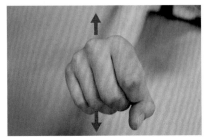

▶ 圖3-27 射飛鏢運動

2）大魚際肌群、小魚際肌群的柔軟度低下

大魚際肌群、小魚際肌群是由附著處沒有橫跨腕關節的掌內肌，以及橫跨腕關節的掌外肌所構成。

大魚際肌群的掌內肌為屈拇短肌、外展拇短肌、內收拇肌與拇指對掌肌所構成，小魚際肌群的掌內肌則是外展小指、小指對掌肌、屈小指短肌、掌短肌所構成，其中除了內收拇肌以外的肌肉都附著於橫腕韌帶上。

評估這些肌肉的柔軟度時，觸診很重要。為了排除掌外肌的影響，要讓腕關節呈掌屈位，藉由分離目標肌肉的起端與止端來確認肌肉張力。

另一方面，並沒有鑑別大魚際肌群、小魚際肌群的柔軟度低下是否會讓腕隧道壓力上升的檢查，所以筆者思考大魚際肌群、小魚際肌群的柔軟度低下引起腕隧道內壓上升的可能性後，施行以下激痛組織判斷測試來鑑別。

● **針對大魚際肌群的激痛組織判斷測試**

激痛組織	屈拇短肌、外展拇短肌、拇指對掌肌
目標症狀	正中神經領域的麻痺
方法[28]	**屈拇短肌**（圖3-28） 腕關節掌屈，放鬆腕關節掌屈肌群。固定第二、三掌骨，伸展並拉伸拇指腕掌關節、掌指關節。 **外展拇短肌**（圖3-29） 腕關節掌屈，放鬆腕關節掌屈肌群。掌側內收拇指腕掌關節、伸展並拉伸掌指關節。 **拇指對掌肌**（圖3-30） 腕關節掌屈，放鬆腕關節掌屈肌群。抓住拇指掌骨，橈側外展、伸展、旋前並拉伸拇指腕掌關節。

判斷	拉筋舒緩大魚際肌群，如果麻痺情況減弱，則可想見大魚際肌群的肌肉緊繃致使橫腕韌帶往掌側鼓出受限，腕隧道內壓有可能上升。
機能分析	如果大魚際肌群引起對腕隧道的壓迫，減輕這些張力便能緩和症狀。
注意	拉筋時，腕關節過度掌屈會壓迫到腕隧道，所以稍微掌屈進行即可。

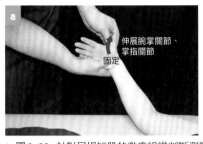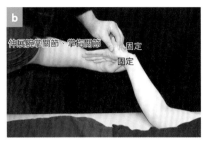

▶ 圖3-28　針對屈拇短肌的激痛組織判斷測試

a：掌心觀。

b：側面觀。抓住近側指骨，再伸展腕掌關節、掌指關節。

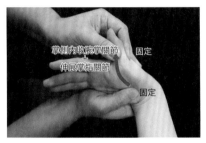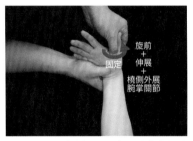

▶ 圖3-29　針對外展拇短肌的激痛組織判斷測試

▶ 圖3-30　針對拇指對掌肌的激痛組織判斷測試

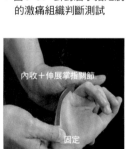

▶ 圖3-31　針對屈小指短肌的激痛組織判斷測試

● 針對小魚際肌群的激痛組織判斷測試

激痛組織	屈小指短肌、外展小指肌、小指對掌肌
目標症狀	正中神經領域的麻痺
方法[26]	屈小指短肌（圖3-31） 腕關節固定於掌屈位，伸展小指掌指關節。 外展小指肌（圖3-32） 從遠端固定豆狀骨，操作小指掌指關節往內收、伸展方向。 小指對掌肌（圖3-33） 操作小指掌指關節往伸展、外展方向，同時操作與對掌動作相對的第五掌骨旋前。
判斷	拉筋舒緩小魚際肌群，如果麻痺情況減弱，則可想見小魚際肌群的肌肉緊繃，致使橫腕韌帶往掌側鼓出受限，腕隧道內壓有可能上升。
機能分析	如果小魚際肌群引起對腕隧道的壓迫，減輕這些張力便能緩和症狀。
注意	掌屈會壓迫腕隧道，因此拉伸屈小指短肌時稍微掌屈即可。操作外展小指肌時，小心不要直接壓迫到腕隧道。

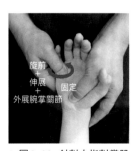

▶ 圖3-32　針對外展小指肌的激痛組織判斷測試

▶ 圖3-33　針對小指對掌肌的激痛組織判斷測試

3）前臂旋前／旋後可動範圍受限

測量旋前／旋後可動範圍相關內容請參照「**表2-1測量前臂屈肌群的可動範圍**」（➡ p.83）。

運動治療的重點

限制前臂旋前／旋後可動範圍的因素可分為：

①近端橈尺關節

②前臂骨間膜

③遠端橈尺關節

此處說明③遠端橈尺關節的部分。

旋前／旋後運動時，遠端橈尺關節處的橈骨，會繞著尺骨頭周圍移動，像是車子的雨刷一般。這個動作會受到骨間膜、腹側及背側橈尺韌帶的限制[29]。橈尺韌帶在掌側、背側各有兩條，稱為深枝與淺枝，附著處也各異。旋後時掌側淺枝與背側深枝會緊繃；旋前時則是背側淺枝與掌側深枝緊繃來限制活動（圖3-34）。

● 表3-3　橈尺韌帶的構造

淺枝	附著於尺骨莖突	背側淺枝（DSL）	旋前時緊繃
		掌側淺枝（PSL）	旋後時緊繃
深枝	附著於尺骨中央窩	背側深枝（DDL）	旋後時緊繃
		掌側深枝（PDL）	旋前時緊繃

➡背側淺枝（DSL）
dorsal superficial limb

➡掌側淺枝（PSL）
palmar superficial limb

➡背側深枝（DDL）
dorsal deep limb

➡掌側深枝（PDL）
palmar deep limb

如果旋前／旋後可動範圍受限，首先替前臂屈肌群、伸肌群拉筋。遠端橈尺關節的徒手操作時，要抓住、固定尺骨側，活動橈骨側。

4）腕關節掌屈肌、背屈肌的弱化

前臂屈肌群中與手指運動無關的是橈側屈腕肌及尺側屈腕肌。前臂伸肌群中與手指運動無關的則是橈側伸腕長肌及橈側伸腕短肌。

要單純評估這些肌肉固有的肌力很困難，然而評估肌力時，誘導各肌肉往起端與止端相互靠近的方向運動，施加單純抵抗該運動的阻力，能掌握個別肌肉某種程度上的肌力。

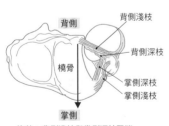

a 旋前：背側淺枝與掌側深枝緊繃。

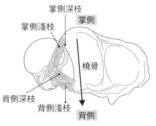

b 旋後：背側深枝與掌側淺枝緊繃。

▶ 圖3-34　右上肢的橈尺韌帶（從近端看）

▶運動治療的重點

　　強化肌力訓練時，伴隨著腕關節掌屈／背屈的等張性收縮，腕隧道內壓可能會輕易變動，因此期望各位採用等長收縮的方式來強化肌力。

5）屈指深肌的柔軟度低下

　　屈指深肌是附著於骨間膜的前臂深層肌肉。屈指深肌並不像屈指淺肌一條肌鍵配一條肌束，而是從一塊肌肉發出四條肌鍵，因此要分離運動很困難。由此可知，評估時採前臂旋後位（讓骨間膜緊繃）＋腕關節背屈位，再進行食指到小指的掌指關節到遠端指間關節伸展運動，確認終末感覺及疼痛感。

▶運動治療的重點

　　拉筋時，從腕關節到遠端指間關節都確實伸展很重要，但如果太過重視拉筋，拉到各關節的最大伸展範圍，卻會加重施加於關節的機械應力。一點一點伸展整體，能減輕關節的負擔。

6）旋後肌、肱二頭肌與伸拇長肌的肌力低下

　　個別評估旋後肌時，針對各個肌肉的觸診很重要，能掌握伴隨阻抗運動而來的肌肉膨脹與僵硬變化。

　　此外，檢查姿勢也有必要多下點功夫。肱二頭肌在肘關節90°屈曲時，會產生最有效率的旋後力矩[4]，也容易產生力道強大、收縮迅速的肌肉活動。另一方面，旋後肌的肌肉活動不會受到肘關節角度影響，前臂旋前位開始的旋後運動是最有效率的，而且會因為輕度負荷的前臂旋後運動活動起來，由於此時肱二頭肌不會活動，所以可考慮從旋前位讓旋後肌輕度抵抗運動，便能透過觸診進行旋後肌的個別評估。不僅如此，為了減輕肱二頭肌的張力，要在肘關節屈曲90°以上的狀態下評估。肱二頭肌則以肘關節屈曲90°位、前臂旋前／旋後中間位開始的強力快速收縮來評估。

　　伸拇長肌不同於其他兩者，跨越腕關節附著在拇指上，因此能在拇指指間關節施加阻力，不過要讓肘關節屈曲90°以上、前臂旋後位，減弱其他肌肉張力的狀態下評估。

▶運動治療的重點

　　強化肌力，可以由該肌肉本身來加強肌肉張力。並不是用增加所謂生理性肌肉截面積的強大負荷來強化肌力，而是運動的同時確認肌肉有確實收縮，從相當於自身體重的運動程度慢慢開始。

➔旋後肌
supinator m.

➔肱二頭肌
biceps brachii m.

➔伸拇長肌
extensor pollicis longus m.

2 | 腕關節尺側的疼痛

本項 step 3 重複的項目特別多，將按照各步驟統整說明。

step 1 怎樣的動作會疼痛？明確找出機械應力

　　腕關節尺側的疼痛以機械應力觀點來分類，可大略分為**擠壓應力**、**牽引應力**與**摩擦應力**。

　　腕關節尺屈會對尺側施加**擠壓應力**。此外，再加上腕關節背屈／掌屈、前臂旋前／旋後，也會產生**剪切應力**。更進一步加上橈屈，又會產生**牽引應力**。
　　如果因為擠壓應力加上剪切應力、牽引應力產生疼痛，可認為起因在於三角纖維軟骨複合體（TFCC）**與**遠端橈尺關節。

　　腕關節由骨頭、韌帶與肌鍵所構成，尤以肌鍵的比例高。伴隨著關節運動，肌鍵容易受到摩擦刺激，可想見腕關節橈屈／尺屈運動會在尺側施加**摩擦應力**。
　　如果因為摩擦應力產生疼痛，則可視為起因在於尺側伸腕肌肌鍵。

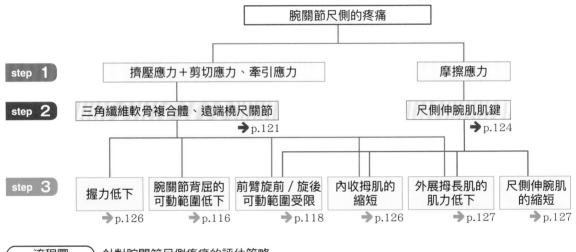

流程圖　針對腕關節尺側疼痛的評估策略

1）三角纖維軟骨複合體（TFCC）及遠端橈尺關節

● 解剖學上產生疼痛的要因

　　三角纖維軟骨複合體（TFCC）位於橈骨、月狀骨與三角骨尺側之間，分別由三角纖維軟骨（TFC）、橈尺韌帶、半月板樣體、尺月韌帶以及尺三角韌帶所構成[1,2,30~33]。堀井醫生[2]的書中提到，三角纖維軟骨的形態是位於橈側基部的半圓形，呈中央薄、雙凹透鏡形的纖維軟骨；Palmar則提倡連同其周邊組織一起稱之為三角纖維軟骨複合體。中村團隊則認為三角纖維軟骨複合體是由遠端部分（吊床構造）、近端部分（橈尺韌帶）與尺側部分（尺側伸腕肌腱鞘與尺側關節囊形成的機能性尺側副韌帶）這三個部分所組成的（**圖3-35**）。構成三角纖維軟骨複合體的組織全都由尺骨神經支配[37]。**橈尺韌帶**存在於掌側與背側，同時往尺側分成四束纖維（**圖3-34**）。堀井醫生[2]說明三角纖維軟骨複合體的作用可分為三種：維持遠端橈尺關節穩定性、支撐橈腕關節尺側、傳遞與緩衝往尺側的力道。三角纖維軟骨複合體在旋前／旋後運動中有助於穩定的橈骨、尺骨運動，維持橈腕關節可動性的同時也強韌地支撐著。

　　遠端橈尺關節由橈骨遠端的尺骨切跡與尺骨頭所構成，與近端橈尺關節（➡p.70）一起參與了前臂旋前／旋後運動。遠端橈尺關節的穩定機轉除了三角纖維軟骨複合體以外，還有骨間膜與旋前方肌。如果將這些切開，遠端橈尺關節會容易脫臼[38]。固定尺骨頭來思考的話，旋前／旋後運動便很容易想像（**圖3-36**）。橈骨關節面繞著尺骨頭周圍轉動同時平移，就可以進行旋前／旋後運動，掌側背側橈尺韌帶的張力也會伴隨此運動而改變（**表3-3**、**圖3-34**）。遠端橈尺關節脫臼可想見是因為包含橈尺韌帶在內的三角纖維軟骨複合體破損而產生[39]。

　　三角纖維軟骨複合體、遠端橈尺關節測試會藉由對尺側施加擠壓或剪切應力來誘發疼痛，除此之外，根據X光影像評估也很重要。

➡三角纖維軟骨複合體（TFCC）
triangular fibrocartilage complex

➡橈尺韌帶
radio-ulnar ligament

➡遠端橈尺關節
distal radio-ulnar joint

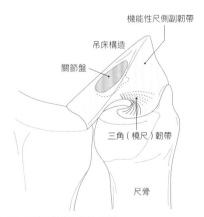

▶ 圖3-35　三角纖維軟骨複合體
具有緩衝腕關節尺側軸壓的作用，且能將力量往腕關節傳遞。腕部軸壓的20%由關節盤承受[3]。

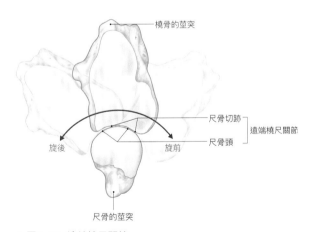

▶ 圖3-36　遠端橈尺關節
橈骨繞著尺骨頭周圍轉動同時平移，便產生了旋前／旋後運動。

三角纖維軟骨複合體擠壓測試（ulnocarpal stress test）[40]（圖3-37）

- 檢查姿勢：施檢者一手抓著受檢者的手肘，另一手抓著受檢者的手掌，腕關節保持尺屈位。
- 操作：讓受檢者的腕關節尺屈到底，在尺側施加軸壓，再進一步以外力讓受檢者的前臂旋前／旋後。
- 判斷：如果腕關節尺側出現疼痛，即為陽性。
- 機能分析：如果三角纖維軟骨複合體、遠端橈尺關節有損傷或不穩定的情況，對其施加軸壓應力或轉動應力，會出現尺側疼痛。

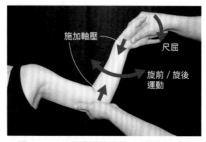

施加軸壓　尺屈　旋前／旋後運動

▶ 圖 3-37　三角纖維軟骨複合體擠壓測試

尺骨中央窩徵象 fovea sign[41]（圖3-38）

- 檢查姿勢：將受檢者的手肘放在穩定的治療臺等處，呈前臂中間位。
- 操作：施檢者的手指放在受檢者尺骨莖突與尺側屈腕肌肌腱之間，從掌側壓迫。
- 判斷：如果壓迫部位出現疼痛，即為陽性。
- 機能分析：尺骨莖突與尺側屈腕肌肌腱之間、豆狀骨近端處有個**尺骨中央窩**（fovea）。如果尺骨中央窩或尺三角韌帶有損傷，壓迫會產生疼痛。

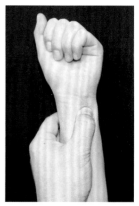

▶ 圖 3-38　尺骨中央窩徵象

正值尺骨差異 plus variance（variant）[42, 43]

- 檢查姿勢：肩關節外展0°、手肘90°、旋前後0°的姿勢照X光。
- 檢查方法：測量計算正面像中，橈骨尺側關節面與尺骨關節面的高度差（variance）。
- 判斷：±1mm的話為無差異，＋2mm以上為正差，−2mm以上為負差。
- 機能分析：如果結果為正差，疼痛原因大多在於三角纖維軟骨複合體，會採用尺骨縮短手術。如果結果為負差，則要考慮可能是尺側伸腕肌或尺側屈腕肌腱鞘炎引起的疼痛。
- 注意：高度差容易隨著攝影方法不同而變化，因此統一攝影方法很重要。

● 從觸診及檢查結果能思考什麼？

如果應力測試結果為陽性，磁振造影或關節鏡所見也確認有損傷，就確定是三角纖維軟骨複合體損傷。如果三角纖維軟骨複合體有損傷、遠端橈尺關節不穩定，運動治療不會有效。即使動手術修復或保守治療，也要穿戴矯具持續靜養三個月，才能有效改善疼痛。

另一方面，對三角纖維軟骨複合體施加力學性刺激的運動學方面要因有以下五點：

①前臂旋前／旋後可動範圍受限 → step 3 p.118

臨床上，沒有明顯症狀或誘因卻呈現旋前／旋後可動範圍受限的患者並不少見。很多患者都是做文書工作或家事等使得前臂屈肌、伸肌慢慢累積疲勞，不知不覺間就以肩關節內收／外展、腕關節掌屈／背屈、橈屈／尺屈來代償前臂的轉動。此外，打高爾夫球揮桿等抓著球桿的狀態下需要前臂旋前／旋後及橈屈／尺屈運動，所以旋前受限的患者容易對三角纖維軟骨複合體施加擠壓、剪切應力與牽引應力。

②握力低下 → step 3 p.126

如果長時間比賽打網球，或者持續練習打擊棒球，一開始還好，隨著次數越多，抓握的力道會逐漸減弱。再者，網球的正手擊球與反手擊球動作本身就會對三角纖維軟骨複合體施加機械應力[44]。

握力低下則腕關節的固定力道減弱，如果產生腕關節掌屈／背屈＋橈屈／尺屈的代償動作，會加大對三角纖維軟骨複合體與遠端橈尺關節的機械應力。有必要仔細注意觀察產生疼痛時與不會疼痛時的姿勢變化。

③內收拇肌的縮短 → step 3 p.126
④外展拇長肌的肌力低下 → step 3 p.127

山內團隊在三角纖維軟骨複合體損傷患者抓握網球拍握把的動作中，確認了握力低下或尺側不穩定的患者，會有用手掌壓緊大魚際肌群，腕關節橈屈來握握把的代償動作。尺側屈腕肌或尺側伸腕肌的機能低下引起腕關節尺側動態不穩定，容易招致握力低下。這種現象不限於網球，日常生活做把握動作時，我們會有偏向用拇指、食指與中指的傾向。如果有尺側動態不穩定或握力低下的情況，可想見會用手掌壓緊拇指來維持把握機能。此時的拇指可說會因為內收拇肌作用強力使腕掌關節掌側內收、掌指關節屈曲，而內收拇肌過度活動引起肌肉緊繃，接著會讓該肌肉縮短，更進一步又會使拮抗肌的外展拇長肌機能低下。

內收拇肌過度活動會使得腕關節橈屈呈優勢，在三角纖維軟骨處產生牽引應力。另一方面，外展拇長肌是橈屈肌，有限制尺屈的作用。此肌肉機能低下會減少尺屈時踩剎車的作用，助長施加於三角纖維軟骨複合體的擠壓應力。

⑤腕關節背屈的可動範圍低下 → step 3 p.116

如果腕關節背屈的可動範圍低下，尺屈、旋後可動範圍會代償性地變大。由於起身動作或操作方向盤等施加軸壓應力後，便產生疼痛。

三角纖維軟骨複合體、遠端橈尺關節

前臂旋前／旋後 可動範圍受限	握力低下	內收拇肌的 縮短	外展拇長肌的 肌力低下	腕關節背屈的 可動範圍低下

流程圖　認為起因在於三角纖維軟骨複合體、遠端橈尺關節的情況下

2）尺側伸腕肌肌腱

● 解剖學上產生尺側疼痛的要因

尺側伸腕肌

　起　　端：肱骨外上髁、尺骨後面上側

　止　　端：小指掌骨底背側

　支配神經：橈骨神經

　作　　用：腕關節屈曲、肘關節伸展

➔尺側伸腕肌
extensor carpi ulnaris m.

　尺側伸腕肌起於肱骨外上髁、尺骨後面，止於小指掌骨底背側。尺側伸腕肌肌腱形成一部分三角纖維軟骨複合體，作為支撐尺側結構發揮機能。此外，尺側伸腕肌肌腱通過尺骨遠端處的尺骨溝，而此處存在著寬約1.5～2cm左右的帶狀物，稱為**腱鞘**（subsheath、tendon sheath）[45]（**圖3-39**），可認為這有穩定尺骨遠端附近肌腱的作用。摩擦應力容易施加在腱鞘上。旋後運動會使得尺側伸腕肌肌腱承受摩擦應力。

　尺側伸腕肌的誘發疼痛測試，有下列兩種：

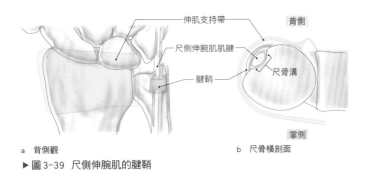

a　背側觀　　　　　　　　　　b　尺骨橫剖面

▶ 圖3-39　尺側伸腕肌的腱鞘

● 尺側伸腕肌（ECU）的誘發疼痛測試

尺側伸腕肌協同測試 ECU synergy test[46]（**圖3-40**）

・檢查姿勢：受檢者的手肘放在治療臺等穩定的地方，90°屈曲，腕關節中間位，伸展手指。

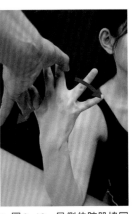

▶ 圖3-40　尺側伸腕肌協同測試

- 操作：施檢者指示受檢者前臂旋後到底，握住拇指到中指之間的部位。受檢者要讓拇指往外展方向抵抗。
- 判斷：如果沿著腕關節尺側的尺側伸腕肌肌腱出現疼痛，即為陽性。
- 機能分析：前臂旋後位的狀態下外展拇指，小指側也會伸展，腕關節會往尺側方向用力。這個運動本身會促使尺側伸腕肌活動，如果尺側伸腕肌腱鞘發炎，則尺側伸腕肌肌腱會從尺側伸腕肌肌腱溝往半脫位的方向浮起，因此出現疼痛（▼）。

腕部旋後測試 carpal supination test[47]（圖3-41）

- 檢查姿勢：受檢者的手肘放在治療臺等穩定的地方，90°屈曲，前臂旋後，伸展手指。
- 操作：施檢者握住受檢者的食指到小指之間，以外力扭轉手腕旋後。
- 判斷：如果沿著腕關節尺側的尺側伸腕肌肌腱出現疼痛，即為陽性。
- 機能分析：尺側伸腕肌的手指到手腕整個旋後扭轉，會伸展尺側伸腕肌，讓肌腱更緊繃，增加了對腱鞘的摩擦應力。如果尺側伸腕肌肌腱發炎，會出現尺側疼痛（▼）。

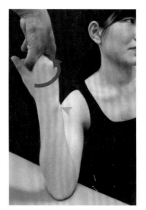

▶ 圖 3-41　腕部旋後測試

● 從觸診及檢查結果能思考什麼？

如果以上檢查為陽性，可懷疑是尺側伸腕肌肌腱炎。發炎情況嚴重的話不適用運動治療，最好穿戴矯具讓患處靜養。

另一方面，以運動學觀點來思考發炎前階段，對尺側伸腕肌肌腱施加物理刺激的要因，跟前述三角纖維軟骨複合體因素重複的再多加一個，共四點可考慮：

①前臂旋前／旋後可動範圍受限 ➡ step 3 p.118

為了代償前臂旋前／旋後可動範圍受限，會強制腕關節尺屈，便增加了對尺側伸腕肌的摩擦應力。

②內收拇肌的縮短 ➡ step 3 p.126

內收拇肌縮短的患者動作時腕關節橈屈會變大，便增加了對尺側伸腕肌的摩擦應力。

③外展拇長肌的肌力低下 ➡ step 3 p.127

外展拇長肌的肌力低下會使限制尺屈動作的力量低下，便增加了對腕關節尺側的摩擦應力。

④尺側伸腕肌的縮短 ➡ step 3 p.127

尺側伸腕肌縮短的狀態下尺屈或旋後，會增加尺側伸腕肌肌腱與腱鞘之間的摩擦應力。

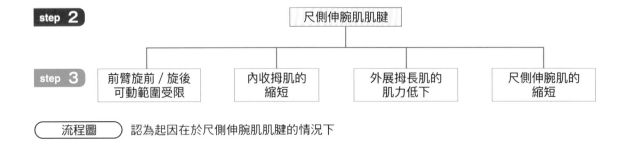

流程圖 認為起因在於尺側伸腕肌肌腱的情況下

step 3 **為什麼會疼痛？運動學方面的評估策略**

1）前臂旋前／旋後可動範圍受限 ➤ p.118

2）握力低下

　　握力要評估左右差異。一般而言，慣用手的握力會比非慣用手大。測量握力時，要將抓握幅度調整成食指近端指間關節90°。此外，要分成食指到無名指、中指到小指測量，藉由探討左右差異，便可評估看握力是橈側優勢或者尺側優勢。

▌**運動治療的重點** ▶

　　如果長期進行矯具治療，會握力低下。握力被認為在腕關節背屈30°左右最容易發揮[3]。將毛巾捲成筒狀，以前臂旋前／旋後中間位，稍微掌屈到背屈20°～30°的範圍來進行擰毛巾等的運動。一開始毛巾捲得粗一些，隨著握力改善，可慢慢將毛巾越捲越細。

3）內收拇肌的縮短

　　沒有檢查能明確看出內收拇肌會不會影響腕關節尺側疼痛。因此要進行激痛組織判斷測試，獲知內收拇肌的伸展性，之後再確認疼痛如何變化（**圖3-42**）。

● **針對內收拇肌的激痛組織判斷測試**

激痛組織	內收拇肌
目標症狀	腕關節尺側疼痛
方法[26]	讓腕關節掌屈，放鬆腕關節掌屈肌群。操作拇指腕掌關節使掌側外展來拉伸。
判斷	拉筋舒緩內收拇肌，如果抓握等會出現疼痛的動作時減輕了疼痛，可考慮是內收拇肌的肌肉緊繃引起尺側疼痛的可能性。
機能分析	如果內收拇肌的縮短致使抓握等動作時對尺側加擠壓應力，那麼透過改善內收拇肌的柔軟度，尺側疼痛便減輕。

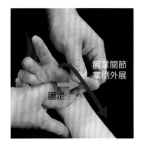

腕掌關節掌側外展

固定

▶ **圖 3-42　內收拇肌的激痛組織判斷測試**

4）外展拇長肌的肌力低下

外展拇長肌是拇指橈側外展、掌側外展的主動作肌，其止端在拇指掌骨底。伸拇長肌也作用於拇指橈側外展，因此為了讓外展拇長肌活動呈優勢，要屈曲拇指指間關節，以交互抑制減弱伸拇長肌的肌力的狀態下，進行拇指橈側外展運動。

運動治療的重點

外展拇長肌是控制拇指腕掌關節運動的肌肉，而拇指腕掌關節為鞍狀關節，構造上不穩定。伴隨關節運動的訓練恐有對腕掌關節本身造成負擔的疑慮，因此最好配合腕掌關節的運動方向，或者以等長收縮來訓練也行。

5）尺側伸腕肌的縮短

沒有用來評估尺側伸腕肌伸展性低下的測試。因此採用激痛組織判斷測試來獲得該肌肉的伸展性，之後再確認疼痛如何變化（圖3-43）。

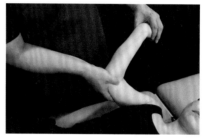

▶ 圖3-43 尺側伸腕肌的激痛組織判定測試

● **針對尺側伸腕肌的激痛組織判斷測試**

激痛組織	尺側伸腕肌
目標症狀	腕關節尺側疼痛
方法[26]	受檢者腕關節屈曲，施檢者在其肱骨遠端處，將肩關節固定在內轉方向。前臂旋後，一邊讓腕關節橈屈，一邊稍微掌屈並伸展。
判斷	拉筋舒緩尺側伸腕肌，如果尺側疼痛減輕，則考慮尺側伸腕肌縮短造成摩擦應力的可能性。
機能分析	尺側伸腕肌肌腱緊繃會增加伸肌支持帶處的內壓，進而加強摩擦應力。改善尺側伸腕肌肌腹的柔軟度能改善肌腱緊繃、減少內壓。
注意	如果拉筋讓症狀變嚴重，要在不會疼痛的範圍內直接拉伸肌腹，並確認改善張力時的疼痛情況。

6）腕關節背屈的可動範圍低下 ➡ p.116

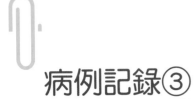

病例記錄③

患　者 40多歲，女性

診斷病名 狄魁文氏症（de Quervain's disease，俗稱媽媽手）

目前病歷 一年前起腕關節橈側就反覆疼痛。

工作是在工廠分零件，經常使用指尖。到了繁忙期會出現疼痛，慢慢變得嚴重。如果痛起來手會變冷，雖然想盡量避免動到手，但最近疼痛出現的頻率變高。不希望打針，穿戴矯具有減輕疼痛，但仍舊感覺怪怪的，且拇指很難活動、不靈光。

step 1　怎樣的動作會疼痛？明確找出機械應力

● 疼痛的再現性　　患者握住拇指，強制腕關節尺屈，腕關節橈側便再度出現疼痛。此外，自主運動時強制讓拇指橈側外展，也再度出現疼痛。

　　　　　　　└───▶ 施加於腕關節橈側的摩擦應力造成疼痛！

step 2　哪裡會疼痛？解剖學方面的評估策略

● 壓痛結果　　　第一區伸肌肌腱（＋）　　　　　　外展拇長肌（＋）　　　　伸拇短肌（＋）

● 機械應力檢查　艾希霍夫氏測試 Eichhoff test（＋）
　　　　　　　　布魯內利氏測試 Brunelli test（＋）

　　　　　　　└───▶ 有可能是第一區伸肌支持帶由來的疼痛！

step 3　為什麼會疼痛？運動學方面的評估策略

● **壓痛結果**　　　近端、遠端橈尺關節（＋）

● **關節可動範圍**

		患側	健側
前臂	旋前	60°	90°
	旋後	70°	90°
腕關節	掌屈	60°	80°
	背屈	70°	80°

　　　　　　　└───▶ 前臂旋前／旋後、腕關節掌屈／背屈的可動範圍受限，由腕關節尺屈、拇指掌側內收來代償，因此外展拇長肌、伸拇短肌肌腱過度使用，增強了對第一區伸肌肌腱的摩擦應力。

實際運動治療

1·改善前臂旋前／旋後可動範圍

①橈骨環狀韌帶拉筋（後述）

②練習遠端橈尺關節旋前／旋後

　一邊誘導尺骨往背側移動（➡），一邊讓橈骨旋前（➡）。

2·改善腕關節可動範圍

　掌屈時，進行腕關節橈屈－掌屈的逆射飛鏢運動，同時誘導月狀骨掌側轉動（➡）。

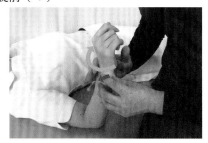

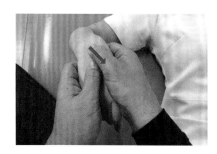

3·外展拇長肌、伸拇短肌拉筋

　如果疼痛緩和了，緩緩增加拉伸程度。

　從肘關節屈曲、前臂旋前、腕關節尺屈位開始，加上掌指關節尺側內收（➡），逐一替外展拇長肌拉筋。

　而伸拇短肌則是從前臂中間位稍微旋前、腕關節尺屈、拇指腕掌關節對掌位開始，加上掌指關節屈曲（➡）來逐一拉筋。

　不論哪種作法都盡量不要對第一區施加摩擦應力，抓住近端部分讓肌腹往遠端滑動。

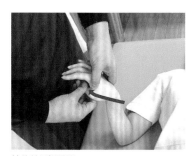

拉伸外展拇長肌。

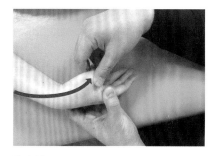

拉伸伸拇短肌。

檢查與治療　裡與外　腱鞘炎與前臂旋前受限

　上肢手肘以下的動作幾乎都是前臂、手腕與手指的複合運動。不僅狄魁文氏症（媽媽手），主訴腕關節周邊疼痛的患者中，有前臂旋前受限隱憂的不在少數。源自腕關節周邊腱性組織的疼痛大多是因為過度使用。

　然而另一方面，在潛在橈尺關節攣縮環境下使用手部，也可想見會成為誘發症狀的導火線。前臂旋前的限制因素大部分問題在於橈骨環狀韌帶的伸展性低下。針對腱鞘炎進行運動治療時，要記得橈骨環狀韌帶柔軟度低下會引起旋後攣縮，藉由拉伸橈骨環狀韌帶，來評估旋前限制及腱性疼痛會如何變化。

　肩關節外轉中間位、輕度外轉、肘關節屈曲及前臂旋前時掌握住上臂及前臂遠端。施檢者用右拇指將橈骨頭往背側方向壓迫，同時要將上臂遠端往床面方向壓迫固定（➡）。從這個姿勢往肘關節屈曲、內翻方向移動（➡），拉伸橈骨環狀韌帶。上臂固定側的食指可摸到豪骨環狀韌帶的伸展感。

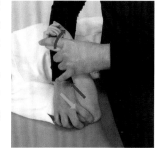

拉伸橈骨環狀韌帶。

3 腕關節橈側的疼痛

本項 step 3 重複的項目特別多，將按照各步驟統整說明。

step 1 怎樣的動作會疼痛？明確找出機械應力

腕關節橈側的疼痛以機械應力觀點來分類，大致可分為**摩擦應力**與**擠壓應力**。

如果腕關節尺屈，會對腕關節橈側軟組織施加**伸展應力**。腕關節背側有**伸肌支持帶**，可分為六區，其中最靠近橈側的是第一區。通過此處的有外展拇長肌與伸拇短肌，由此可知，橈屈會在前述兩肌肉肌腱與第一區之間施加**摩擦應力**。

所以如果因為摩擦應力產生疼痛，可認為**問題在於**外展拇長肌、伸拇短肌**其中之一**。

➡伸肌支持帶
extensor retinaculum

➡外展拇長肌
abductor pollicis longus m.

➡伸拇短肌
extensor pollicis brevis m.

拇指、食指與中指等進行捏或夾的動作、拇指與小指進行對掌動作等，腕掌關節會誘導運動方向，同時也作為掌骨的基礎負責穩定運動，此時可說會在腕掌關節處施加**擠壓應力**。

拇指腕掌關節是**鞍狀關節**，具有很大的可動性，另一方面也是種不穩定的關節面。日常使用拇指腕掌關節的頻率非常高，要說作業中經常承受擠壓應力也對。橈側產生疼痛時，可想見是在關節面上施加了擠壓應力。

所以如果因為擠壓應力引起疼痛，可認為**起因在於**拇指腕掌關節。

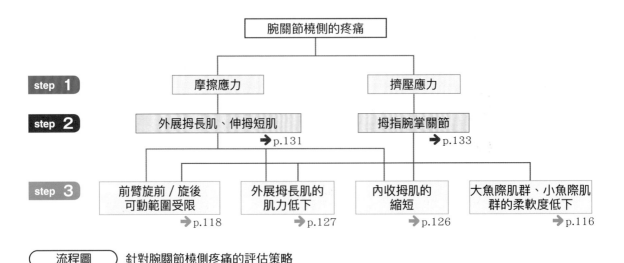

流程圖 針對腕關節橈側疼痛的評估策略

1）外展拇長肌及伸拇短肌

外展拇長肌

起　　端：尺骨骨幹背側（旋後肌嵴遠端、伸拇長肌的近端）、前臂骨間膜、橈骨骨幹背側

止　　端：拇指掌骨底掌側

支配神經：橈骨神經

作　　用：拇指腕掌關節的橈側外展、掌側外展、前臂旋後、腕關節掌屈、橈屈

伸拇短肌

起　　端：橈骨骨幹背側遠端1/3、前臂骨間膜

止　　端：拇指近側指骨底背側

支配神經：橈骨神經

作　　用：拇指腕掌關節的橈側外展、拇指掌指關節伸展、輔助性的腕關節背屈

● 解剖學上產生疼痛的要因

　　外展拇長肌、伸拇短肌位於伸肌支持帶的第一區，這些肌肉起於橈骨骨幹處，穿過腕關節附近最靠近橈側的地方。也就是說，這些肌肉在腕關節附近會因為尺屈動作被拉伸，摩擦應力變大。此外，拇指附近的外展拇長肌作用於腕掌關節的橈側外展、掌側外展，伸拇短肌作用於腕掌關節的橈側外展、掌指關節伸展，拮抗前述動作作用時肌肉就會被拉伸。

　　換句話說，操作螺絲起子、電動工具、電腦鍵盤、編織或有抓握的體育競技（網球、高爾夫球等）這類伴隨拇指「把握」動作時，前述肌肉可說經常承受摩擦及伸展應力。加上抓握＋橈屈／尺屈這種動作，會增強第一區的摩擦應力，引起疼痛。

　　外展拇長肌、伸拇短肌的誘發疼痛測試以下列三項為代表：

● 外展拇長肌、伸拇短肌的誘發疼痛測試

艾希霍夫氏測試 Eichhoff test[48]（圖3-44）

・檢查姿勢：受檢者的手肘放在治療臺等穩定的地方，前臂中間位，<u>用其他手指握住拇指像要藏起來一般</u>。

・操作：施檢者指示受檢者用力握住拇指，再以外力尺屈受檢者腕關節。

・判斷：如果第一區周圍的腕關節橈側出現疼痛，即為陽性。

- 機能分析：以外力屈曲拇指掌指關節，將腕掌關節固定在掌側內收方向，藉此拉伸外展拇長肌及伸拇短肌。再加上以外力尺屈腕關節，前述兩肌肉的肌腱會更緊繃。
- 注意：雖然這是誘發疼痛測試，但有可能出現相當尖銳的疼痛。以外力尺屈的動作要非常小心，別增強了疼痛。

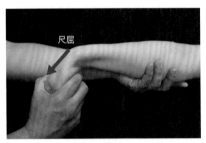

　　也很常有書籍將本測試當成芬可斯坦氏測驗說明，但那是錯誤的[45]。原著中說明本測試是艾希霍夫氏測試。

▶圖3-44　艾希霍夫氏測試

布魯內利氏測試 Brunelli test[49]（圖3-45）

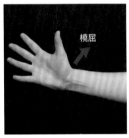

- 檢查姿勢：受檢者的手肘放在治療臺等穩定的地方，前臂中間位，拇指橈側外展。
- 操作：施檢者指示受檢者保持拇指橈側外展，直接腕關節橈屈。
- 判斷：如果第一區出現疼痛，即為陽性。
- 機能分析：本測試讓外展拇長肌、伸拇短肌收縮，在提高肌腱張力的狀態下更進一步橈屈，可想見藉此摩擦肌腱誘發疼痛。
- 注意：與艾希霍夫氏測試相同會出現尖銳的疼痛，注意疼痛是否會增強。

▶圖3-45　布魯內利氏測試

芬可斯坦氏測驗 Finkelstein test[50]（圖3-46）

- 檢查姿勢：受檢者的手肘放在治療臺等穩定的地方，前臂呈中間位。
- 操作：施檢者握著受檢者的拇指，以外力屈曲腕關節。
- 判斷：如果第一區出現疼痛，即為陽性。
- 機能分析：本測試與艾希霍夫氏測試相比，拇指掌指關節屈曲少，所以伸拇短肌肌腱的張力會低一些。
- 注意：施行同時注意有無尖銳的疼痛，如果是陰性，也要一併進行艾希霍夫氏測試。

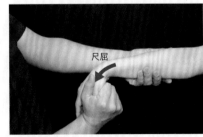

▶圖3-46　芬可斯坦氏測驗

● 從觸診及檢查結果能思考什麼？

　　如果前述檢查結果為陽性，則可懷疑是**狄魁文氏症（媽媽手）**。發炎期不採用運動治療，重要的是穿戴矯具維持靜養姿勢。如果渡過發炎期不會疼痛了，要試著慢慢改善外展拇長肌、伸拇短肌的柔軟度，如果日常有錯誤使用手部的情況則加以指導。

　　另一方面，從運動學方面思考對第一區施加摩擦、伸展應力的要因，有下列三點可以考慮：

①前臂旋前／旋後可動範圍受限 ➤ step 3 p.118

　　打收銀機或計算傳票等頻繁使用前臂～拇指進行作業的人，慢慢增加前臂的肌肉張力，有時會不自覺地產生旋前／旋後限制。而旋前／旋後動作受限會由腕關節尺屈、掌屈及拇指內收來代償，所以有可能增強施加於第一區的摩擦應力。

②外展拇長肌的肌力低下 ➤ step 3 p.127

③內收拇肌的縮短 ➤ step 3 p.126

　　拇指、食指與中指做出捏、把持的動作，會使內收拇肌緊繃進而引起該肌肉縮短，同時讓拮抗的外展拇長肌機能低下。外展拇長肌有橈屈作用，如果機能低下，對尺屈的限制作用會降低。伸拇短肌也有橈屈作用及尺屈時的限制作用，必要時會代償外展拇長肌的機能。此外，即使外展拇長肌的肌力低下，橈屈或尺屈時依舊需要其肌肉活動，因此這時可想見會對第一區產生強大的摩擦應力。

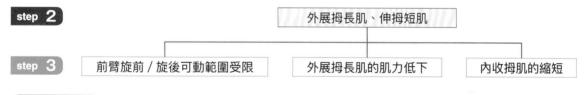

step 2 ——— 外展拇長肌、伸拇短肌

step 3 ——— 前臂旋前／旋後可動範圍受限　　外展拇長肌的肌力低下　　內收拇肌的縮短

　　流程圖　　認為起因在於外展拇長肌、伸拇短肌的情況下

2）拇指腕掌關節

● 解剖學上產生疼痛的要因

　　拇指腕掌關節是由大多角骨與第一掌骨底關節面形成的鞍狀關節，具有很大的可動性，也是讓拇指自由運動的基礎（**圖3-47**）。第一掌骨會在關節面上邊旋轉邊運動，所以能做出屈曲、伸展、外展及對掌等三維空間複雜的動作。

　　今枝博士[51,52]提出報告，詳細探討了構成腕掌關節韌帶的機能解剖，確認有哪五條主要韌帶、附著處為何，還有在哪個運動方向會緊繃（**圖3-48**）。其中指出前斜走纖維（anterior oblique ligament，AOL）會限制拇指掌骨的背側半脫位，是最有助於腕掌關節穩定的韌帶。

　　也就是說，往拇指伸展方向拉筋，會對前斜走纖維施加伸展應力，可想見對拇指腕掌關節的機械應力升高，疼痛便出現了。

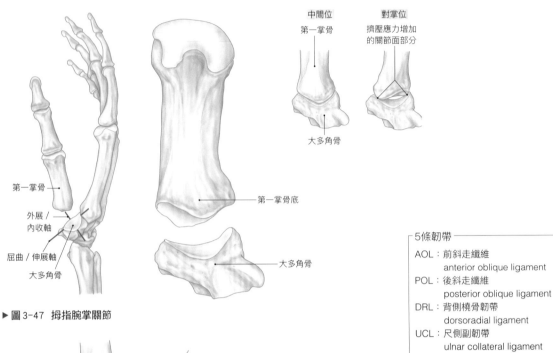

中間位 第一掌骨

對掌位 擠壓應力增加的關節面部分

大多角骨

第一掌骨

外展 / 內收軸

屈曲 / 伸展軸

大多角骨

第一掌骨底

大多角骨

▶圖 3-47 拇指腕掌關節

5條韌帶

AOL：前斜走纖維
      anterior oblique ligament
POL：後斜走纖維
      posterior oblique ligament
DRL：背側橈骨韌帶
      dorsoradial ligament
UCL：尺側副韌帶
      ulnar collateral ligament
IML：第一掌間韌帶
      first intermetacarpal ligament

第二掌骨
第一掌間韌帶（IML）
橈側屈腕肌肌腱
橫腕韌帶

第一掌骨
尺側副韌帶（UCL）
前斜走纖維（AOL）
外展拇長肌肌腱

a 掌側觀

第二掌骨
第一掌間韌帶（IML）
後斜走纖維（POL）
尺側副韌帶（UCL）
橈側屈腕肌肌腱
前斜走纖維（AOL）
橫腕韌帶
第一掌骨

b 遠端位觀

▶圖 3-48 腕掌關節韌帶

    另一方面，南野團隊[4)]用大體進行研究，分別調查四條韌帶的成分，得出結論，背側橈骨韌帶（dorsoradial ligament，DRL）的伸展率最高，是主要穩定者（primary stabilizer），但無一致性。

    拇指腕掌關節的誘發疼痛測試有下列三項：

● 拇指腕掌關節的誘發疼痛測試

研磨測試[53)]（圖3-49）

· 檢查姿勢：受檢者手肘放在治療臺等穩定的地方。
· 操作：施檢者抓住受檢者的拇指掌骨，一邊對拇指腕掌關節施加軸壓，一邊讓掌骨轉動。

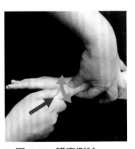

▶圖 3-49 研磨測試

- 判斷：如果拇指腕掌關節出現疼痛，即為陽性。
- 機能分析：如果拇指腕掌關節變性，施行此測試可想見軸壓＋旋轉應力會增加關節內壓，便產生疼痛。
- 注意：被視為敏感度不怎麼高的手技。

牽拉測試[54]（圖3-50）

- 檢查姿勢：受檢者的手肘放在治療臺等穩定的地方。
- 操作：施檢者抓住受檢者的拇指掌骨，一邊牽拉拇指腕掌關節，一邊讓掌骨轉動。
- 判斷：如果拇指腕掌關節出現疼痛，即為陽性。
- 機能分析：如果拇指腕掌關節變性，施行此測試可想見會因為牽引＋旋轉應力產生關節囊或韌帶的伸展應力，便引起疼痛。
- 注意：被視為敏感度不怎麼高的手技。

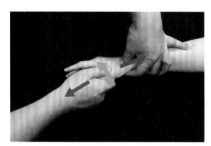

▶ 圖3-50　牽拉測試

拇指伸展內收測試[55]（圖3-51）

- 檢查姿勢：受檢者的手掌放在治療臺等穩定的地方，前臂旋前，拇指腕掌關節內收。
- 操作：施檢者抓著受檢者的拇指指尖，將拇指內收到底後，強制往垂直掌心的方向伸展。
- 判斷：如果拇指腕掌關節掌側出現疼痛，即為陽性。
- 機能分析：施加強制伸展可想見會對前斜走纖維增加伸展應力，誘發疼痛。

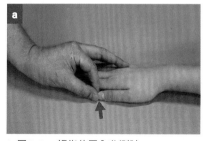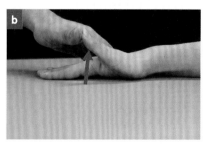

▶ 圖3-51　拇指伸展內收測試

a：開始姿勢（腕掌關節內收）。　b：拇指內收到底並強制伸展。

step 2

```
                              ┌──────────────┐
                              │  拇指腕掌關節  │
                              └──────┬───────┘
        ┌────────────┬──────────────┼──────────────┬─────────────┐
```

step 3

前臂旋前／旋後 可動範圍受限	外展拇長肌的 肌力低下	內收拇肌的 縮短	大魚際肌群、小魚際 肌群的柔軟度低下

(流程圖) 認為起因在於拇指腕掌關節的情況下

● 從觸診及檢查結果能思考什麼？

除了這些物理檢查，如果加上X光影像中出現拇指腕掌關節的病變，則懷疑有拇指腕掌關節症。拇指腕掌關節不穩定性強、會疼痛的時期，不可採用運動治療。要穿戴矯具固定三個月，努力穩定拇指腕掌關節周圍很重要。

此外，從運動學方面思考對拇指腕掌關節施加擠壓應力的要因，有以下四點可以考慮：

①前臂旋前／旋後可動範圍受限 ➔ **step 3** p.118

前臂旋前受限是由拇指腕掌關節的掌側內收／外展或橈側外展來代償，可想見會增加對拇指腕掌關節的擠壓應力。

②外展拇長肌的肌力低下 ➔ **step 3** p.127

③內收拇肌的縮短 ➔ **step 3** p.126

如果外展拇長肌的肌力低下，拇指掌側外展力便低下，而內收拇肌則會以代償的形式產生過度活動，增加對拇指腕掌關節的擠壓應力。

④大魚際肌群、小魚際肌群的柔軟度低下 ➔ **step 3** p.116

手部如果放鬆，掌心是凹陷的。手部有近端橫弓、遠端橫弓、縱弓，共三個掌弓。如果因為大魚際肌群、小魚際肌群等柔軟度低下，會抬高橫弓。如此一來，拇指容易呈內收。如果拇指腕掌關節橈側外展受限，以拇指腕掌關節過度伸展來代償，結果會增加拇指腕掌關節的不穩定性與其擠壓應力。

step 3 為什麼會疼痛？運動學方面的評估策略

1）前臂旋前／旋後可動範圍受限 ➔ p.118

2）外展拇長肌的肌力低下 ➔ p.127

3）內收拇肌的縮短 ➔ p.126

4）大魚際肌群、小魚際肌群的柔軟度低下 ➔ p.116

大魚際肌群、小魚際肌群的柔軟度低下要用激痛組織判斷測試來鑑別。

此外，掌橫弓上升的原因並非頂點的掌骨上升，可說是拇指側與小指側下陷，所以相對地掌弓上升了。要透過激痛組織判斷測試來確認能否改善掌弓。

文献

1) 安部幸雄，冨永康弘：手関節鏡による TFCC 損傷の診断と治療．整形・災害外科 53：327-332，2010

2) 堀井恵美子：TFCC の解剖と機能．医学のあゆみ 159：837-839，1991

3) Donald A. Neumann（著），嶋田智明，有馬慶美（監訳）：カラー版　筋骨格系のキネシオロジー　原著第 2 版，pp232，247，261，医歯薬出版，2012

4) 南野光彦，Steren F Viegas，澤泉卓哉，他：第 1 手根中手関節靭帯の 3 次元運動解析．日本手外科学会雑誌 25：22-26，2008

5) 多田薫，菅沼省吾，瀬川武司，他：手関節掌背屈運動時における「手関節リズム」の提唱．日本手外科学会雑誌 29：10-14，2012

6) Moritomo H，Apergis EP，Herzberg G，et al：2007 IFSSH committee report of wrist biomechanics committee：biomechanics of the so-called dart-throwing motion of the wrist．J Hand Surg Am 32：1447-1453，2007

7) 南野光彦，澤泉卓哉，高井信朗：横手根靭帯の 3 次元解析による解剖学的研究．日本手外科学会雑誌 29：6-9，2012

8) 南野光彦，小寺訓江，友利裕二，他：超音波短軸像による正中神経の手根管内での移動の検討　手根管開放術前後の比較．日本手外科学会雑誌 32：52-54，2015

9) 南野光彦，澤泉卓哉，小寺訓江，他：超音波短軸像における正中神経の手根管内での移動について　健常者での手関節肢位変化および手指運動による検討．日本手外科学会雑誌 29：15-18，2012

10) Gelberman RH，Hergenroeder PT，Hargens AR，et al：The carpal tunnel syndrome．A study of carpal canal pressures．J Bone Joint Surg Am 63：380-383，1981

11) Mackinnon SE：Pathophysiology of nerve compression．Hand Clin 18：231-241，2002

12) Padua L，Padua R，Aprile I，et al：Carpal tunnel syndrome：relationship between clinical and patient-oriented assessment．Clin Orthop Relat Res 395：128-134，2002

13) Wright SA，Liggett N：Nerve conduction studies as a routine diagnostic aid in carpal tunnel syndrome．Rheumatology（Oxford）42：602-603，2003

14) 内山茂晴：手根管症候群の MRI 診断のポイント．Orthopaedics 19：78-82，2006

15) Joshua Cleland（著），柳澤健，赤坂清和（監訳）：エビデンスに基づく整形外科徒手検査法．pp481-483，486-497，エルゼビア・ジャパン，2007

16) Keith MW，Masear V，Amadio PC，et al：Treatment of carpal tunnel syndrome．JAAOS 17：397-405，2009

17) 林典雄（著），青木隆明（監）：運動療法のための機能解剖学的触診技術　上肢．pp80，93，99，257，メジカルビュー社，2011

18) Ryu JY，Cooney WP 3rd，Askew LJ，et al：Functional ranges of motion of the wrist joint．J Hand Surg Am 16：409-419，1991

19) 櫛田学，角光宏，今村宏太郎，他：非外傷性前骨間神経麻痺，後骨間神経麻痺の治療経験．日本手外科学会雑誌 16：518-521，1999

20) 山本真一，田尻康人，三上容司，他：特発性前骨間神経麻痺の手術適応．日本手外科学会雑誌 26：76-78，2010

21) 村瀬政信，中野隆，金丸みき，他：Guyon 管における尺骨神経の絞扼に関する解剖学的因子の検討．理学療法学 34：341，2007

22) Gross MS，Gelberman RH：The anatomy of the distal ulnar tunnel．Clin Orthop Relat Res 196：238-247，1985

23) 松元征徳：尺骨神経管症候群の 3 例．整形外科と災害外科 42：1206-1211，1993

24) 今井富裕：尺骨神経管症候群．臨床神経生理学 43：183-188，2015

25) 阿部友和，中野隆，林満彦：後骨間神経麻痺の原因に関する局所解剖学的検討—Frohse のアーケードと短橈側手根伸筋，周辺血管の形態を中心に．理学療法学 32：250，2005

26) 高瀬勝己：後骨間神経麻痺の検討．日手会誌 13：793-797，1996

27) 土肥義浩，粕渕賢志，山口史哲，他：橈骨遠位端骨折術後のダーツスロー・モーション　手関節動態 X 線との比較．日本手外科学会雑誌 29：505-509，2013

28) 林典雄（監），鵜飼建志（編著）：セラピストのための機能解剖学的ストレッチング　上肢．pp179-183，200-207，217-237，メジカルビュー社，2016

29) 森友寿夫：掌側進入による直視下 TFCC 縫合術と尺骨手根骨靭帯修復術．整形・災害外科 53：333-339，2010

30) Kauer JM：The articular disc of the hand．Acta Anat（Basel）93：590-605，1975

31) Palmer AK，Werner FW：Biomechanics of the distal radioulnar joint．Clin Orthop Relat Res

187：26-35，1984

32) Tsai PC, Paksima N：The distal radioulnar joint. Bull NYU Hosp Jt Dis 67：90-96, 2009

33) Lewis OJ, Hamshere RJ, Bucknill TM：The anatomy of the wrist joint. J Anat 106：539-552, 1970

34) Nakamura T, Yabe Y, Horiuchi Y：Functional anatomy of the triangular fibrocartilage complex. J Hand Surg Br 21：581-586, 1996

35) 中村俊康：背側進入による直視下 TFCC 縫合術と TFCC 再建術. 整形・災害外科 53：341-347, 2010

36) 中村俊康：手関節三角線維軟骨複合体（TFCC）損傷における画像診断. MB Orthop 19：57-62, 2006

37) Shigemitsu T, Tobe M, Mizutani K, et al：Innervation of the triangular fibrocartilage complex of the human wrist：quantitative immunohistochemical study. Anat Sci Int 82：127-132, 2007

38) 木原仁, Short WH, Werner FW, 他：遠位橈尺関節の安定性機構について. 日本手外科学会雑誌 11：6-8, 1994

39) 渡辺健太郎, 室捷之, 中村蓼吾：遠位橈尺関節の支持機構破綻に関する臨床的検討 関節造影および関節鏡所見を中心に. 日本手外科学会雑誌 11：10-14, 1994

40) Nakamura R, Horii E, Imaeda T, et al：The ulnocarpal stress test in the diagnosis of ulnar-sided wrist pain. J Hand Surg Br 22：719-723, 1997

41) Tay SC, Tomita K, Berger RA：The "ulnar fovea sign" for defining ulnar wrist pain：an analysis of sensitivity and specificity. J Hand Surg Am 32：438-444, 2007

42) 水関隆也, 梶谷典正, 横田和典, 他：TFCC 損傷/尺骨突き上げ症候群に対する尺骨短縮術の成績. 日本手外科学会雑誌 19：225-228, 2002

43) 坪川直人, 吉津孝衛：手の外科における単純 X 線写真―肢位と読影. Orthopaedics 19：1-10, 2006

44) 山内仁, 大工谷新一：TFCC 損傷に対する理学療法　テニスにおけるグリップ動作を中心に. 関西理学療法 6：59-64, 2006

45) Maffulli N, Renstrom P, Leadbetter WB（Eds.）：Tendon injuries：basic science and clinical medicine. Springer, pp142-146, 2005

46) Ruland RT, Hogan CJ：The ECU synergy test：an aid to diagnose ECU tendonitis. J Hand Surg Am 33：1777-1782, 2008

47) Kataoka T, Moritomo H, Omori S, et el：Pressure and tendon strain in the sixth extensor compartment of the wrist during simulated provocative maneuvers for diagnosing extensor carpi ulnaris tendinitis. J Orthop Sci 20：993-998, 2015

48) 後藤佳子, 薄井正道, 石崎仁英, 他：de Quervain 病に対する疼痛誘発テスト. 日本手外科学会雑誌 28：76-79, 2011

49) Brunelli G：Finkelstein's versus Brunelli's test in De Quervain tenosynovitis. Chir Main 22：43-45, 2003

50) Finkelstein H：Stenosing tendovaginitis at the radial styloid process. J Bone Joint Surg Am 12：509-540, 1930

51) 今枝敏彦：大菱形中手骨関節（TMC）の靭帯解剖. 日本手外科学会雑誌 10：704-707, 1993

52) 今枝敏彦：大菱形中手骨関節（TMC）構成靭帯の機能. 日本手外科学会雑誌 10：708-710, 1993

53) Shuler MS, Luria S, Trumble TE：Basal joint arthritis of the thumb. J Am Acad Orthop Surg 16：418-423, 2008

54) Eaton RG, Floyd WE 3rd：Thumb metacarpophalangeal capsulodesis：an adjunct procedure to basal joint arthroplasty for collapse deformity of the first ray. J Hand Surg Am 13：449-453, 1988

55) 蔡栄浩, 佐々木勲：母指 CM 関節に対する母指内転伸展テストの有用性　注射施行例の検討. 日本手外科学会雑誌 30：992-994, 2014

體幹

脊柱總論

脊柱的構造與機能

A. 構成脊柱的骨頭與姿勢

　　脊柱由7個**頸椎**、1兩個**胸椎**、5個**腰椎**、5個**骶椎**（或**薦椎**）與3～5個**尾椎**所構成。骶椎在30歲以前會與骨頭癒合，尾椎也會在20多歲後半與骨頭癒合。

● 生理性彎曲

　　脊柱有生理性彎曲（圖1），由**頸椎前彎**、**胸椎後彎**、**腰椎前彎與骶椎後彎**形成S型[1]。生理性彎曲與重力、活動量關係密切。

　　胎兒期、新生兒期沒採用抗重力姿勢，因此脊柱整體呈C字型彎曲。一旦嬰幼兒能自己抬頭，便會對脊柱長軸方向施加重力，脊柱開始形成彎曲。接著到了步行、跑步、拿起重物等活動量高的學童時期結束[2]，S型的**生理性彎曲**就完成了[3]。

　　生理性彎曲可緩和來自地面的衝擊，也負責減輕傳往頭部的震動，所以是活動量高的時期不可或缺的重要角色。相反地，如果活動量減少，便不需要生理性彎曲。因此一旦隨著老化等活動量低下，便會順著重力增強胸椎後彎、減少腰椎前彎。

　　生理性彎曲如此變化，也會影響到靜態、動態姿勢與平衡能力等，因此評估機能性的姿勢，也就是所謂理想的脊柱列位（圖2）很重要。

➡️**頸椎**
cervical vertebrae

➡️**胸椎**
thoracic vertebrae

➡️**腰椎**
lumbar vertebrae

➡️**骶椎 / 薦椎**
sacral vertebrae

➡️**尾椎**
coccyx vertebrae

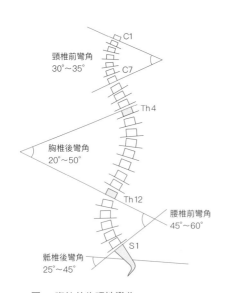

▶ 圖1　脊柱的生理性彎曲

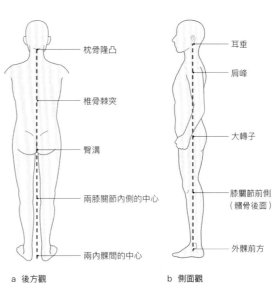

▶ 圖2　評估列位時必要的標記

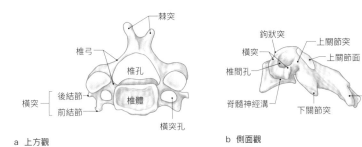

a 上方觀

b 側面觀

▶圖3 頸椎各部位

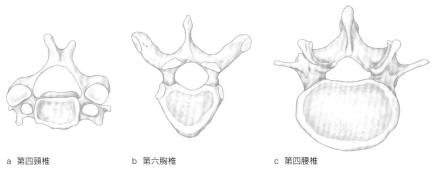

a 第四頸椎

b 第六胸椎

c 第四腰椎

▶圖4 椎體上方觀的對比

● **各椎體的特徵**（圖3～6）

· **頸椎**：支撐頭部重量的椎體，比胸椎或腰椎來得小，但椎管很寬。第三～七頸椎椎體的外側有稱為**鉤狀突**的骨頭突起物，而第四～六頸椎會與上位椎體形成**盧旭卡關節**（Luschka joint，鉤椎關節）。此外頸椎有前結節與後結節形成的**橫突孔**，椎動脈通過此處。椎動脈進入腦部後變成基底動脈，供給腦部血液。橫突孔可說是為了確保對腦部的血液供給，用骨頭框住並保護椎動脈的構造。

· **胸椎**：從上往下椎體逐漸變大。此外，以**第五胸椎**為界，棘突的方向改朝後下方。胸椎上有用於與肋骨形成關節的**肋關節面**。

➔鉤狀突
uncinate process

➔橫突孔
transverse foramen

➔椎動脈
vertebral artery

➔肋關節面
costal facet

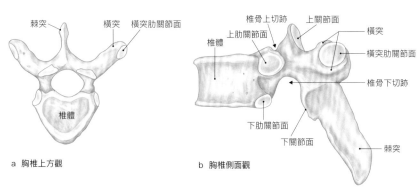

a 胸椎上方觀

b 胸椎側面觀

▶圖5 胸椎各部位

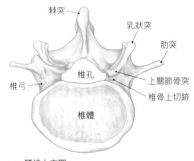

棘突
乳狀突
肋突
椎孔
椎弓
上關節骨突
椎骨上切跡
椎體

a 腰椎上方觀

椎骨上切跡
上關節突
椎體
乳狀突
肋突
棘突
椎骨下切跡
下關節結節

b 腰椎側面觀

▶圖6 腰椎各部位

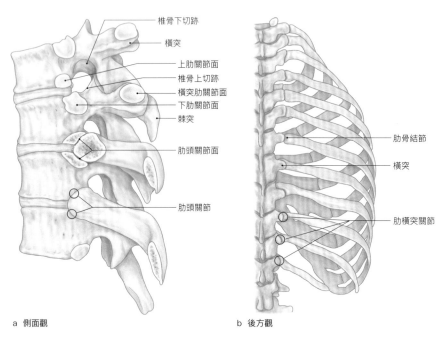

椎骨下切跡
橫突
上肋關節面
椎骨上切跡
橫突肋關節面
下肋關節面
棘突
肋頭關節面
肋頭關節

a 側面觀

肋骨結節
橫突
肋橫突關節

b 後方觀

▶圖7 肋椎關節

・**腰椎**：由於必須支撐上半身的重量，所以椎體大塊，棘突為長方形且短。上關節面的後方有短小的**乳狀突**，多裂肌附著於此[4]。

→乳狀突
mammillary process

B. 脊柱的關節

脊柱由關節突間關節，以及包含椎間盤在內的椎體間關節連結在一起。

關節突間關節是由上位椎骨的下關節突與下位椎骨的上關節突所形成的平面關節，為典型的**解剖學上的關節**（滑膜關節）。此外，關節突間關節也有關節軟骨（玻璃軟骨）、滑膜與關節囊。

包含椎間盤在內的椎體間關節是透過纖維軟骨結合在一起的**機能上的關節**，並沒有正式的關節名稱。

胸椎處有與構成胸廓的肋骨形成的關節面——**肋頭關節**及**肋橫突關節**，兩者合稱為**肋椎關節**（圖7）。

→關節突間關節
zygapophysial joints

→肋頭關節
joint of head of rib

→肋橫突關節
costotransverse joint

→肋椎關節
costovertebral joints

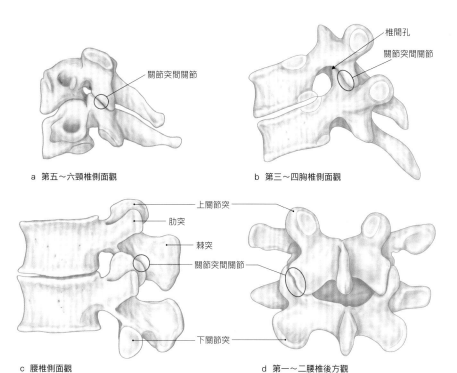

a 第五～六頸椎側面觀

b 第三～四胸椎側面觀

椎間孔
關節突間關節
關節突間關節

上關節突
肋突
棘突
關節突間關節
下關節突

c 腰椎側面觀

d 第一～二腰椎後方觀

▶圖8 關節突間關節的不同之處

● **關節突間關節**（圖8）

以上關節突矢狀面為準，如果關節突間關節的傾斜是在水平方向，會讓椎體容易往前滑動；如果在是垂直方向，則會提高抑制定軸旋轉的效果。

頸椎的關節面（寰樞關節除外）相對水平面約傾斜45°，越往胸椎走其斜度越垂直[5]。腰椎的關節面則與矢狀面平行，上關節面略往內側傾斜，下關節面則略往外側傾斜。

● **椎間盤**

椎間盤是由**髓核**、包圍髓核的**纖維環**與**脊椎終板**（終板）所構成，組織結構主要是膠原蛋白、蛋白聚醣及水，因此容易引起退化性變性。尤其如果髓核的蛋白聚醣減少，便很難保持水分。此外，纖維環內的膠原蛋白纖維方向並非垂直，而是斜向的，相鄰各層的方向相反，如此排列10～20層便形成纖維環，因此椎間盤能抵抗牽引、剪切與扭轉之類的力量（**圖9**）[4]。

椎間盤負責的機能為支撐體重、輔助脊椎分節的可動性。所謂支撐體重，指的是像軟墊一般緩和衝擊的機能。而輔助分節可動性指的是針對屈曲／伸展、側屈、轉動運動時產生的擠壓應力，可柔軟變形的機能。

➡椎間盤
intervertebral disk

➡髓核
nucleus pulposus

➡纖維環
anulus fibrous

➡脊椎終板（終板）
end plate

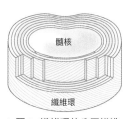

髓核

纖維環

▶圖9 纖維環的分層構造

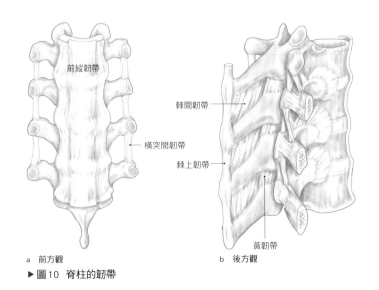

a 前方觀

b 後方觀

▶圖10 脊柱的韌帶

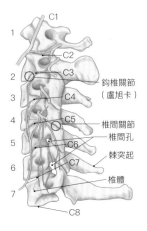

▶圖11 頸椎與頸神經

● 肋頭關節與肋橫突關節

肋頭關節會與相鄰兩椎骨形成一對肋關節面，以及位於其間的椎間盤相接。**肋橫突關節**則是肋骨的關節結節面與胸椎橫突上的肋關節面相連結。上位肋骨在前面與胸骨形成關節，所以缺乏可動性。而肋橫突關節在橫突處是凹狀，相對的，肋頭是突出來的，因此能保有關節穩定性。

下位肋骨沒有在前面與胸骨形成關節，而是用肋軟骨附著著，因此比上位肋骨有可動性。其橫突關節面平坦，相對的，肋頭卻是突出來的，從形狀不同可知上位肋骨的可動性會受到胸椎的影響，但下位肋骨的自由度較高。反過來看可動性高的缺點，就是容易受到肌肉、韌帶等關節以外的因素影響[6]。

C. 脊柱的韌帶（圖10）

脊柱的韌帶由黃韌帶、前縱韌帶、後縱韌帶、棘上韌帶、棘間韌帶與橫突間韌帶所構成。

黃韌帶限制了脊柱整體的屈曲，保護椎間盤不會受到過度的壓迫。**前縱韌帶**與**後縱韌帶**各自附著在脊柱前方及後方，以補強往椎間盤內束緊的力道。前縱韌帶會限制頸椎與腰椎的過度前彎，黃韌帶與後縱韌帶也與保護脊柱有關。此外，棘上韌帶在頸部也可稱為**頸韌帶**[4]。

D. 脊髓神經與椎間孔

椎管及椎間孔是由椎骨的椎體、椎弓、關節突間關節、椎間盤、後縱韌帶、黃韌帶所構成的。頸椎處的盧旭卡關節（鉤椎關節）相當於椎間孔的前壁[7]。

脊髓神經由8對頸神經、12對胸神經、5對腰神經、5對骶骨神經與1對尾骨神經所構成。從脊髓的前角形成一個**神經根**——**前根**，從後角則形成**後根**，穿過椎間孔、走出椎管。之後脊髓神經隨即分為**前枝**與**後枝**，前枝分枝複雜且反覆會合，形成**神經叢**。後枝則只分布在體幹背側，一般而言沒有像前枝那般發達[8]。

➔黃韌帶
ligamenta flava

➔前縱韌帶
anterior longitudinal ligament

➔後縱韌帶
posterior longitudinal ligament

➔頸韌帶
nuchal ligament

➔脊髓神經
spinal nerve

➔神經根
nerve root

➔前根
ventral root

➔後根
dorsal root

到第七頸神經（C7）為止，都是與下位椎體相同編號的脊髓神經出來（例如：第六頸神經〔C6〕是從第五頸椎與第六頸椎之間走出的）。第八頸神經（C8）則是從第七頸椎與第一胸椎之間走出的，因此自第一胸神經（T1）以下，變成與上位椎體相同編號的脊髓神經出來（例如：第六胸神經〔T6〕是從第六胸椎與第七胸椎之間走出的〔**圖11**〕）。

通常脊髓的尾端會結束在第一、二腰椎的椎間孔附近，以下形成**馬尾／脊尾**，延伸到各個椎間孔。

➜前枝
anterior ramus

➜後枝
posterior ramus

➜神經叢
plexus

➜馬尾／脊尾
cauda equine

文獻

1) 竹井仁：体幹の骨・関節の解剖学的理解のポイント．理学療法 23：1343-1350，2006
2) 渡曾公治：二足直立の基礎知識．脊椎脊髄 26：624-631，2013
3) 工藤慎太郎：運動療法の「なぜ？」がわかる超音波解剖．pp6-16，医学書院，2014
4) Donald A. Neumann（著），嶋田智明，平田総一郎(監訳)：筋骨格系のキネシオロジー．pp266-367，医歯薬出版，2005
5) Kirpalani D, Mitra R：Cervical facet joint dysfunction: a review. Arch Phys Med Rehabil 89：770-774, 2008
6) 田中創，城内若菜，梅田泰光：高齢者の胸郭の機能障害と理学療法．理学療法 32：624-639，2015
7) 中野隆，颯田季央，鳥居亮，他：マスターの要点　機能解剖学　末梢神経系の機能解剖(3)．理学療法 24：382-392，2007
8) 中野隆：マスターの要点　機能解剖学　末梢神経系の機能解剖(1)．理学療法 23：1542-1555，2006

1 頸部

頸部的構造與機能

頸部大致可分為三種關節：**寰枕關節**、**寰樞關節複合體**（圖1-1）、第二～七頸椎各自形成的**關節突間關節**。此外，各椎體之間有緩衝負重應力的**椎間盤**。

→寰枕關節
atlanto-occipital joint

→寰樞關節複合體
atlanto-axial joint complex

→關節突間關節
zygapophysial joints

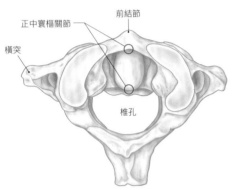

a 正上方觀

b 前上方觀

▶圖1-1 環軸關節複合體

A. 頸部容易產生的機能障礙

頸部是脊柱整體中最具可動性的部位。頭部容納了聽覺、視覺、嗅覺、味覺與平衡覺等感覺器官，頸部則有助於頭部控制位置[1]。

頸部容易因為有巨大衝擊力作用的接觸式體育競技或老化而變形、變性，產生機能障礙。此外，姿勢不良等因素也經常引起麻痺或產生疼痛。

B. 頸部的穩定機轉

● 靜態穩定機轉

- **骨頭形態**：位於頸椎椎體外側的**鉤椎關節**（盧旭卡關節）承擔了頭部的重量，因此容易引起椎間盤變性或形成骨刺[2]。

- **韌帶**：隨著頸椎老化，有時會產生骨化或肥厚。此外，頸部存在著強韌的**翼韌帶**，起於樞椎齒突尖端，止於枕髁內側，斜著行走。翼韌帶會限制寰椎與頭部相對於樞椎的轉動[3]。

- **椎間盤**：頸椎椎間盤髓核的量比腰椎的還要少，而頸椎處發生椎間盤突出的頻率也比腰椎低[2]。

→鉤椎關節
uncovertebral joint

→翼韌帶
alar ligaments

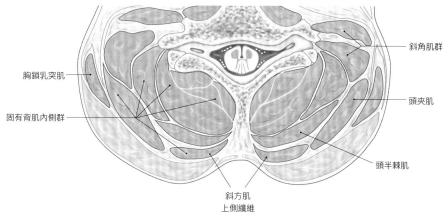

▶圖1-2 頸部（C2高度）的動態穩定機轉

胸鎖乳突肌

固有背肌內側群

斜方肌
上側纖維

斜角肌群

頭夾肌

頭半棘肌

● **動態穩定機轉**（圖1-2）

・**頸部固有背肌**：可分為頭夾肌、頸夾肌、頭最長肌、頸最長肌、頸髂肋肌組成的**外側群**，以及棘間肌、棘肌、長迴旋肌、短迴旋肌、多裂肌、頭半棘肌、頸半棘肌組成的**內側群**。外側群與頸椎的運動有關，內側群則有助於頸椎穩定。外側群由脊髓神經後枝的外側枝或前枝支配，內側群則受到脊髓神經後枝的支配。

・**頸部屈肌群**：有胸鎖乳突肌、斜角肌群、頸長肌、頭長肌等**椎前肌群**。

C. 頸部的運動學

頸椎的節可動範圍大，控制著頭部的位置。透過頸椎的左右轉動、側屈、屈曲與伸展，便能看到上方、下方、側邊及後方的景色[4]。

・**寰枕關節**：關節面左右共兩個，枕髁是凸起，而寰椎的上關節面是凹面，可產生屈曲、伸展及些許側屈。

・**寰樞關節**：由正中寰樞關節與外側寰樞關節形成。寰樞關節的運動主要是寰椎在樞椎上轉動，頸部轉動幾乎都是由寰樞關節進行。

・**頸椎關節突間關節**：相對水平面傾斜**約45°**，可進行屈曲、伸展、側屈、轉動的關節運動。

頸部的**耦合運動**在上位頸椎（枕骨、寰椎〔C1〕、樞椎〔C2〕）處，是轉動伴隨著對側的側屈。而中位、下位頸椎處則是轉動伴隨著同側的側屈[5]。

小知識！

耦合運動
(coupling motion)
指的是成對（兩個一組）產生的自主性複合運動。主要在旋轉動作時產生，頸胸椎在旋轉方向的同側產生側屈；腰椎則是在旋轉方向的對側產生側屈。

1 頸部的疼痛

本項將按照各步驟統整說明。

step 1 **怎樣的動作會疼痛？明確找出機械應力**

　　伸展頸部時，會對頸部後方組織施加擠壓應力，對前方組織施加伸展應力。相反地，屈曲頸部則是對前方組織施加擠壓應力，對後方組織施加伸展應力。此外，伸展運動是因為棘突彼此牴觸而產生了運動最末端的限制，所以此時會對棘突施加擠壓應力。關節突間關節則是伸展或側屈時，會承受擠壓應力＋剪切應力。

　　關節突間關節大多承受**擠壓應力**，肌肉則大多因為列位失當承受了**伸展應力**。

　　那麼，若因擠壓應力、剪切應力產生疼痛，則思考問題是否在 關節突間關節。如果因為伸展、擠壓應力產生疼痛，首先要懷疑源自 頸部肌肉 的機能障礙。

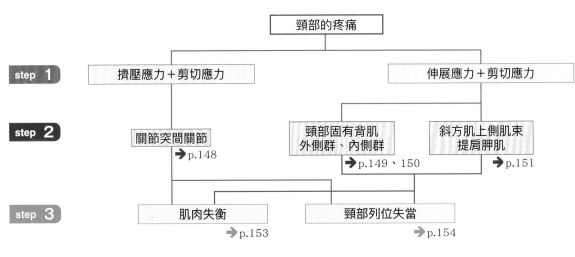

（流程圖）　針對頸部疼痛的評估策略

step 2 **哪裡會疼痛？解剖學方面的評估策略**

1）關節突間關節（圖1-3）

● 解剖學上產生疼痛的要因

　　中位、下位頸椎的關節突間關節相對水平面約傾斜45°，因此頸部屈曲／伸展運動時，上位頸椎會往下位頸椎的關節突間關節前方滑動（屈曲），或者往後方滑動（伸展）。此外，側屈時關節突間關節面會往側屈側滑動，因此必定伴隨著

→關節突間關節
zygapophyseal joint

轉動。如果運動時這些關節突間關節承受了過大的擠壓應力，有可能損傷關節突間關節、產生疼痛。

各關節突間關節包覆著纖維性關節囊，其中有滑膜、關節軟骨與脂肪細胞構成的各種組織。Kallakuri團隊在關節囊內發現了蛋白質、P物質及降鈣素基因相關胜肽，顯示這些物質有可能與關節突間關節產生疼痛有關聯[6]。

● 頸部的誘發疼痛測試

史柏霖氏測試 Spurling test（圖1-4）

・檢查姿勢：受檢者坐著。
・掌握部位：施檢者的手放在受檢者頭頂。
・誘導運動：讓受檢者頸部伸展、轉動（往患側），給予垂直壓迫。
・判斷：如果轉動側能重現症狀，即為陽性。
・機能分析：藉由結合頸椎伸展、轉動縮小椎間孔，可誘發神經根症狀。
・注意：這是誘發神經症狀的檢查，因此如果沒有出現頸部疼痛，則應該判斷為陰性。然而這同時也會對關節突間關節施加擠壓應力，所以如果只出現頸部疼痛，可懷疑是關節突間關節障礙。此外，如果只在伸展時出現症狀，則懷疑是椎管狹窄。

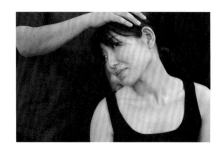

▶圖1-4 史柏霖氏測試

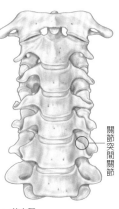

a 前方觀

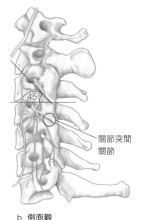

b 側面觀

▶圖1-3 頸椎的關節突間關節

2）頸部固有背肌外側群
● 解剖學上產生疼痛的要因

頭夾肌
起　　端：第四頸椎～第三胸椎棘突
止　　端：上頸線的外側、乳狀突
支配神經：頸神經後枝的外側枝
作　　用：頭部伸展（單側收縮時會同側側屈與同側轉動）

頸夾肌
起　　端：第三～六胸椎棘突
止　　端：第一、二頸椎橫突
支配神經：頸神經後枝的外側枝
作　　用：頸部伸展（單側收縮時會同側側屈與同側轉動）

➜頭夾肌
splenius capitis m.

➜頸夾肌
splenius cervicis m.

固有背肌外側群有**頭夾肌、頸夾肌**、頭最長肌、頸最長肌與頸髂肋肌。髂肋肌與最長肌附著於肋骨與橫突，因此在肋骨退化的頸部發育不好。然而相對的，位於橫突內側的內側群（➜ p.171，**圖2-8**）則發育得很好[7]。

外側群的肌肉是由脊髓神經後枝的外側枝或前枝所支配，與頸椎運動有關。為了維持頸椎的前彎，內側群相當重要。如果內側群的肌肉張力降低，無法維持頸椎的前彎，有時會讓靜態穩定機轉或外側群的肌肉張力亢進，來代償性地提高頸椎穩定性。肌肉張力亢進會產生肌肉痙攣，變成感覺頭部沉重倦怠、產生疼痛的原因[8]。此外，這些肌肉張力亢進的狀態下，會在頸部伸展方向施加擠壓應力，便產生疼痛。

● 頭夾肌的觸診（圖1-5）

頭夾肌是位於頸部與背部的板狀肌肉，起端覆蓋著斜方肌或菱形肌群，因此要觸摸斜方肌上側纖維與胸鎖乳突肌之間的止端來感知。頭夾肌就位在乳狀突與C4棘突連線的中間。起端處頭夾肌與頸夾肌的界線並不明確[9]。頭夾肌會與胸鎖乳突肌一起作用於頸部轉動，因此伸展＋同側轉動會施加更強的擠壓應力。

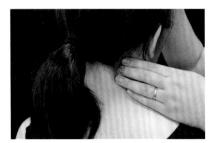

▶圖1-5　頭夾肌的觸診

3）頸部固有背肌內側群

頭半棘肌

起　　始：第三頸椎～第六胸椎橫突

停　　止：枕骨的上頸線與下頸線之間

支配神經：脊髓神經後枝的外側枝、內側枝

作　　用：頭部、頸部、胸椎伸展、單側收縮時是同側屈曲、對側轉動

頸半棘肌

起　　始：第一～六胸椎橫突

停　　止：第二～七頸椎棘突

支配神經：脊髓神經後枝的內側枝

作　　用：頭部、頸部、胸椎伸展、單側收縮時是同側屈曲、對側轉動

➡頭半棘肌
semispinalis capitis m.

➡頸半棘肌
semispinalis cervicis m.

● 解剖學上產生疼痛的要因（圖1-6）

固有背肌內側群受到脊髓神經後枝的支配，有棘間肌、棘肌、長迴旋肌、短迴旋肌、多裂肌、頸半棘肌與頭半棘肌，半棘肌占了頸部大半[7]。

要想維持頸部的前彎，**半棘肌**很重要，例如頭部在前方的姿勢中，是由半棘肌施加強大的張力。內側群跟外側群一樣，會因為頸部的伸展運動產生強大的張力。

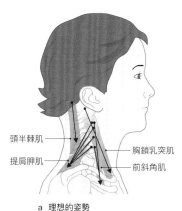
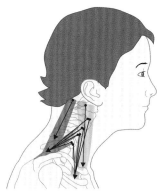

頭半棘肌

提肩胛肌

胸鎖乳突肌

前斜角肌

a 理想的姿勢   b 慢性頭部前方位移的姿勢

▶圖1-6　姿勢之比較

● 半棘肌的觸診

　　頸部的半棘肌分成厚實的頭半棘肌與頸半棘肌，頸半棘肌位在頭半棘肌的深層。頭半棘肌與頸半棘肌的肌肉間隙與其他肌肉相比，**疏鬆結締組織**與脂肪的量較多，血管也行走於其中，因此如果頭半棘肌或頸半棘肌產生肌肉硬結，壓迫到血管，便有可能造成肩膀僵硬或頭痛[7]。

　　半棘肌的表層處有頭夾肌與斜方肌上側肌束，因此觸診時要透過這些肌肉進行。此外，半棘肌的深層處有多裂肌、長迴旋肌、短迴旋肌。

小知識！

疏鬆結締組織
是種鬆散、配置不規則的結締組織，由膠原蛋白纖維、彈性纖維、黏多醣類、結締組織細胞所形成。以皮下為首，分布於全身。

4）斜方肌上側肌束、提肩胛肌

斜方肌上側肌束	提肩胛肌
起　　端：枕外隆突、頸韌帶	起　　端：第一～四頸椎橫突
止　　端：鎖骨外側1/3上緣	止　　端：肩胛骨上角
支配神經：副神經、頸神經	支配神經：頸神經、肩胛背神經
作　　用：肩胛骨抬高、肩胛骨往上轉動	作　　用：肩胛骨抬高、肩胛骨往下轉動

● 解剖學上產生疼痛的要因

　　斜方肌由上、中、下三條肌束所形成。上側肌束的作用為抬高肩胛骨與讓肩胛骨往上轉動。此外，斜方肌上側肌束與胸鎖乳突肌的鎖骨頭圍起來的部分稱為**後頸三角**，副神經通過其中，支配斜方肌。斜方肌另外由第二～四頸神經支配，所以是雙重神經支配著[7]。

　　提肩胛肌起於第一～四頸椎橫突，附著在肩胛骨上角，作用是肩胛骨抬高以及讓肩胛骨往下轉動。縱向細長的提肩胛肌可將後頸部分分為內側與外側。分布於斜方肌的副神經、頸神經及橫頸動脈淺枝通過提肩胛肌的外側，而走往菱形肌的肩胛背神經與橫頸動脈深枝則位於提肩胛肌的內側。也就是說，可想見提肩胛肌與其內外側容易血液循環不良[7]。

➡斜方肌
trapezius m.

➡後頸三角
posterior triangle

➡提肩胛肌
levator scapulae m.

不僅如此，斜方肌上側肌束與提肩胛肌容易因為列位失當等因素產生肌肉痙攣，該狀態下抬高肩胛骨、往同側側屈、轉動都會承受擠壓應力，容易產生疼痛。

● 斜方肌上側肌束的觸診

觸診斜方肌上側肌束時，可先將手指放在鎖骨外側1/3，再往枕外隆突2橫指外側的方向移動手指。斜方肌上側肌束位在最表層，呈三角形。

● 提肩胛肌的觸診

觸診提肩胛肌時，可從頸部前後徑的中央進行。提肩胛肌往頭側走，會逐漸被胸鎖乳突肌覆蓋住。此外，提肩胛肌的腹側有斜角肌群，背側有斜方肌，因此掌握壓痛結果時，也有必要考慮與這些肌肉間的位置關係。

● 從觸診及檢查結果能思考什麼？

根據以上的檢查結果，大致可將疼痛分為源自關節突間關節或肌肉，而很多時候這些情況彼此互有關聯，讓症狀變得複雜。像是有時候源自關節突間關節的疼痛引起固有背肌內側群攣縮，便產生了源自內側群肌肉的疼痛。換言之，不管疼痛源自關節突間關節還是肌肉，都必須要找出增強這些組織上機械應力的原因，可以從①肌肉失衡，②頸部列位失當來考慮。

①肌肉失衡 ➤ step 3 p.153

所謂肌肉失衡，指的是主動作肌與拮抗肌，或者主動作肌與協同肌生理方面的關係崩壞。比方說主動作肌的肌力低下時，因為某原因使頸部伸肌與屈肌產生過度的同時收縮，結果可想見會使伸肌、屈肌過度緊繃。此外，有時主動作肌的肌力低下也會以協同肌的過度活動進行代償。筆者印象中，常在臨床上見到由頸部伸肌群來代償頸部屈肌的肌力低下，或者由肩帶肌肉來代償頸部屈肌的肌力低下的情況。

②頸部列位失當 ➤ step 3 p.154

首先，下巴往前彎出的姿勢會造成問題（圖1-7）。由於下巴往前彎出，增強了頸椎具有的生理性前彎。而頸椎前彎的姿勢會產生頸椎伸展，以及在後方的關節突間關節處增強了施加擠壓應力＋剪切應力。此外，維持頸部前彎的內側群肌肉是縮短的狀態，使得張力低下。如此一來招致肌肉失衡，為了支撐頭部，外側群肌肉會過度努力，就會使頸部過度緊繃。

另一方面，若呈現頸部前彎減少的直頸姿勢，有效率支撐頭部的前彎消失，為了撐住頭部，頸部屈肌與伸肌必須同時收縮，便導致頸部肌肉過度緊繃。

此外，斜肩或平肩這類肩帶列位失當也會引起頸部列位失當，所以也是個問題。

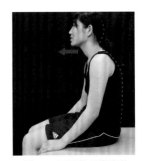

▶圖1-7 下巴往前彎出的列位

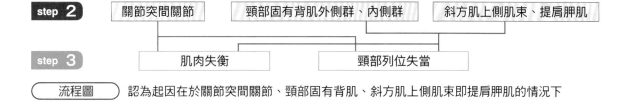

step 2　｜關節突間關節｜　｜頸部固有背肌外側群、內側群｜　｜斜方肌上側肌束、提肩胛肌｜

step 3　｜　　　肌肉失衡　　　｜　｜　　　頸部列位失當　　　｜

流程圖　認為起因在於關節突間關節、頸部固有背肌、斜方肌上側肌束即提肩胛肌的情況下

step 3　為什麼會疼痛？運動學方面的評估策略

　　由前述內容可知，如果認為起因在於頸部的擠壓應力，則有必要考慮肌肉失衡與列位的問題。

1）肌肉失衡

　　肌肉、韌帶、椎間盤的存在是為了支撐放在頸椎上的沉重頭部[10]，其中能隨興維持姿勢的是肌肉，比方說如果椎前肌群（小頭前直肌、頭外側直肌、頭長肌、頸長肌、舌骨下肌群與舌骨上肌群的總稱）與頸部固有背肌內側群這種位於深層的肌肉無法協調地運作，就無法維持頸椎的前彎。一旦破壞這種協調運作（失衡），會依賴胸鎖乳突肌、頸部固有背肌外側群、提肩胛肌等較大較長的肌肉來維持頸椎的穩定，因此評估椎前肌群與固有背肌的肌力很重要。頸部肌力會以徒手肌力測試來評估。

頭部屈曲的肌力檢查（圖1-8）

- **姿勢**：受檢者仰臥。
- **操作**：讓受檢者低頭收下巴，受檢者對此施以阻力。
- **判斷**：根據下列6階段來判斷。
  - （5）有最大程度的阻力（正常）
  - （4）有中等程度的阻力
  - （3）沒有阻力但可低頭收下巴
  - （2）可移動部分範圍
  - （1）無法移動但有肌肉收縮
  - （0）沒有肌肉收縮
- **注意**：小心別把受檢者的頭抬離治療臺。如果肌力低下的情況太嚴重，可能是中樞神經系統障礙，要多注意。

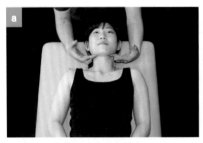 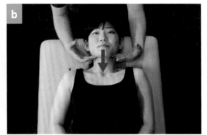

▶ 圖1-8　頭部屈曲的肌力檢查

● **針對頸部固有背肌內側群的激痛組織判斷測試**（圖1-9）

　　另一方面，對頸部伸肌群的肌力施行徒手肌力測試很困難，尤其對頸部伸展時會產生疼痛的患者來說，臨床上要進行伸展運動再加上阻力更是難上加難。此外，頸椎前彎增強的患者，其頭夾肌的肌肉張力亢進有可能是因為固有背肌內側群，尤其半棘肌的肌力低下。然而目前並未確立可個別測量內側群與外側群肌力的方法，因此使用促使頸部固有背肌內側群收縮的激痛組織判斷測試，觀察其疼痛變化，並探討內側群肌力的影響。

激痛組織	頸部固有背肌內側群
目標症狀	頸部列位失當
方法	調整好頸部列位後，在頸部後方塞毛巾等物，以此狀態讓受檢者進行頸部伸展運動，力求頸部穩定。
判斷	如果疼痛有改善，而椎前肌群的肌力沒問題，則考慮起因在於頸部固有背肌內側群的肌力低下。
機能分析	頸部固有背肌內側群是維持頸部列位的重要肌肉。除了調整列位，也有必要讓頸部的屈肌與伸肌同時收縮，因此要確認訓練前後的疼痛與列位變化。

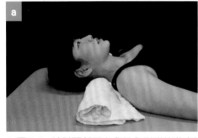 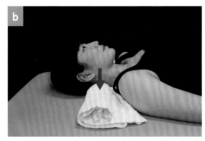

▶ 圖1-9　針對頸部固有背肌內側群的激痛組織判斷測試
a：配合頸部的前彎塞進毛巾。
b：頭部出力，像要壓扁毛巾一般，促使頸部的屈肌與伸肌同時收縮。

2）頸部列位失當

　　頸部經常見到的列位失當有①頭部往前位移，②直頸，③斜肩，④平肩，以下將說明各列位情況與特徵：

①頭部往前位移

　　下巴往前突出的姿勢。從側面觀察，耳殼的位置會在肩峰前方。希望各位回想一下嬰幼兒的姿勢，幾乎都是枕部比脊柱還要後面。而頭部往前位移則呈現**頭部伸展＋頸椎屈曲的列位**，這樣會增強頸部前彎，因此大多會讓頸部固有背肌內側群的肌力低下，固有背肌外側群、斜方肌、胸鎖乳突肌則是肌肉張力亢進。

②直頸

　　頸椎以C4、5為頂點，呈現弓狀往前彎的曲線，如果頸椎列位變成一直線，便稱為**直頸**。正確的評估應該看X光影像來判斷。此外還有後彎、S型（上位頸椎前彎，下位頸椎後彎）、倒S型（上位頸椎後彎，下位頸椎前彎）等情況[4]。由於頸椎彎曲減少，支撐頭部的頸部肌肉無論哪條大多會肌肉張力亢進。

③斜肩（圖1-10a）

　　呈現鎖骨下沉、肩胛骨外展、往下轉動、胸椎屈曲及上位肋骨下沉的狀態，多見於**成年消瘦型的女性**。**斜肩**負荷不了重力，可視為上肢、肩帶往下方牽引的狀態[8]。大部分這種姿勢的人頸部肌肉會萎縮、硬度高。尤其斜方肌上側肌束與提肩胛肌受到拉伸變得僵硬，而斜方肌中間肌束與下側肌束、菱形肌的肌力大多會低下。這些肌肉的檢查方法請參閱**肩胛胸廓關節的穩定性低下**（ ➡ p.21）。

④平肩（圖1-10b）

　　呈現鎖骨抬高、肩胛骨往上轉動、內收、胸椎伸展、上位肋骨抬高的狀態。多見於肌肉強健的男性。不同於斜肩上肢、肩帶受到重力往下方牽引，平肩可視為斜方肌上側、提肩胛肌、胸鎖乳突肌過度緊繃的狀態[8]。

▌**運動治療的重點** ▶

　　結合列位評估與解剖學方面評估，維持適當列位進行拉筋或訓練很重要。

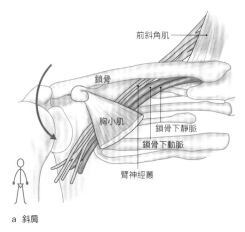

a 斜肩

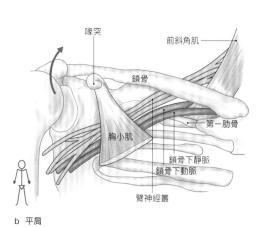

b 平肩

▶ 圖1-10 平肩與斜肩

2 源自頸部的麻痺

本項將按照各步驟統整說明。

step 1 怎樣的動作會麻痺？明確找出發生部位

源自頸部的麻痺大多是因為施加了**擠壓應力**與**伸展應力**，所以首先要明確找出哪個地方麻痺，推測絞扼部位。

比方說，鎖骨上側、肩胛骨周圍、上肢等處受到絞扼的神經都不同，因此詳細詢問患者麻痺部位很重要。神經受到絞扼主要的症狀與發生部位整理於**表**1-1。

● 表1-1　絞扼部位與發生麻痺的部位

絞扼部位	發生麻痺的部位
頸神經叢（第一～四頸神經）	枕部、耳殼後側、前頸部、側頸部、鎖骨上側
第五、六頸神經	上臂外側、前臂外側
第六、七、八頸神經	第二～四指掌背側
第八頸神經、第一胸神經	上臂內側、前臂內側
斜角肌間隙	肩胛骨周圍、上肢
肋鎖間隙	上肢
胸小肌下間隙	上肢

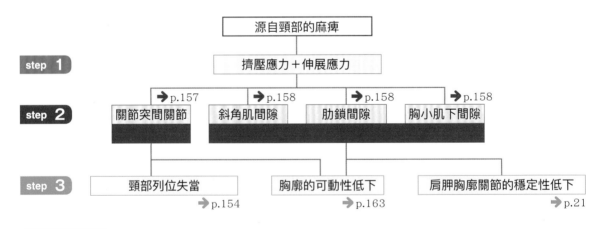

流程圖　針對源自頸部的麻痺評估策略

step 2 哪裡被絞扼住？解剖學方面的評估策略

頸神經從各個椎間孔走出後，分成粗大的前枝與纖細的後枝。此外，前枝會通過椎動脈後方，穿過頸椎橫突的前結節與後結節枝間的神經溝，再從橫突的前端走出。

➜頸神經
cervical nerves

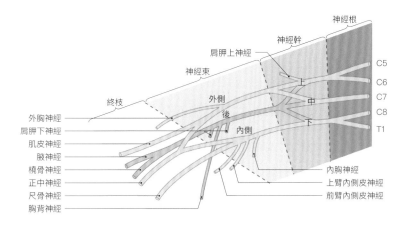

▶圖1-11 臂神經叢的構成

（引用自板井建雄〔著〕：標準解剖學，p.280，醫學書院，2017）

　　臂神經叢是由C5～T1的五條脊髓神經前枝所構成。C5～6形成上神經幹，C7形成中神經幹，C8～T1形成下神經幹（**圖**1-11）。上、中神經幹往上臂的屈側外側走（外側神經束），下神經幹則往屈側內側走（內側神經束）。三條神經幹在腋動脈附近形成、結合為後神經束，往伸側走。

　　臂神經叢前往上臂時通過的絞扼部位有三處：**斜角肌間隙、肋鎖間隙與胸小肌下間隙**，在這些絞扼部位施加擠壓應力或牽引應力便可誘發症狀，稱為**胸廓出口症候群**（TOS）。

➜臂神經叢
brachial plexus

➜胸廓出口症候群（TOS）
thoracic outlet syndrome

1）頸神經

● 解剖學上產生麻痺的要因

　　頸神經的神經根受到擠壓應力產生麻痺，稱為**頸神經根病變**，與頸髓病變或頸椎關節突間關節病變所指的頸椎病變完全不同。頸神經根病變主要症狀大多是神經根支配領域的根性疼痛與感覺症狀，鮮少出現運動麻痺。此外，神經根的分枝從脊髓分枝出來到走出椎間孔這段最容易產生障礙[11]。

　　頸椎會生理性前彎，因此位於椎體後方的椎間孔（**圖**1-12）會在屈曲時擴張，伸展時變狹窄。比方說椎體後外側有骨刺，或者不管往左、往右或用力轉動的狀態下，過度伸展頸椎等情況，頸神經就會承受擠壓應力。

　　吉田醫師表示，考慮椎間孔截面積時，上側椎體後緣與下關節突前緣、下側椎體鉤狀突與上關節突前緣之間的相對位置很重要，上關節突比椎體後緣還要突往前方的骨骼形態，以及從上關節突到鉤狀突之間的最短距離，會影響椎間孔截面積[11]。也就是說，上關節突相對於椎體在前方的位置，會使得上關節突、鉤狀突與椎弓形成的骨性椎間孔長度較長，也可說通過此處的神經根承受擠壓應力的機會變多。

　　不僅如此，C4、C5及C6的上關節突前緣大多在椎體後緣的前方，而通過C3/4、C4/5、C5/6椎間孔的神經根會通過關節突關節的附近，因此容易受到鉤狀突、上關節突的骨刺、擠出的椎間盤影響。C5、C6及C7的神經根為了形成臂神經叢變得粗大，如果椎間孔狹窄，容易受到物理性的壓迫[11]。

➜頸神經根病變
cervical radiculopathy

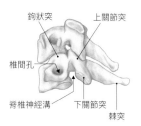

▶圖1-12 頸椎的椎間孔

● **誘發神經症狀測試**

為了鑑別是否為源自頸神經的症狀，會採用史柏霖氏測試（➤ p.149）。

2）臂神經叢絞扼引起的疾病：胸廓出口症候群（TOS）

● **解剖學上產生麻痺的要因**

臂神經叢的絞扼部位有三個。

第一個——**斜角肌間隙**，前壁為前斜角肌，後壁為中斜角肌，底面為第一肋骨所構成（圖1-13）。C5～T1的神經根走出椎間孔後，會形成臂神經叢，穿過斜角肌間隙，與鎖骨下動脈一起往外下方斜走。如果斜角肌群過度緊繃等因素使斜角肌間隙變狹窄，會對臂神經叢施加擠壓應力，這稱為**斜角肌症候群**。此外，前斜角肌附著於頸椎橫突的前結節，中斜角肌附著於頸椎橫突的後結節，臂神經叢就從中間通過。由於**斜肩**等列位失當，使第一肋骨下沉，也會對前斜角肌、中斜角肌施加牽引應力，三角形隧道的上角角度變得更小，所以也會對臂神經叢施加擠壓應力。除此之外，**頸肋**位於斜角肌間隙內，也有可能對臂神經叢施加擠壓應力。

第二個——**肋鎖間隙**，上側為鎖骨，底面為第一肋骨形成的骨性隧道（圖1-14），臂神經叢、鎖骨下動脈、鎖骨下靜脈過此處。鎖骨下沉或肋骨抬高時肋鎖間隙變狹窄，會對其中組織施加擠壓應力（**肋鎖骨症候群**）。此外，鎖骨與肋骨之間有鎖骨下肌，此肌肉張力亢進產生鎖骨下沉，有時也會對臂神經叢施加擠壓應力。

第三個——**胸小肌下間隙**，上側為胸小肌，底面為喙鎖韌帶形成的（圖1-15）。臂神經叢、鎖骨下動脈、鎖骨下靜脈則行走於胸小肌深層。因此如果抬起上肢，臂神經叢、鎖骨下動脈與鎖骨下靜脈會以胸小肌下間隙為支點，改變方向走往上方。此時會對臂神經叢、鎖骨下動脈與鎖骨下靜脈施加牽引應力，引起**過度外展症候群**。

➤斜角肌間隙
scalene space

➤斜角肌症候群
scalenus syndrome

➤頸肋
cervical rib

➤肋鎖間隙
costoclavicular space

➤肋鎖骨症候群
costoclavicular syndrome

➤胸小肌下間隙
subpectoral space

➤過度外展症候群
hyperabduction syndrome

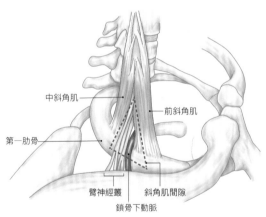

中斜角肌
前斜角肌
第一肋骨
臂神經叢
斜角肌間隙
鎖骨下動脈

▶圖1-13 斜角肌間隙

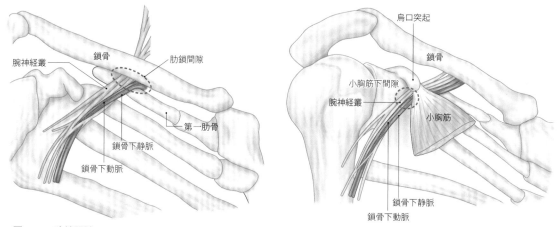

▶圖 1-14　肋鎖間隙　　　　　　　　　　　　　▶圖 1-15　胸小肌下間隙

　　片岡醫師[12]將對臂神經叢施壓擠壓應力產生麻痺的患者稱為**擠壓型**，施加牽引應力產生麻痺的患者稱為**牽引型**，而擠壓、牽引兩者都有的患者稱為**混合型**。從發生頻率來看，擠壓型18.7%，牽引型6.1%，混合型75.4%。也就是說，在斜角肌間隙受到擠壓、在胸小肌下間隙受到牽引等，很多患者是複數部位受到絞扼，評估時必須將這件事放在心上。

● 前、中斜角肌的觸診（圖1-16）

前斜角肌	中斜角肌
起　端：第三～六頸椎橫突的前結節	起　端：第二～七頸椎橫突的後結節
止　端：第一肋骨的前斜角肌結節	止　端：第一肋骨的鎖骨下動脈溝後方粗隆（第二、三肋骨也有）
支配神經：頸神經前枝	支配神經：頸神經前枝
作　用：抬高肋骨擴張胸廓（吸氣）。如果固定了肋骨，頸部屈曲、單側收縮會讓頸部同側側屈。	作　用：抬高肋骨擴張胸廓（吸氣）。如果固定了肋骨，頸部屈曲、單側收縮會讓頸部同側側屈。

➜前斜角肌
anterior scalene m.

➜中斜角肌
middle scalene m.

　　找到鎖骨上大窩處，在胸鎖乳頭肌鎖骨頭的後緣1橫指左右的外側，依序為前斜角肌、中斜角肌排列。前斜角肌與中斜角肌在鎖骨上窩處的肌肉間隙大概只有一根小指左右，而近端處的中斜角肌位於前斜角肌後方，兩肌肉緊貼著。這兩條肌肉在深吸氣時會稍微變圓突起，便可觸摸。

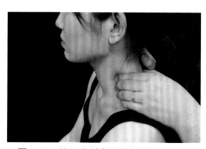

▶圖 1-16　前、中斜角肌的觸診

● 前、中斜角肌的誘發神經症狀測試

艾德森氏測試 Adson test[13]（圖1-17）

- ・檢查姿勢：受檢者坐著，上肢下垂。
- ・感知部位：觸摸感知橈骨動脈。
- ・誘導運動：讓受檢者頭部往感知側轉動，抬高下巴的狀態下深吸氣，然後閉氣。
- ・判斷：如果橈骨動脈的脈搏消失、減弱且患側上肢出現症狀，即為陽性。
- ・機能分析：這是讓前斜角肌、中斜角肌、第一肋骨間的隧道變狹窄，藉此壓迫鎖骨下動脈與臂神經叢，針對斜角肌間隙進行的血管測試。
- ・注意：敏感度低，胸廓出口症候群患者的陽性率也明顯偏低。但是特意度高，如果結果為陽性，可強烈懷疑為胸廓出口症候群。

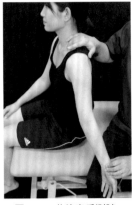

▶ 圖1-17 艾德森氏測試

莫里氏測試 Morley test[14]（圖1-18）

- ・檢查姿勢：受檢者坐著，上肢下垂。
- ・感知部位：受檢者用拇指壓迫鎖骨上大窩處的臂神經叢。
- ・判斷：如果出現按壓處疼痛、傳往末梢的放射痛，即為陽性。
- ・機能分析：這是對鎖骨上窩處，臂神經叢狄內勒氏徵象的刺激神經測試，用來評估絞扼部位處臂神經叢過敏狀態，對斜角肌間隙壓迫臂神經叢型的胸廓出口症候群很有用。
- ・注意：評估牽引臂神經叢型胸廓出口症候群很有用的是，在斜角肌三角部分確認有無壓痛、放射痛。

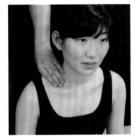

▶ 圖1-18 莫里氏測試

● 鎖骨下肌的觸診（圖1-19）

> 鎖骨下肌
>
> 起　　端：第一肋骨與第一肋軟骨界線附近的前上側
> 止　　端：鎖骨的鎖骨下動脈溝
> 支配神經：鎖骨下神經
> 作　　用：將鎖骨往前尾側拉

➡鎖骨下肌
　subclavius m.

　手指放在鎖骨外側1/3，往鎖骨後方按壓，讓鎖骨下沉後，可在後下方處確認膨脹突起的鎖骨下肌。鎖骨上大窩的下方處有臂神經叢與鎖骨下動脈經過，也是胸大肌的附著處，要多注意。

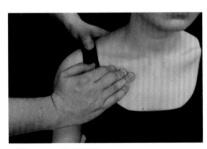

▶ 圖1-19 鎖骨下肌

● 誘發神經症狀測試

路斯氏測試 Roos test[14]（圖1-20）

- 檢查姿勢：受檢者坐著，維持兩側肩關節90°外展外轉，肘關節90°屈曲的姿勢，肘關節拉往胸部後方一些。
- 必要運動：手指緩緩握拳再張開，反覆運動3分鐘。
- 判斷：3分鐘的測試中，如果患側上肢很早就感覺到疲勞或沉重，接著慢慢產生手部麻痺，即為陽性。此外，測試中如果有輕度疲勞或難過的感覺是在正常範圍內。
- 機能分析：這是會反映肋鎖間隙處臂神經叢刺激狀態的測試，在測試中出現症狀時，也可透過能摸到橈骨動脈（牽引型）或無法摸到（擠壓型）來區別是擠壓型還是牽引型。再者，胸小肌下間隙處受到絞扼也有可能是陽性，所以要同時確認症狀與壓痛結果。
- 注意：偽陽性率高，也有報告指出，將檢查時間從3分鐘縮減成90秒，特異度會上升[14]。

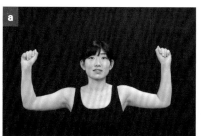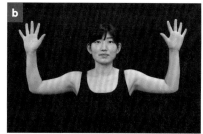

▶圖1-20　路斯氏測試

伊甸氏測試 Eden test[14]（圖1-21）

- 檢查姿勢：受檢者坐著，挺胸（肩關節輕度伸展），收下巴，施檢者站在受檢者後方。
- 感知部位：觸摸橈骨動脈。
- 誘導運動：雙肩往後下方牽引。
- 判斷：如果橈骨動脈的脈搏消失或減弱，即為陽性。
- 機能分析：本測試為可見到在肋鎖間隙處，對鎖骨下動脈施加擠壓應力的血管測試。此外，調查症狀再現性與有無惡化的情況，其敏感度為92%，很高。
- 注意：只評估脈搏有無減弱、消失，所以就算結果是陰性，也不能否定是胸廓出口症候群，最好配合症狀再現性與有無惡化來確認。

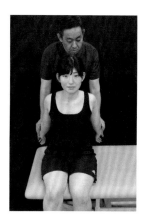

▶圖1-21　伊甸氏測試

● 胸小肌的觸診（圖1-22）

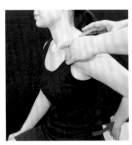
➔ 胸小肌
pectoralis minor m.

▶ 圖1-22　胸小肌的觸診

> 胸小肌
> 起　　端：第二～五肋骨前側
> 止　　端：喙突
> 支配神經：內胸神經、外胸神經
> 作　　用：將喙突往前尾側拉

　　胸小肌起於第二～五肋骨前側，附著於肩胛骨喙突，表層有胸大肌。以坐姿進行胸小肌觸診時，要以肩關節伸展、內收與內轉的姿勢做離背（lift-off）動作。此時將手指放在肩胛骨喙突內側尾端，可觸摸到收縮的胸小肌。

● 從觸診及檢查結果能思考什麼？

　　根據以上檢查結果，可判斷出在哪個部位、哪條神經施加了機械應力。物理治療針對神經能處置的不多，因此有必要著眼於下列運動學方面的因素，減輕施加於神經上的機械應力：

①頸部列位失當 ➜ step 3 p.154

　　如果產生源自頸神經的疼痛，有必要評估頸部列位。尤其頸部前彎增強的列位會讓椎間孔變狹窄，引起問題。

②胸廓的可動性低下 ➜ step 3 p.163

　　構成臂神經叢絞扼部位的斜角肌與胸小肌附著在胸廓上，**刻意吸氣**會使其活動。這些肌肉的縮短或緊繃，會讓胸廓的可動性低下，因此評估胸廓的可動性很重要。

③肩胛胸廓關節的穩定性低下 ➜ step 3 p.21

　　尤其針對臂神經叢的牽引應力，大多與斜肩（圖1-10a）這種列位失當有關。很多斜肩患者的肩胛胸廓關節穩定性低下，因此提高肩胛胸廓關節穩定性的肩胛胸廓間肌群肌力評估很重要。

小知識！

刻意吸氣
指有意識地用力吸氣。不僅靜態吸氣肌的橫膈膜與外肋間肌，輔助肌的胸鎖乳突肌、斜角肌群、提肋肌等也會活動起來。

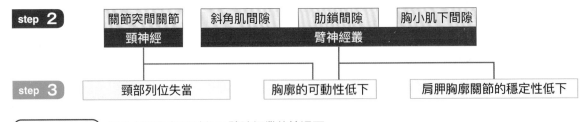

step 2
| 關節突間關節 | 斜角肌間隙 | 肋鎖間隙 | 胸小肌下間隙 |
| 頸神經 | 臂神經叢 |

step 3
| 頸部列位失當 | 胸廓的可動性低下 | 肩胛胸廓關節的穩定性低下 |

流程圖　認為起因在於頸神經及臂神經叢的情況下

為什麼會被絞扼？運動學方面的評估策略

根據前述內容，源自頸部的麻痺在運動學上的要因可考慮下列三點：

1）頸部列位失當 ➡ p.154

2）胸廓的可動性低下

胸廓由胸椎與12對肋骨所組成，是個富有擴張性的構造。此外，肩胛骨在背側與胸廓形成肩胛胸廓關節，所以胸廓在評估肩胛骨列位時也很重要（ ➡ p.22）。胸廓與呼吸運動的關係密切。吸氣時，上位肋骨處可見到**前後徑擴大（幫浦把手運動）**，下位肋骨則因為橫膈膜的作用，可見到**橫徑擴大（水桶提把運動）**，伴隨著胸骨運動，產生前後徑擴大（圖1-23）。最下方的肋骨則可見到**伴隨橫徑擴大的往後運動（雙腳規運動）**[15]。

這種胸廓運動可想見在併有呼吸器官疾病的患者身上會出問題，很難認為只會在運動器官疾病中造成障礙。然而考慮重力之下的體幹運動，**上半身的重心**是由頭部與胸廓的相對位置所決定。雖然頭部沒有可動性，但能藉由頸部與胸廓的協調運動來控制上半身的重心。

➡胸廓前後徑擴大 / 幫浦把手運動
pump-handle motion

➡胸廓橫徑擴大 / 水桶提把運動
bucket-handle motion

➡伴隨橫徑擴大的往後運動（雙腳規運動）
caliper motion

小知識！

上半身的重心
上半身的重心一般認為在胸骨劍突（第七～九胸椎）處。

頸部與胸廓的協調運動	
頸椎屈曲	胸椎後彎增大，上下肋間一邊變狹窄，一邊將胸廓往下拉。
頸椎伸展	胸椎後彎減少，上下肋間一邊擴大，一邊將胸廓往上抬。
頸椎轉動	上位胸椎也往同側轉動。

也就是說，如果胸廓的柔軟度低下，胸椎的可動性會低下，因此引起頸椎或腰椎的可動性異常，可想見會產生頸部固有背肌內側群的肌力低下，或者頸部固有背肌外側群、斜方肌上側肌束、提肩胛肌、胸鎖乳突肌的肌肉張力亢進。

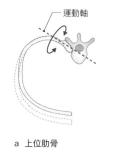
a 上位肋骨
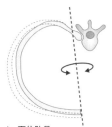
b 下位肋骨
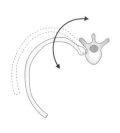
c 最下方的肋骨

▶ 圖1-23 呼吸時的胸廓運動

- **姿勢**：仰臥、側臥、坐著。
- **操作**：用整個手掌輕輕觸摸像要包覆胸廓一般，不對受檢者的胸廓施加壓力，評估靜態時呼吸與深呼吸時胸廓的動作。按照圖1-24所畫分區來評估。
- **判斷**：觀察呼氣、吸氣是從哪一區開始、活動程度如何、有無左右差異、靜態時與深呼吸時有無差異。
- **注意**：如果伴隨呼吸器官疾病，胸廓可動性也會低下，因此應該要同時評估姿勢（胸椎後彎角度變大、從體幹屈曲的姿勢到伸展能否維持等）與肌肉張力。

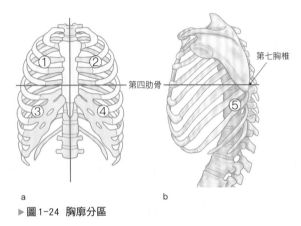

▶圖1-24 胸廓分區

3）肩胛胸廓關節的穩定性低下 ➤ p.21

文献

1) Lee SH, Terzopoulos D：Heads Up! Biomechanical Modeling and Neuromuscular Control of the Neck. ACM Transactions on Graphics 25：1188-1198, 2006

2) 佐藤友紀：頸椎機能解剖に基づいた病態と徒手理学療法. 理学療法学 39：301-304, 2012

3) Donald A.Neumann（著），嶋田智明，平田総一郎（監訳）：筋骨格系のキネシオロジー. pp267-341, 医歯薬出版, 2005

4) 木村慎二：骨関節X線像のみかた　脊椎（頸椎）. J Clin Rehabil 19：264-270, 2010

5) 竹井仁：体幹の骨・関節の解剖学的理解のポイント. 理学療法 23：1343-1350, 2006

6) Kallakuri S, Singh A, Chen C, et al：Demonstration of substance P, calcitonin gene-related peptide, and protein gene product 9.5 containing nerve fibers in human cervical facet joint capsules. Spine 29：1182-1186, 2004

7) 佐藤達夫：頸部の筋の解剖　特に神経支配との関連について. 理学療法ジャーナル 49：383-392, 2015

8) 工藤慎太郎：運動器疾患の「なぜ？」がわかる臨床解剖学. pp1-11, 医学書院, 2012

9) 河上敬介，磯貝香（編）：骨格筋の形と触察法　改訂第2版. 大峰閣, p51-75, 2015

10) 金子操：脊柱変形とADL. 理学療法ジャーナル 39：625-632, 2005

11) 吉田泰雄：頸椎椎間孔と神経根の形態学的測定. 昭和医学会雑誌 68：44-54, 2008

12) 片岡泰文：胸郭出口症候群の病態－腕神経叢造影を用いて. 日整会誌 68：357-366, 1994

13) 進藤重雄：Adson テスト. 脊椎脊髄 28：284-285, 2015

14) 唐杉樹，井手淳二：胸郭出口症候群の理学所見　Eden テスト, Morley テスト, Roos テスト. 脊椎脊髄 28：286-289, 2015

15) 金尾顕郎，中根征也：呼吸器疾患患者の胸郭の機能障害と理学療法. 理学療法 32：640-648, 2015

胸腰部

胸腰部的構造與機能

　　胸腰部的脊柱是以相鄰椎骨的下關節突與上關節突形成的**關節突間關節**，和包含椎間盤在內的椎體間關節相互連結。前者是典型解剖學上的關節（滑膜關節），具有關節軟骨（玻璃軟骨）、滑膜及關節囊。後者是纖維軟骨結合形成的機能性關節，並沒有正式名稱。

　　此外，胸椎部分有**肋頭關節**與**肋橫突關節**，兩者合稱為**肋椎關節**（圖2-1）。

A. 胸腰部容易產生的機能障礙

　　胸腰部共同負責的角色為保護脊髓神經，以及確保三軸向的寬廣可動性。而負責與其相反的角色，必須要維持脊柱整體及椎體間的分節穩定性，但是有報告指出，光靠著骨頭與韌帶，無法獲得充分的穩定性[1,2]。除此之外，在胸腰處前方有胸廓的重量施加於屈曲方向，而且骶骨傾斜與體幹的重量經常在胸腰處產生往前下方滑動的力量。

　　因此胸腰處的肌肉、筋膜活動很重要，不過從事處理重物工作的人容易陷入過度負荷的情況中。此外，由於年齡增長或體育競技等持續造成的不良姿勢、脊柱列位異常大多會使關節突間關節及椎間盤變性，產生疼痛。

➡關節突間關節
zygapophysial joints

➡肋頭關節
joint of head of rib

➡肋橫突關節
costotransverse joint

➡肋椎關節
costovertebral joints

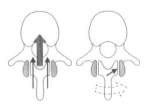

a　與矢狀面平行

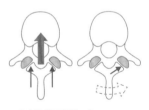

b　相對矢狀面傾斜45°

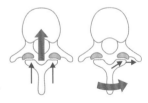

c　與矢狀面垂直

▶ 圖 2-2　上關節突的傾斜對椎體滑動、定軸轉動的影響

a：對上位椎體的往前位移阻力最小，對轉動的阻力最大。
b：上位椎體的往前位移、轉動會受限。
c：對上位椎體的往前位移阻力最大，對轉動的阻力低下。

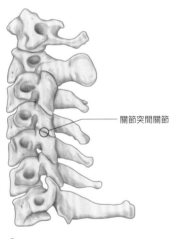

a

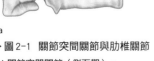

b

▶ 圖 2-1　關節突間關節與肋椎關節
a：關節突間關節（側面觀）。
b：肋椎關節（上方觀）。

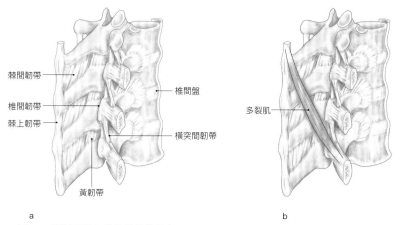

棘間韌帶

椎間韌帶

棘上韌帶

黃韌帶

椎間盤

橫突間韌帶

a

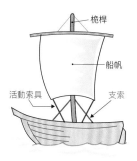

桅桿

船帆

活動索具

支索

多裂肌

b

▶ 圖2-3　關節囊與韌帶的纖維性結合

關節突間關節的關節囊在腹側與黃韌帶有纖維性結合，在背側與多裂肌有纖維性結合。

▶ 圖2-4　帆船的構造

B. 胸腰部的穩定機轉

● 靜態穩定機轉

- **骨頭形態**：相對於上關節突矢狀面的傾斜，可提高抑制椎體往前滑動、定軸轉動的效果（圖2-2）。
- **椎間盤**：由髓核與纖維環構成，與椎體間的運動及支撐體重有關。
- **關節囊、韌帶**：關節囊在腹側與黃韌帶有纖維性結合，在背側與多裂肌有纖維性結合。此外，前縱韌帶、後縱韌帶與椎間盤的纖維環結合，有助於脊柱整體的穩定性（圖2-3）。

● 動態穩定機轉

- **固有背肌內側群的配置**：長迴旋肌、短迴旋肌、多裂肌及半棘肌彷彿是填滿椎體棘突與橫突間隙的存在，其纖維方向是往外下方行走。如果將脊柱比喻成撐起船帆的桅桿，那麼固有背肌內側群便是負責穩定桅桿的支索[3]（圖2-4）。
- **腰方肌**：起於髂嵴，止於第十二肋骨及第一～四腰椎的肋突。左右腰方肌收縮會壓縮腰椎，對穩定性非常有幫助[4]。

C. 胸腰部的運動

胸腰部的運動是由解剖學關節的關節突間關節所引起的。關節突間關節的關節面是平坦的平面關節，其關節運動的特徵為，只會有**滑動運動**。體幹屈曲運動時，下關節突會相對於上關節突產生滑動，因此椎體間的背側變寬，相對地，腹側變窄。同時椎間盤的腹側凹陷、背側凸出。椎間盤這種柔軟的變形代替轉動運動，胸腰部便能流暢地運動（圖2-5）。

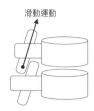

滑動運動

a　關節突間關節的滑動運動

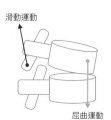

滑動運動

屈曲運動

b　體幹屈曲運動（無椎間盤）

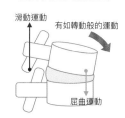

滑動運動

有如轉動般的運動

屈曲運動

c　體幹屈曲運動（有椎間盤）

▶ 圖2-5　關節突間關節的滑動運動與椎間盤

a：相對於下位椎體的關節面，上位椎體的關節面滑動。
b：關節突間關節的滑動運動會讓位於前方的椎體下降，但不流暢。
c：由於椎間盤的作用減少了椎體下降，產生有如轉動的運動，所以關節運動變得流暢。

1 胸腰部的疼痛

本項將按照各步驟統整說明。

step 1 怎樣的動作會疼痛？明確找出機械應力

從機械應力觀點思考胸腰部的疼痛，大致可分為三類：**伸展應力、擠壓應力**與**剪切應力**。

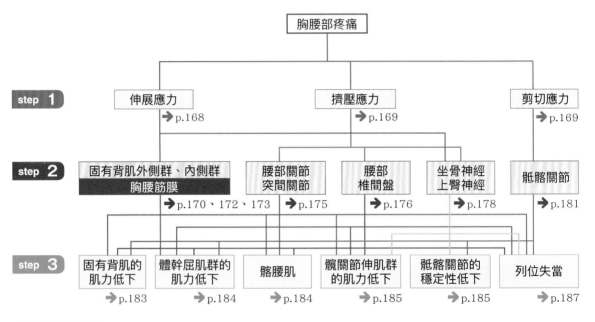

流程圖 針對胸腰部疼痛的評估策略

1）伸展應力

站立或坐著等抗重力姿勢時，胸廓的重量會產生往前倒的力量，因此會時常在胸背部的肌肉以及胸腰筋膜處產生**伸展應力**。不僅如此，頭頸部往前方位移的不良姿勢、抬高上肢的動作、頻繁拿起運送重物的作業等，都是增強伸展應力的原因。再者，肌肉失去柔軟度、肌肉及筋膜間的滑動性低下會使肌肉的伸展性低下，因此在對胸腰部施加伸展應力的日常生活動作時，要確認是否產生疼痛。

如果因為伸展應力產生疼痛，則懷疑是起因於固有背肌外側群、內側群、胸腰筋膜、坐骨神經、上臀神經的機能障礙。

2）擠壓應力

站立時關節突間關節的擠壓負荷率約20%，**椎體、椎間盤**的擠壓負荷率則約80%，此擠壓負荷率會隨著姿勢改變。腰椎屈曲時，椎體、椎間盤的擠壓負荷率增加；相反地，腰椎伸展時，則是關節突間關節的擠壓負荷率增加。此外，拿起重物或抬高上肢等動作時，也會讓椎體、椎間盤的擠壓負荷率增加。

如果更進一步加上旋轉動作，單側關節突間關節面的擠壓負荷率會增加，而對側關節突間關節面的擠壓負荷率則會減少。也就是說，會產生左右差異。此外，如果持續轉動運動，運動軸心會移動到擠壓負荷率高的關節突間關節，對椎間盤產生剪切應力，成為椎間盤纖維環損傷的原因。

坐骨神經與**上臀神經**會在梨狀肌上孔處受到擠壓應力。再者，如果進行體幹的屈曲運動，會產生髖關節的屈曲，因此也會對坐骨神經或上臀神經施加伸展應力，所以下肢或臀部就產生了疼痛。

那麼，如果因為擠壓應力產生疼痛，則懷疑是關節突間關節與椎間盤損傷，進一步懷疑是坐骨神經與上臀神經的機能障礙。

➡坐骨神經
sciatic nerve

➡上臀神經
superior gluteal nerve

3）剪切應力

骶髂關節是骶骨與髂骨形成的關節，形狀為微動關節。**微動關節**是平面關節的一種，韌帶包圍了關節周圍，因此運動範圍很小[5]。關節前方有**骶髂前韌帶**，後方有**骶髂後韌帶、骶髂骨間韌帶、骶結節韌帶**與**骶棘韌帶**，犧牲了可動性，取而代之的是提高了骶髂關節的穩定性（圖2-6），尤其骶髂骨間韌帶是將髂骨牢牢固定在骶骨上的重要韌帶。

骶髂關節的構造適合支撐體重，不過會產生些微的**平移運動**。站立時的體幹重量會透過腰椎變成剪切應力傳到骶髂關節上，此時會產生**點頭運動**（圖2-7）。點頭運動會增加韌帶的張力，提高骶髂關節的穩定性。相反地，反點頭運動則會放鬆韌帶，使得髂骶關節就變得不穩定。然而髂骶關節的可動範圍非常小，平均約2°左右。

也就是說，如果因為剪切應力產生過度的點頭運動，會增強韌帶的張力，產生疼痛。

➡骶髂關節
sacro-iliac joint

➡骶髂前韌帶
anterior sacro-iliac ligament

➡骶髂後韌帶
posterior sacro-iliac ligament

➡骶髂骨間韌帶
interosseous sacroiliac ligament

➡骶結節韌帶
sacrotuberous ligament

➡骶棘韌帶
sacrospinous ligament

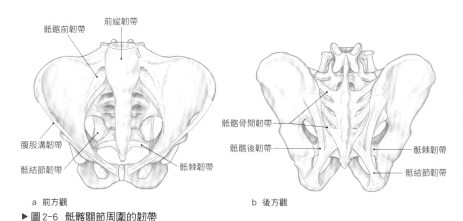

a 前方觀　　　　　　　　　　　　b 後方觀

骶髂前韌帶　　前縱韌帶

腹股溝韌帶
骶結節韌帶　　　骶棘韌帶

骶髂骨間韌帶
骶髂後韌帶　　　骶棘韌帶
　　　　　　　　骶結節韌帶

▶圖2-6　骶髂關節周圍的韌帶

> **小知識！**
>
> **平移運動**
> **(translational motion)**
> 物體整體以同速度、往同方向運動，稱為平移運動。關節囊內運動中，經常能聽到相對於治療面在平行方向平移稱為「滑動」，往垂直方向平移稱為「離開」的說法。

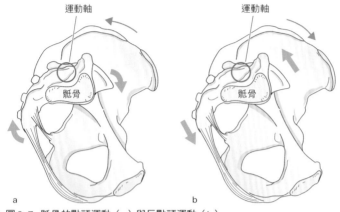

▶圖2-7 骶骨的點頭運動（a）與反點頭運動（b）

a：骶骨往前方傾斜，則髂骨往後方傾斜。

b：骶骨往後方傾斜，則髂骨往前方傾斜。

　此外，如果點頭運動減少，剪切應力增加，可想見會增加源自骶髂關節的疼痛，只不過很難區別是來自骶髂關節的，還是來自骶髂關節周圍韌帶的，因此將兩者合在一起，視為**源自骶髂關節**的疼痛。

　那麼，如果因為剪切應力產生疼痛，可想見骶髂關節有問題。

---

step 2　哪裡會疼痛？解剖學方面的評估策略

1）固有背肌外側群

最長肌
起　　端：骶骨、髂後上棘
止　　端：胸椎橫突、腰椎肋突
支配神經：脊髓神經後枝的外側枝
作　　用：兩側收縮時脊柱伸展，單側收縮時往同側側屈、轉動
髂肋肌
起　　端：骶骨、髂嵴、胸腰筋膜
止　　端：下位肋骨、腰椎肋突、肋骨角
支配神經：脊髓神經後枝的外側枝
作　　用：兩側收縮時脊柱伸展，單側收縮時往同側側屈、轉動

● 解剖學上產生疼痛的要因

　固有背肌可分成外側群與內側群（圖2-8）。外側群橫跨多個脊柱分節，讓脊柱可做出大動作。

　外側群中包含了**最長肌**與**髂肋肌**。

　最長肌與髂肋肌往外上側成扇形行走，同時附著於肋骨及肋突上。這種配置很類似控制船帆的活動索具，非常有利於脊柱伸展、轉動（圖2-4）。固有背肌也有讓脊柱伸展的作用，不過伸展力矩大約80%是由外側群負責的[6]。

➜最長肌
longissimus m.

➜髂肋肌
iliocostalis m.

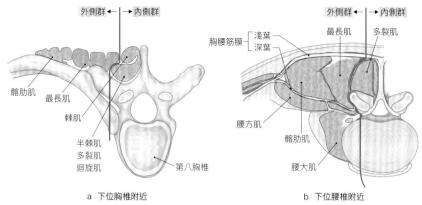

| 外側群 ← → 內側群 | | 外側群 ← → 內側群 |

a 下位胸椎附近

b 下位腰椎附近

▶圖2-8 固有背肌外側群與內側群的配置

最長肌與髂肋肌完全被胸腰筋膜的淺葉及深葉覆蓋住，但與骨頭的接觸面並沒有，因此肌肉的內壓容易擴散。

也就是說，因為抗重力姿勢對胸背部產生伸展應力（往前方傾倒的力量），會與固有背肌外側群的伸展力矩相互抵消。如果再加上持續的不良姿勢、過度勞動、體育競技等，會讓固有背肌外側群變得緊繃，缺乏柔軟度，因而在需要身體前彎的穿脫鞋子等動作時，明顯受到限制。

● 固有背肌外側群的觸診

①最長肌

最長肌起於骶骨、髂後上棘，止於胸椎橫突內側端、肋突。將手指放在腰部棘突往外側約3cm處，找止端的話手指朝向肋突的外上方移動；找起端的話則朝向髂後上棘的內下方移動。最長肌比髂肋肌更硬、隆起更明顯，很容易觸摸。

②髂肋肌

髂肋肌位於最長肌的外側，起於骶骨、髂嵴、胸腰筋膜，止於下位肋骨、腰椎橫突。將手指放在腰最長肌外緣，指尖朝向棘突一邊壓迫，一邊往外側移動。腰部的髂肋肌肌腹厚實，到外側端都很容易觸摸到。相對的，雖然胸部髂肋肌的肌腹較薄，但比肋骨角還要內側，還是可以從體表觸摸。

根據肌肉走向（圖2-9）可知，伸展運動是最長肌的作用較大，伸展、轉動運動則是髂肋肌的作用較大，因此做伸展動作時容易觸摸到最長肌的肌腹；做伸展、轉動運動則是容易觸摸到髂肋肌的肌腹。

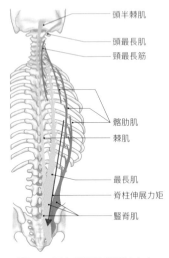

▶圖2-9　固有背肌外側群的走向

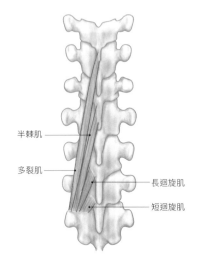

▶圖2-10　固有背肌內側群

圖2-9標籤：頭半棘肌、頭最長肌、頸最長筋、髂肋肌、棘肌、最長肌、脊柱伸展力矩、豎脊肌

圖2-10標籤：半棘肌、多裂肌、長迴旋肌、短迴旋肌

2）固有背肌內側群：多裂肌

多裂肌（腰部）

起　　端：所有腰椎的乳狀突、骶骨後側、髂後上棘

止　　端：比起端往上三個椎體的棘突

支配神經：附著於棘突、高位脊髓神經後枝的內側枝

作　　用：兩側收縮時脊柱伸展，單側收縮時往對側轉動[7]

➡多裂肌
multifidus m.

● 解剖學上產生疼痛的要因

　　固有背肌內側群是存在於椎骨橫突與棘突間隙的肌群，連接一個椎體間的是**短迴旋肌**，二個椎體間的是**長迴旋肌**，連接三個椎體間以上的是**多裂肌**（圖2-10）。另外還有半棘肌、棘間肌，不過此處視為多裂肌的一部分表示。

　　有報告指出，腰部多裂肌在腰椎生理性前彎時活動性最高、後彎時最低[8]。此外，其深層纖維對椎體間的穩定性幫助非常大，也會影響到下肢的運動[9~12]。因此伸展應力增加，讓腰椎呈後彎的話，會讓腰部多裂肌的機能低下，降低椎體間穩定性，甚至進而影響到下肢的運動。

➡短迴旋肌
short rotatores m.

➡長迴旋肌
long rotatores m.

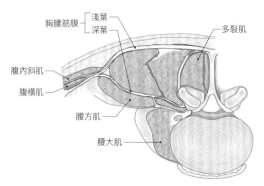

圖2-11標籤：胸腰筋膜、淺葉、深葉、多裂肌、腹內斜肌、腹橫肌、腰方肌、腰大肌

▶圖2-11　胸腰筋膜與固有背肌內側群的位置關係

不僅如此，腰部多裂肌被胸腰筋膜的深葉完全包圍住，形成一個腔室（圖2-11），因此如果持續腰椎後彎，會招致肌肉內壓上升，引起**腔室症候群**，有時會產生疼痛[13]。

● 固有背肌內側群（多裂肌）的觸診（圖2-12）

固有背肌內側群起於乳狀突、骶骨後側、髂後上棘，止於棘突。腰部的止於骶骨後側、髂後上棘，因此以棘突、髂後上棘為地標，手指在胸部處內側⇔外側移動、在腰部處外下側⇔內上側移動，可輕易觸摸。尤其腰部多裂肌在L5附近很發達，連髂後上棘的附著處都能確實摸到。腰部存在著生理性前彎，因此在腹部墊毛巾等減少前彎，可讓棘突變得明顯好摸。此外，只要微微伸展脊柱（抬高鼻尖的程度），固有背肌內側群便會收縮，也就能觸摸到其肌腹。

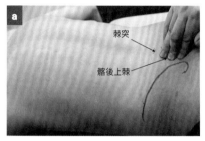
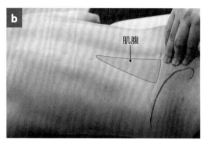

▶ 圖2-12　多裂肌的觸診

a：平常時。　b：伸展時。以棘突、髂後上棘為地標，紅框表示內側群的範圍。

3）胸腰筋膜

胸腰筋膜有如要包圍固有背肌外側群一般，分為淺葉與深葉（圖2-11）。**淺葉**上側起於闊背肌或後下鋸肌，下側則與臀大肌相連。**深葉**則完全包覆多裂肌，是側腹肌群的腹橫肌、腹內斜肌的起端（圖2-13）[14,15]，因此胸腰筋膜的纖維密度從第四腰椎（L4）高度開始明顯增加[16]。換句話說，固有背肌外側群與內側群的筋膜與腹橫肌、腹內斜肌及臀大肌等的筋膜緊密相連，可見會影響到彼此的肌肉活動。

➔胸腰筋膜
thoracolumbar fascia

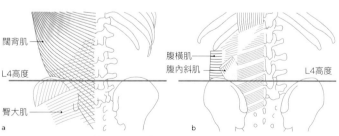

▶ 圖2-13　各肌肉的筋膜與胸腰筋膜融合

a：闊背肌、臀大肌的筋膜與胸腰筋膜融合。
b：腹橫肌、腹內斜肌的筋膜與胸腰筋膜融合。

另外，Yahia團隊[17]揭露了胸腰筋膜的血管周圍存在著**機械性受器**第Ⅰ型（類似魯斐尼氏小體）與第Ⅱ型（類似巴齊尼氏小體）。第Ⅰ型是低閾值、反應慢，感知關節的位置與運動，而第Ⅱ型是低閾值、反應快，會對關節的快速運動、震動及橫向應力起反應，可想見是負責靜態時的姿勢控制或運動時的體幹限制。

● 固有背肌外側群、內側群、胸腰筋膜的誘發疼痛測試

前彎動作測試（圖2-14）

・**檢查姿勢**：受檢者放鬆站立，視線朝正前方，兩側下肢打開約為肩寬，外展，兩側上肢在體側下垂。
・**誘導運動**：指示受檢者盡量讓兩側上肢碰到地板。
・**判斷**：如果產生疼痛即為陽性。
・**機能分析**：強制伸展胸腰筋膜在內的固有背肌外側群、內側群，藉此拉伸肌肉並使肌肉內壓上升。
・**注意**：進行前彎動作測試時，為了誘導胸腰筋膜在內的固有背肌外側群、內側群伸展，有必要抑制髖關節的屈曲。因此看是要施檢者徒手固定受檢者的骨盆，或者讓受檢者的臀部、兩側下肢貼著牆壁等處，再指示患者不能離開牆壁做前彎動作。只靠著本檢查無法鑑別固有背肌的外側群、內側群哪邊問題比較大，所以詳細詢問疼痛部位、觸摸得知伸展狀態來確認很重要。此外，身體從前彎回到原來姿勢時，伸展應力會增強，容易產生疼痛，因此要慢慢恢復姿勢，避免突然、快速的動作。

● 從觸診及檢查結果能思考什麼？

如果前彎動作測試時產生疼痛，可認為是肌肉、筋膜性的疼痛。從靜態站立的狀態進行前彎動作，重心會往前下方移動，因此位於背部的胸腰筋膜、固有背肌外側群、內側群會一邊受到伸展，一邊支撐著上半身。與此相反的作用需要協調體幹屈肌群、伸肌群、髖關節周圍肌肉等的機能，而以下四個運動學方面要因如果出問題，可想見會產生疼痛：

①**固有背肌的肌力低下** ➤ step 3 p.183

在重力下，包含胸廓在內的上半身重量是由胸腰筋膜以及固有背肌支撐著。如果固有背肌的肌力低下，為了支撐重量，胸腰筋膜與固有背肌會處於過度緊繃的狀態，伸展性低下，因此前彎動作等施加過度的伸展應力後，便容易產生疼痛。

②**體幹屈肌群的肌力低下** ➤ step 3 p.184

體幹屈肌群的腹橫肌與腹內斜肌起於胸腰筋膜的深葉，在腹側透過腹直肌鞘前葉與腹直肌連結。也就是說，體幹屈肌群與背肌群相互連結，藉由形成圓柱狀的束腹，來提高腰部的穩定性。如果體幹屈肌群的肌力低下，為了維持腰部的穩定性而使背肌群過度活動，肌肉張力便會亢進，結果使得伸展性低下，如果又因為前彎動作等施加過度的伸展應力，就容易產生疼痛。

> **小知識！**
>
> 機械性受器
> （mechanoreceptor）
> 指的是伴隨姿勢變化，受到擠壓或伸展等物理性刺激而興奮的受器。
> TypeⅠ：類似魯斐尼氏小體，低閾值、反應慢，感知關節的位置與運動。
> TypeⅡ：類似巴齊尼氏小體，低閾值、反應快，會對關節的快速運動、震動及橫向應力起反應。
> TypeⅢ：類似肌腱高基氏體，高閾值、反應慢，會抑制過度的肌肉活動。
> TypeⅣ：游離神經末梢，高閾值時不會起反應。會發出關節疼痛的訊號。

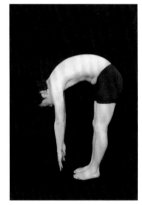

▶ 圖2-14　前彎動作測試

③髂腰肌的縮短 → step 3 p.184

　　如果髂腰肌縮短，會增強骨盆前傾、腰椎前彎，因此胸腰筋膜與固有背肌會變短，伸展性低下。如果又因為前彎動作等施加過度的伸展應力，就容易產生疼痛。

④髖關節伸肌群的肌力低下 → step 3 p.185

　　胸腰筋膜的淺葉會由闊背肌或後下鋸肌更拉往斜上方，由臀大肌更拉往斜下方，有如帆船張開的帆一般繃緊，來提高腰背部的穩定性[7]。如果臀大肌的肌力低下，將胸腰筋膜往斜下方牽引的力量減少，腰背部就變得不穩定。為了彌補這種情況，胸腰筋膜與固有背肌過度緊繃，結果造成伸展性低下，如果因為前彎動作等再施加過度的伸展應力，就容易產生疼痛。

⑤列位失當 → step 3 p.187

　　①～④點提到的運動學方面要因，每個都會給予日常姿勢重大影響，因此評估是否有全身**列位異常**（列位失當）很重要。

> **小知識！**
>
> 列位失當
> （malalignment）
> 指列位不正確或不完整。

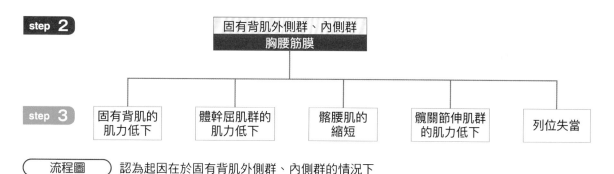

流程圖　認為起因在於固有背肌外側群、內側群的情況下

4）腰部關節突間關節

● 解剖學上產生疼痛的要因

　　關節突間關節的關節囊前方與黃韌帶相連，背側與多裂肌纖維性結合。此外，關節囊的上端與下端存在著脂肪，輔助保護關節面[18]。腰椎伸展時，下關節突會與下位椎骨（椎弓板）相抵觸，因而伸展受限，增加擠壓負荷率。如果這種狀態下繼續伸展，會以關節突為中心產生轉動作用，讓關節突間關節的關節囊受損，形成**腰部關節突間關節症**。

> **小知識！**
>
> 腰部關節突間關節症
> 腰椎關節黏連的一種，由於關節突間關節的關節囊斷裂（關節突間關節挫傷）或被夾住，產生疼痛。

● 關節突間關節的觸診

　　從體表很難觸摸到關節突間關節，然而從體表推測其位置，對鑑別其他疾病也很重要。關節突間關節位於棘突的外側，因此先觸摸到棘突，將手指放在其外側（1橫指），往縱向移動，如此可觸摸到帶點圓滑的乳狀突，再往乳狀突內側探索便可觸摸到椎間突間關節。

● 關節突間關節的誘發疼痛測試

伸展、轉動運動

- ・檢查姿勢：受檢者放鬆站立，視線朝正前方，兩側下肢打開約與肩同寬，外展，兩側上肢自然下垂於身側。
- ・誘導運動：盡可能伸展、轉動。
- ・判斷：如果產生疼痛即為陽性。
- ・機能分析：在完全伸展位進行轉動運動，會在關節面施加擠壓應力。如果多裂肌的肌肉僵硬，將關節囊往後方牽引的力量會變弱，容易產生疼痛。
- ・注意：光靠著本測試無法判斷是否為關節突間關節症，確認有無神經症狀很重要。此外，小心別讓受檢者跌倒。

5）腰部椎間盤

● 解剖學上產生疼痛的要因

　椎間盤是由髓核、纖維環、脊椎終板（終板）所構成的。如果屈曲腰椎，椎間盤前側部位會因為擠壓應力變形（凹陷），後側部分則有前側分散出來的壓力增強了伸展應力。如果再進一步加上轉動力量，會增加伸展應力。施加於椎間盤後側的伸展應力，刺激纖維環內的游離神經末梢，有時會產生疼痛。再者，椎間盤纖維環的後側比前側、外側還要薄、還要脆弱[19]，因此如果以腰椎屈曲時進行轉動，椎間盤後側會分離，擠出髓核，變成所謂**椎間盤突出**的原因。

● 椎間盤突出的誘發疼痛測試

　從體表很難觸摸到椎間盤，因此要確認有無椎間盤突出所引起的神經症狀或疼痛。

> **小知識！**
>
> 椎間盤突出
> （disc herniation）
> 椎間盤內的髓核跑出纖維環的狀態。如果往後側突出，有時會出現神經根症狀。

拉塞格氏徵象 Laségue sign（圖2-15）

- ・檢查姿勢：受檢者仰臥，確認腰部前彎等有無張力增加的情況。
- ・誘導運動：從髖關節中間位、膝關節完全伸展的狀態開始，屈曲髖關節。
- ・判斷：如果70°～90°以下，在大腿後側到膝窩處產生坐骨神經症狀，即為陽性。

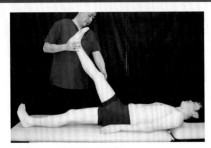

▶圖2-15 拉塞格氏徵象

- ・機能分析：以膝關節完全伸展的狀態屈曲髖關節，會對第五腰椎神經根、第一骶椎神經根施加擠壓應力，可見到坐骨神經症狀出現。
- ・注意：光靠著本檢查無法判斷是關節突間關節症或者椎間盤突出。

直腿抬高加強測試 Bragard test（圖2-16）

- **檢查姿勢**：受檢者仰臥，確認腰部前彎等有無張力增加的情況。
- **誘導運動**：與拉塞格氏徵象相同，比出現坐骨神經症狀的髖關節屈曲角度少5°，讓踝關節背屈。
- **判斷**：如果坐骨神經症狀惡化即為陽性。
- **機能分析**：如果拉塞格氏徵象與直腿抬高加強測試兩者皆為陽性，則可能有椎間盤突出。

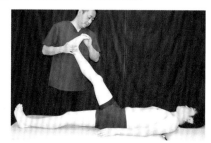

▶圖 2-16　直腿抬高加強測試

● 從觸診及檢查結果能思考什麼？

①認為起因在於腰部關節突間關節的情況下

　腰部關節突間關節症，起因在於腰椎伸展位時產生的擠壓應力增加。擠壓應力增加，如果使得髂腰肌縮短，或髖關節伸展肌的肌力低下，加強了骨盆傾斜，可想見會使體幹屈肌群的肌力低下。

②認為起因在於腰部椎間盤的情況下

　腰部椎間盤引起的疼痛，起因在於腰椎後彎位時產生的擠壓應力增加。擠壓應力增加，如果因為固有背肌的肌力低下引起骨盆前傾減少，隨之而來的腰椎後彎大多會成為導火線。腰椎後彎位也會導致體幹屈肌群的肌力低下，以及髖關節伸肌群的肌力低下。

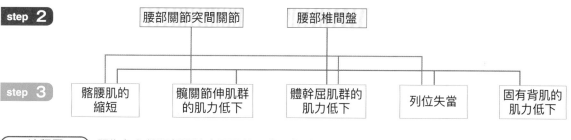

流程圖　認為起在於腰部關節突間關節、椎間盤的情況下

6）坐骨神經、上臀神經（圖2-17）

> **坐骨神經**
>
> 起始分節：L4～S3
>
> 支配領域：脛神經部分：股二頭肌長頭、半膜肌、半腱肌、內收大肌
>
> 　　　　　腓總神經部分：股二頭肌短頭

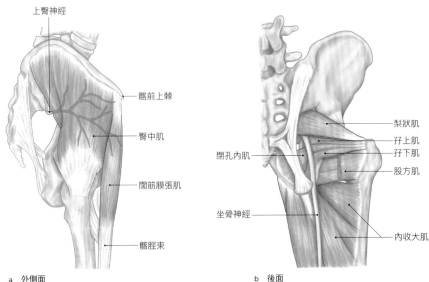

a　外側面　　　　　　　　　　　　　　　　b　後面

▶ 圖 2-17　坐骨神經與上臀神經

（圖中標示）
- 上臀神經
- 髂前上棘
- 臀中肌
- 闊筋膜張肌
- 髂脛束
- 梨狀肌
- 孖上肌
- 孖下肌
- 股方肌
- 內收大肌
- 閉孔內肌
- 坐骨神經

● 解剖學上產生疼痛的要因

　　坐骨神經是人體中範圍最廣、最長的神經。坐骨神經一般會通過梨狀肌下孔，走出骨盆。走出骨盆的坐骨神經被臀大肌覆蓋，同時橫越過孖上肌、孖下肌、閉孔內肌及股方肌往下縱走。坐骨神經是由脛神經、腓總神經所組成，這兩條神經被包覆在一個結締組織的鞘中。下臀神經也通過梨狀肌下孔，到達大腿處，支配臀大肌。梨狀肌的大小因人而異，如果持續過度緊繃的狀態，梨狀肌會絞扼坐骨神經，產生疼痛。此外，根據Beaton團隊[20]的報告，梨狀肌與坐骨神經的位置關係可分為六種（**圖2-18**）。坐骨神經分為兩條，貫穿梨狀肌的類型容易呈現**梨狀肌症候群**[21~23]。

　　此外，穿過梨狀肌深層的坐骨神經，之後會通過股方肌或閉孔內肌的表層。也就是說，受到梨狀肌從上方壓迫的坐骨神經，之後會被另外的深層外轉六肌往上頂。這也會是施加於坐骨神經的機械應力，因此不僅梨狀肌，也有必要將與另外深層外轉六肌有關的念頭放在心上。

　　上臀神經從骶骨神經叢走出，梨狀肌通過坐骨大孔的上方形成梨狀肌上孔，上臀神經穿過這梨狀肌上孔後，與上臀動脈、上臀靜脈一起行走。從梨狀肌上孔穿出骨盆腔後，走在臀小肌、臀中肌的中間，抵達闊筋膜張肌。由於梨狀肌也會通過坐骨大孔，如果梨狀肌強力收縮或者長期痙攣，可想見會產生上臀神經的絞扼性障礙。

➜坐骨神經
sciatic nerve

➜上臀神經
superior gluteal nerve

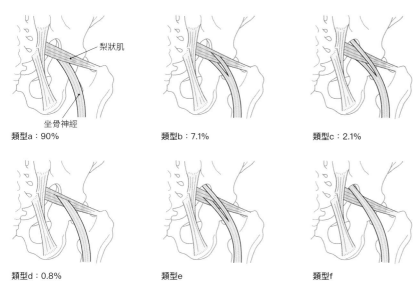

類型a：90%　　　　　類型b：7.1%　　　　　類型c：2.1%

類型d：0.8%　　　　　類型e　　　　　類型f

▶圖2-18　梨狀肌與坐骨神經的位置關係

坐骨神經與上臀神經都會在從走出骨盆腔之處受到深層外轉六肌的壓迫，容易產生臀部往下肢傳遞的輻射痛。

● 坐骨神經的觸診

坐骨神經會從梨狀肌的下方通過坐骨大孔，離開骨盆，通過臀大肌下方，往大腿後側行走。可在髂前上棘與大轉子上端連線的中點往下幾公分處摸到[24]。

● 上臀神經的觸診

走在髂前上棘的尾側，與梨狀肌頭側相接的位置。要藉由臀大肌與臀中肌來觸診，非常困難。

● 梨狀肌症候群的鑑別測試

夫來伯格氏測試 Freiberg test

・檢查姿勢：受檢者仰臥。
・掌握部位：髖關節處，小腿近端。
・誘導運動：固定骨盆，屈曲、內轉髖關節。
・判斷：有無臀部疼痛。
・機能分析：固定骨盆的狀態下屈曲、內轉髖關節，可對梨狀肌施加伸展應力。如果此時產生疼痛，可懷疑是梨狀肌症候群。
・注意：如果骨盆固定時為陰性，沒有固定骨盆時為陽性，則可想見是骶髂關節性的疼痛。

佩氏測試 Pace test

- ・檢查姿勢：受檢者坐著。
- ・掌握部位：大腿遠端、小腿遠端。
- ・誘導運動：髖關節外展、外轉。
- ・判斷：有無肌力低下、臀部疼痛。
- ・機能分析：端坐時對髖關節外展、外轉施加阻力，讓髖關節外展、外轉肌
  收縮。此收縮會增加梨狀肌處的擠壓應力，引起坐骨神經、上臀神經的絞
  扼，產生疼痛，所以可懷疑是梨狀肌症候群。
- ・注意： 要注意體幹側屈的代償動作。

● 針對上臀神經的激痛組織判斷測試

鑑別上臀神經絞扼引起臀部疼痛的檢查並不存在。考慮到上臀神經因為梨狀肌
過度緊繃受到絞扼的可能性，因此進行激痛組織判斷測試來鑑別。

激痛組織	梨狀肌
目標對象	輻射到臀部的疼痛
方法	受檢者側臥，髖關節輕度屈曲下外轉，此時對大轉子施加阻力。
判斷	如果從大轉子上側沿著梨狀肌走向的壓痛消失，臀部疼痛有變化，便有可能是梨狀肌絞扼住上臀神經。
機能分析	上臀神經通過梨狀肌上孔，分布於臀部，可想見梨狀肌過度緊繃會增強對上臀神經的機械應力。所以在舒緩梨狀肌在內的髖關節外轉肌的時候，可確認前後的疼痛變化。
注意	以梨狀肌為中心的深層外轉六肌本身也有可能產生疼痛，在此情況下會是局部疼痛。

● 從觸診及檢查結果能思考什麼？

可想見上臀神經或坐骨神經有可能受到梨狀肌壓迫。如果梨狀肌的張力增加，
可考慮下列運動學方面的原因：

①髖關節伸肌群的肌力低下 ➤ step 3 p.185

以梨狀肌為首的深層外轉六肌，與臀大肌或大腿後肌群這些髖關節伸肌群，同
樣都有髖關節動態穩定機轉的作用，因此如果臀大肌或大腿後肌群的肌力低下，
會代償性地提高梨狀肌等深層外轉六肌的負荷，使肌肉硬度暴增，也因此增加了
梨狀肌對坐骨神經或上臀神經的擠壓應力。

②骶髂關節的穩定性低下 ➤ step 3 p.185

梨狀肌會橫越骶髂關節抵達大轉子，因此梨狀肌收縮產生了穩定骶髂關節的向
量。如果骶髂關節的穩定性低下，可想見會誘發梨狀肌過度收縮，也因此增加了
梨狀肌對坐骨神經或上臀神經的擠壓應力。

③列位失當 ➤ step 3 p.187

平背或駝背時，骨盆會後傾，髖關節則呈外轉。因此髖關節外轉肌群的伸展
性會低下，提高了肌肉硬度，所以增加了梨狀肌對坐骨神經或上臀神經的擠壓
應力。

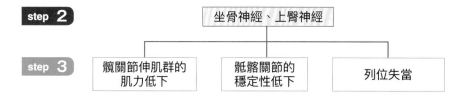

step 2　坐骨神經、上臀神經

step 3　髖關節伸肌群的肌力低下　　骶髂關節的穩定性低下　　列位失當

（流程圖）認為起因在於坐骨神經與上臀神經的情況下

7）骶髂關節

● 解剖學上產生疼痛的要因

從在骶髂關節注射進行神經阻斷術後疼痛消失的報告[25]發表後，眾所皆知骶髂關節會成為腰痛的原因。村上醫師[26]發表報告，其中寫道，腰痛中源自髂骶關節的發生率為10.7%，男女比1：2，女性較多；從年齡別來看，以30多歲與70多歲者較多。此外，報告做了結論，對骶髂骨間韌帶與骶髂後韌帶的剪切應力，會在關節處產生微小的錯位，使人發現疼痛。Sakamoto團隊[27]的報告則表示，骶髂關節周圍的受器集中在近端1/3與中央1/3，其中幾乎都是**傷害受器**（圖2-19）。

也就是說，對髂骶關節的剪切應力刺激了傷害受器，會產生疼痛。然而這沒有確定的證據，骶髂關節的哪裡會疼痛仍舊是個謎。

● 骶髂關節的觸診

骶髂關節的觸診以側臥姿勢進行。先摸到骶後上棘，手指再往尾側前進。雖然能觸摸到骶骨與髂骨的間隙，但其表面有骶髂後韌帶，無法直接觸摸（圖2-6，p.169）。

● 骶髂關節的誘發疼痛測試

根斯倫氏測試 Gaenslen test

· 檢查姿勢：受檢者仰臥，屈曲健側下肢膝蓋，抱著。
· 誘導運動：施檢者伸展檢查側的髖關節。
· 判斷：如果受檢者說骶髂關節處會疼痛，即為陽性。
· 機能分析：藉由強制在骶髂關節處施加剪切應力來誘發疼痛。
· 注意：由於無法消除髖關節疼痛的問題，所以最好並用派翠克氏測試。如果派翠克氏測試為陰性，則懷疑是骶髂關節疼痛。

小知識！

傷害受器（nociceptor）
對機械性、化學性、溫熱刺激等破壞組織的刺激起反應的受器，分為高閾值機械性受器與多樣性受器，高閾值機械性受器反應的是即時痛（尖銳的疼痛），多樣性受器則是反應延遲痛（鈍痛）。

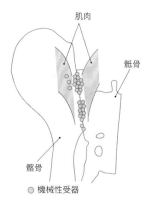

肌肉

骶骨

髂骨

○ 機械性受器

▶ 圖2-19　存在於骶髂關節及其周圍的機械性受器

（引用自Sakamoto N, et al：An electrophysiologic study of mechanoreceptors in the sacroiliac joint and adjacent tissues. Spine 26: E468-471, 2001）

小知識！

派翠克氏測試（Patrick test）
受檢者仰臥，髖關節屈曲外展外旋，藉由將膝蓋內側壓往床面誘發疼痛的測試。如果結果為陽性，則懷疑有髖關節炎或肌肉性疼痛。

骨盆滾動測試 pelvic rock test

- ‧檢查姿勢：受檢者側臥，屈曲健側下肢的膝蓋，抱著。
- ‧誘導運動：施檢者雙手放在受檢者的髖骨上，壓迫10秒左右，左右邊都要做。
- ‧判斷：如果受檢者說骶髂關節處會疼痛，即為陽性。
- ‧機能分析：藉由強制在骶髂關節處施加剪切應力來誘發疼痛。
- ‧注意：壓迫要用雙手確實進行。

● 從觸診及檢查結果能思考什麼？

對骶髂關節施加應力的檢查會誘發疼痛，因此可認為是源自骶髂關節的疼痛，所以可懷疑是骶髂關節穩定性低下這運動學方面的要因。讓骶髂關節不穩定的要因可考慮以下項目：

①固有背肌的肌力低下 ➤ step 3 p.183

固有背肌透過胸腰筋膜附著於骶骨後側，因此固有背肌的張力會引起骶骨的點頭運動。相反地，如果其張力減弱、失去作用，會成為引發骶髂關節不穩定的因素。

②體幹屈肌群的肌力低下 ➤ step 3 p.184

腹橫肌與腹內斜肌透過胸腰筋膜連結固有背肌，因此腹橫肌與腹內斜肌的張力會影響固有背肌。此外，腹橫肌與腹內斜肌的張力會將髂嵴拉往內側，因此提高了髂骶骨間韌帶的張力，對穩定髂骶關節有貢獻。相反地，如果其張力減弱、失去作用，會成為引發骶髂關節不穩定的因素。

③骶髂關節的穩定性低下 ➤ step 3 p.185

穩定骶髂關節的機轉可以分為三種：形態閉鎖（form closure）與力學閉鎖（force closure）。

形態閉鎖是透過骨頭、韌帶等形成，也就是所謂的靜態穩定機轉。體幹的重量會增加骶骨往前傾的力量。骶骨是上側比下側寬的楔形，因此往前傾時會嵌入腸骨之間，骶髂關節的骨頭結構也就提高了穩定性。不僅如此，骶骨前傾提高了骶髂關節周圍韌帶的張力，韌帶結構也就提高了穩定性。骶骨前傾的動作稱為**點頭作用**。

另一方面，**力學閉鎖**也可認為是動態穩定機轉，為透過肌肉、筋膜的穩定機轉。力學閉鎖中，腹橫肌、腹內斜肌、固有背肌及髖關節伸肌群很重要。如果這些穩定機轉出問題，骶骨會往後傾（**反點頭作用**），可想見會因此增加骶髂關節上的剪切應力，產生疼痛。

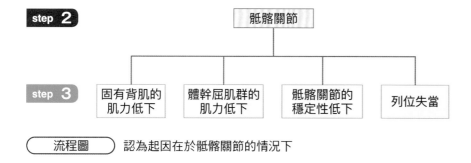

流程圖 認為起因在於骶髂關節的情況下

step 3 為什麼會疼痛？運動學方面的評估策略

1）固有背肌的肌力低下

　　個別定性且定量評估固有背肌外側群、內側群肌力的方法並不存在。詳細評估時，有必要使用磁振造影等影像診斷或肌電圖。臨床上會用徒手肌力測試來評估肌力，用**背部伸肌耐力測試／蘇蘭森氏測試**（Sorensen test）來評估腰椎伸展的持久力。

　　再者，雖然主觀，不過有時會應用多裂肌的觸診來評估內側群的肌力。請受檢者稍微伸展脊柱，看看多裂肌的肌腹是否有膨出，藉此來判斷。如果肌力低下，便無法確認多裂肌的肌腹，而外側群的肌腹會膨出。

● 整合性的背肌肌力評估

背部伸肌耐力測試／蘇蘭森氏測試 Sorensen test

- **姿勢**：受檢者俯臥，髂前上棘與肚臍之間靠在床邊，上半身掛在床外，呈屈曲位，雙手抱胸。
- **操作**：要受檢者水平抬起體幹，維持姿勢。
- **判斷**：沒有腰痛的男性可支撐80〜200秒，女性支撐140〜230秒；有腰痛的男女混合約110±50秒。
- **解釋**：若無法支撐120秒左右，則懷疑背肌群的肌力低下。

運動治療的重點 ▶

　　如果以多裂肌收縮為優先，則要抑制固有背肌外側群，同時促使多裂肌收縮。比方說，請受檢者俯臥，用雙手手肘支撐體重的同時伸展體幹。此時一邊徒手伸展外側群，在抑制外側群的同時促使多裂肌收縮。

- **姿勢**：受檢者俯臥。
- **操作**：指示受檢者以抬起鼻尖的程度伸展脊柱。
- **判斷**：如果固有背肌外側群的肌腹膨出，即為陽性
- **解釋**：多裂肌有稍微伸展脊柱的作用，但如果機能不全，會由固有背肌外側群完成其任務，所以外側群的肌腹會膨出。

運動治療的重點

　　如果產生疼痛，要抑制肌肉過度緊繃，不會伴隨大型脊柱運動的**維持－放鬆運動**等很有效。固有背肌會受到體幹屈肌群、髖關節周圍肌肉等的影響，所以如果減少了疼痛，要讓患者一邊控制骨盆、腰椎，一邊進行全身運動。

> **小知識！**
>
> 維持－放鬆運動
> (hold relax)
> 用力等長收縮2～3秒後直接放鬆力氣，可舒緩肌肉的手技。可用於改善關節可動範圍、緩和疼痛的場合。

2）體幹屈肌群的肌力低下

　　與評估固有背肌方法相同，個別定性且定量評估體幹屈肌群肌力的方法並不存在，所以詳細的評估要使用磁振造影或肌電圖。臨床上一般是採用徒手肌力測試，但是因為無法測量與固有背肌或髖關節周圍肌肉協力作用的肌力，結果並不充分。那麼雖然主觀，但有時會請受檢者仰臥，看看能否維持雙腳在空中的姿勢等，一邊控制四肢，一邊觀察體幹的穩定性來判斷（**圖2-20**）。

運動治療的重點

　　與固有背肌的運動治療相同，要讓患者一邊控制骨盆、腰椎，一邊進行全身運動。

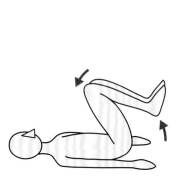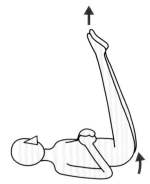

a　維持髖關節、膝關節屈曲的姿勢　　b　維持髖關節屈曲、膝關節伸展、
　　　　　　　　　　　　　　　　　　　骨盆後傾的姿勢

▶ 圖 2-20　體幹屈肌群的肌力評估

3）髂腰肌的縮短

　　進行湯瑪士測試（➜ p.201）。

　　伸展髂腰肌，容易產生腰椎前彎的代償，因此應該避免固定骨盆或過度伸展，尤以站立或側臥時的伸展容易產生代償動作。利用湯瑪士測試的姿勢，排除骨盆前傾、腰椎前彎之後，再緩緩伸展髖關節。如果縮短情況嚴重，也可以只做髖關節內轉。

4）髖關節伸肌群的肌力低下

　　進行臀大肌、大腿後肌群的肌力評估（➤ p.227）。

　　臀大肌、大腿後肌群肌力訓練時，容易產生骨盆前傾、腰椎前彎的代償運動。如果以俯臥的姿勢進行，有必要在下腹部墊個毛巾等物，一邊防止腰椎過度前彎一邊訓練。此外，進行橋式動作時也一樣，注意別向後仰。

5）骶髂關節的穩定性低下

　　充分可信且穩妥評估骶髂關節穩定性的方法目前尚未確立，因此要針對髂骶關節進行激痛組織判斷測試並檢查。

● 徒手操作激痛組織判斷測試與解釋

徒手操作	疼痛變化	解釋
壓迫骶骨上側 （誘導點頭動作）	疼痛減少	懷疑固有背肌的肌力低下 →請見 力學閉鎖的機能評估 1
橫向按摩大腿後肌群 （抑制反點頭動作）	疼痛減少	懷疑大腿後肌群的縮短 →請見 力學閉鎖的機能評估 2
壓迫骶骨上側、橫向按摩大腿後肌群 （誘導點頭動作、抑制反點頭動作）	疼痛無變化	懷疑腹橫肌或腹內斜肌的肌力低下 →請見 力學閉鎖的機能評估 3

① **力學閉鎖的機能評估 1**

　　固有背肌是透過胸腰筋膜附著於骶骨後側，因此固有背肌的張力會引起骶骨的點頭作用。相反地，如果其張力減弱、失去作用，會成為引發骶髂關節不穩定的因素（「固有背肌的肌力低下」➤ p.183）。如果懷疑起因在於固有背肌的肌力低下，試著提高固有背肌的活動，進行嘗試讓疼痛減輕或消失的激痛組織判斷測試。

針對固有背肌肌力低下的激痛組織判斷測試	
激痛組織	固有背肌
目標症狀	在臀部輻射的疼痛
方法	受檢者俯臥，指示受檢者上肢出力，一邊伸展體幹。
判斷	如果疼痛消失或減輕，則判斷起因為固有背肌的肌力低下。
機能分析	固有背肌的活動增加，會誘發骶骨的點頭運動，提高骶髂關節穩定性。
注意	如果俯臥無法施行，讓受檢者端坐、背靠著後方，利用等長收縮來進行。

② 力學閉鎖的機能評估 2

　　股二頭肌的長頭附著於骶結節韌帶，使得股二頭肌縮短，會提高骶結節韌帶的張力，限制骶髂的點頭運動。也就是說，會變成引起骶髂關節不穩定的因素。大腿後肌群的縮短是用直膝抬腿測試或測量拉塞格角來評估。

③ 力學閉鎖的機能評估 3

　　腹橫肌與腹內斜肌是透過胸腰筋膜與固有背肌相連結，使得腹橫肌與腹內斜肌的張力會影響固有背肌。此外，腹橫肌與腹內斜肌的張力會將髂嵴往內側拉，提高骶髂骨間韌帶的張力，也有助於穩定骶髂關節。相反地，如果張力減弱、失去作用，會成為引發骶髂關節不穩定的因素。體幹屈肌群的肌力評估請參閱p.184。

　　疼痛源自骶髂關節的患者通常透過徒手肌力測試來評估體幹屈肌群時，大多會因為疼痛而難以進行。對這種患者則施行以下激痛組織判斷測試，評估腹肌群的肌力關係。

針對體幹屈肌群的激痛組織判斷測試	
激痛組織	腹橫肌、腹內斜肌
目標症狀	在臀部輻射的疼痛
方法	受檢者端坐，指示受檢者腹部往內縮，進行骨盆的前後傾運動。
判斷	如果疼痛消失或減輕，則判斷起因為體幹屈肌群的肌力低下。
機能分析	藉由提高體幹屈肌群的活動，腹橫肌、腹內斜肌可抑制伴隨骨盆後傾的反點頭作用，提高骶髂關節穩定性。
注意	骨盆前後傾運動時，要維持胸椎在中間位。

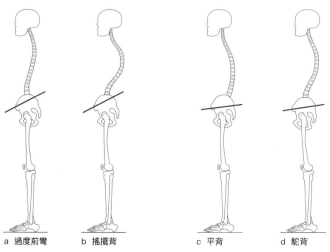

a　過度前彎　　　b　搖擺背　　　　c　平背　　　　d　駝背

▶ 圖 2-21　列位失當的類型

a：伴隨骨盆前傾的腰椎前彎增大。
b：伴隨骨盆前傾的腰椎前彎增大＋胸椎後彎增大。
c：伴隨骨盆後傾的腰椎前彎減少＋胸椎後彎減少。
d：伴隨骨盆後傾的腰椎前彎減少＋胸椎後彎增大。

➡搖擺背
　sway back

➡平背
　flat back

➡駝背
　hump back

運動治療的重點

　　骨盆前傾運動時，要專注在固有背肌上；骨盆後傾運動時，要專注在腹內斜肌上。此外，要將腹部往背側內收，進行腹式呼吸。

6）列位失當（圖2-21）

　　基於預測固有背肌、體幹屈肌群的肌力、骨盆、腰椎的彎曲狀態，進行列位失當的評估很重要。然而評估時主要是從外觀觀察姿勢，並不存在定量的評估方法，因此要應用視診加上觸診、主動被動運動、骨科測試等來進行評估。

矢狀面上列位失當的評估策略

- **姿勢**：坐著或站立（骨科測試時仰臥，自主運動時俯臥）。
- **視診**：①觀察耳垂—肩峰—大轉子—膝關節前側（髕骨後側）—外髁前方是否在一直線上。
　　　　　②身體前彎時觀察腰部列位（**圖2-22**），看主要是腰椎屈曲還是髖關節屈曲來進行身體前彎。
- **觸診**：①觸摸觀察髂前上棘與髂後上棘，確認骨盆的前後傾。如果兩者差3橫指以上，判斷為骨盆前傾增加；未滿2橫指則判斷為骨盆後傾（**圖2-23**）。
　　　　　②確認固有背肌外側群、內側群、體幹肌肉、臀大肌的肌肉張力狀態。
- **骨科測試**：進行湯瑪士測試（➜p.201），確認髂腰肌有無縮短（**圖2-24**）。
- **自動運動**：進行臀大肌、體幹肌肉、固有背肌的肌力評估。
- **判斷**：綜合上述評估結果來判斷。

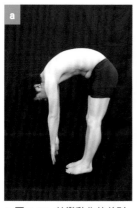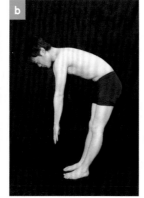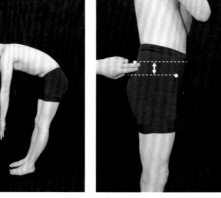

▶ 圖2-22　前彎動作的差別　　　　　▶ 圖2-23　骨盆的前後傾

a：結合骨盆傾斜，確實地屈曲腰椎。
b：相對於骨盆傾斜，腰椎處呈水平，髖關節的屈曲明顯。

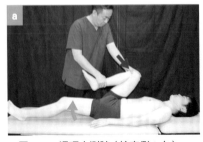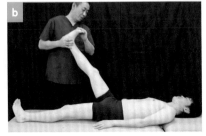

▶圖2-24　湯瑪士測試（檢查側：左）

- 解釋：範例〈視診〉①相對於耳垂為起點的垂直線，大轉子－膝關節前側（髕骨後側）－外髁前側位在後方，呈髖關節中間位、膝關節伸展位。

　　　　　　②身體前彎時，髖關節屈曲比腰椎屈曲來得明顯。

　　　〈觸診〉①髂前上棘與髂後上棘的差距未滿2橫指。

　　　　　　②固有背肌受到拉伸，肌肉張力亢進。

　　　〈骨科測試〉湯瑪士測試為陰性。

　　　〈筋力〉自主運動肌力檢查，結果固有背肌與臀大肌肌力低下，從視診①與觸診①的結果懷疑列位失當是駝背（伴隨骨盆後傾的腰椎前彎減少＋胸椎後彎增大），再根據視診②、觸診②、肌力的結果，確定了是駝背（**請參照表2-1**）。

- 注意：不僅確認X光影像，統整掌握評估結果也很重要，因此問診時要仔細詢問患者日常生活的姿勢與動作。

● 表2-1　典型的列位失當評估結果一覽

	骨盆的觸診	背肌的肌力	腹肌的肌力	湯瑪士測試	臀大肌的肌力
過度前彎	3橫指以上	正常	低下	陽性	正常
搖擺背	3橫指以上	正常或低下	低下	陽性	正常
平背	未滿2橫指	低下	正常	陰性	低下
駝背	未滿2橫指	低下	正常或低下	陰性	低下

＊結果並不一定如上表。

＊所謂姿勢異常，指的是包含骨盆在內的上半身列位異常（圖2-21）。如果為了屈就上半身姿勢異常使髖關節、膝關節屈曲，不適用此表格。

運動治療的重點▶

　　身體前彎時，如果患者說胸腰背部疼痛，大多是列位失當的問題。列位失當會引起固有背肌、體幹肌肉、髖關節伸展肌、髂腰肌等肌肉縮短，使得即使針對主訴疼痛部位治療也不見改善。重要的是，針對列位失當的原因本身進行治療。

文献

1) Crisco JJ, Panjabi MM：The intersegmental and multisegmental muscles of the lumbar spine. A biomechanical model comparing lateral stabilizing potential. Spine 16：793-799, 1991

2) Diane Lee（著），石井美和子（訳），今村安秀（監）：骨盤帯　原著第4版　臨床の専門的技能とリサーチの統合. pp45-48, 医歯薬出版, 2013

3) Masi AT, Nair K, Evans T, et al：Clinical, Biomechanical, and Physiological Translational Interpretations of Human Resting Myofascial Tone or Tension. Int J Ther Massage Bodywork 3：16-28, 2010

4) Phillips S, Mercer S, Bogduk N：Anatomy and biomechanics of quadratus lumborum. Proc Inst Mech Eng H 222：151-159, 2008

5) Vleeming A, Schuenke MD, Masi AT, et al：The sacroiliac joint：an overview of its anatomy, function and potential clinical implications. J. Anat 221：537-567, 2012

6) Bogduk N, Macintosh JE, Pearcy MJ：A universal model of the lumbar back muscles in the upright position. Spine 17：897-913, 1992

7) 工藤慎太郎：運動器疾患の「なぜ？」がわかる臨床解剖学. pp85-97, 医学書院, 2012

8) Claus AP, Hides JA, Moseley GL, et al：Different ways to balance the spine：subtle changes in sagittal spinal curves affect regional muscle activity. Spine 34：208-214, 2009

9) Barker PJ, Briggs CA, Bogeski G：Tensile transmission across the lumbar fasciae in unembalmed cadavers：effects of tension to various muscular attachments. Spine 29：129-138, 2004

10) Barker PJ, Guggenheimer KT, Grkovic I, et al：Effects of tensioning the lumbar fasciae on segmental stiffness during flexion and extension：Young Investigator Award winner. Spine 31：397-405, 2006

11) Cholewicki J, Panjabi MM, Khachatryan A：Stabilizing function of trunk flexor-extensor muscles around a neutral spine posture. Spine 22：2207-2212, 1997

12) Rosatelli AL, Ravichandiran K, Agur AM：Three-dimensional study of the musculotendinous architecture of lumbar multifidus and its functional implications. Clin Anat 21：539-546, 2008

13) Konno S, Kikuchi S, Nagaosa Y：The relationship between intramuscular pressure of the paraspinal muscles and low back pain. Spine 19：2186-2189, 1994

14) Schuenke MD, Vleeming A, Van Hoot T, et al：A description of the lumbar interfascial triangle and its relation with the lateral raphe：anatomical constituents of load transfer through the lateral margin of the thoracolumbar fascia. J Anat 221：568–576, 2012

15) Ben Hadj Yahia S, Vacher C：Does the Latissimus dorsi insert on the iliac crest in man? Anatomic and ontogenic study. Surg Radiol Anat 33：751-754, 2011

16) Willard FH, Vleeming A, Schuenke MD, et al：The thoracolumbar fascia：anatomy, function and clinical considerations. J Anat 221：507-536, 2012

17) Yahia L, Rhalmi S, Newman N, et al：Sensory innervation of human thoracolumbar fascia. Acta Orthop Scand 63：195-197, 1992

18) Twomey LT, Taylor JR：Age changes in the lumbar articular triad. Aust Physio 31：106-112, 1985

19) Ebara S, Iatridis JC, Setton LA, et al：Tensile properties of nondegenerate human lumbar anulus fibrosus. Spine 21：452-461, 1996

20) Beaton LE, Anson BJ：The sciatic nerve and the piriformis muscle：Their interrelation a possible cause of coccygodynia, J Bone Joint Surg 20：686-688, 1938

21) 万納寺毅智：梨状筋症候群. 整・災外 25：1759-1763, 1982

22) F.H. マティーニ，他（著），井上貴央（監訳）：カラー人体解剖学構造と機能：ミクロからマクロまで. pp292-294, 西村書店, 2003

23) 林典雄（著），青木隆明（監）：改訂第2版　運動療法のための機能解剖学的触診技術（下肢・体幹），pp2-5, メジカルビュー社, 2012

24) 坂井建雄，松村讓兒（監訳）：プロメテウス解剖学アトラス解剖学総論／運動器系，第2版. p532, 医学書院, 2011

25) Fortin JD, Aprill CN, Ponthieux B, et al：Sacroiliac joint：pain referral maps upon applying a new injection/arthrography technique. Part II：Clinical evaluation. Spine 19：1483-1489, 1994

26) 村上栄一：仙腸関節由来の腰痛. 日本腰痛会誌 13：40-47, 2007

27) Sakamoto N, Yamashita T, Takebayashi T, et al：An electrophysiologic study of mechanoreceptors in the sacroiliac joint and adjacent tissues. Spine 26：E468-471, 2001

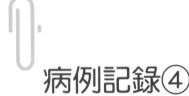

病例記錄④

患 者 10多歲，男性

診斷病名 左側第四腰椎解離症

目前病歷 隸屬於排球社，由於一個月前開始練習量增加，左腰部出現疼痛。如今扣球及發球練習時疼痛會變嚴重，日常生活中往右翻身側睡的動作也會出現疼痛。

---

step 1 **怎樣的動作會疼痛？明確找出機械應力**

- 疼痛的再現性　伸展體幹時可重現疼痛。此外，伸展體幹時加上往右轉動會讓疼痛惡化。

　　　　　　→ 對腰部關節突間關節施加擠壓應力引起疼痛！

---

step 2 **哪裡會疼痛？解剖學方面的評估策略**

- 觸診　　　　固有背肌外側群、內側群的肌肉張力亢進
- 壓痛結果　　腰部關節突間關節（＋）　　固有背肌外側群（±）
  　　　　　　骶髂關節（－）　　　　　　固有背肌內側群（＋）
- 應力檢查　　伸展、轉動動作（＋）

　　　　　　→ 有可能是腰部關節突間關節的疼痛！

---

step 3 **為什麼會疼痛？運動學方面的評估策略**

- 視診　　　　腰椎前彎增強、胸椎後彎增強、頭部往前突出
- 觸診　　　　骨盆前傾位
- 關節可動範圍

		左（患側）	右
髖關節	屈曲	100°	95°
	伸展	0°	−5°
	外轉	35°	30°
	內轉	10°	5°

- 徒手肌力測試

		左（患側）	右
髖關節	伸展（膝屈曲）	4	4
	屈曲	3	3
體幹	屈曲	3	

- 骨科測試　　伸展回旋動作（＋）　　湯瑪士測試：兩側（＋）
  　　　　　　愛來氏測試：兩側（＋）　跟臀間距：右10橫指、左10橫指

　　　　　　→ 由於髂腰肌與股四頭肌縮短造成骨盆前傾，再加上有伸展髖關節作用的臀大肌肌力低下，加強了腰椎前彎，因此施加於腰部椎間突間關節的擠壓應力增加，同部位出現疼痛。

實際運動治療

1・髖關節屈肌群拉筋

①側臥，靠床側的髖關節、膝關節屈曲，抓
住上側的下肢踝關節。

②維持膝關節屈曲，以外力伸展髖關節。

＊重點

指導患者伸展髖關節時，小心不要增加骨盆
前傾與腰椎前彎。

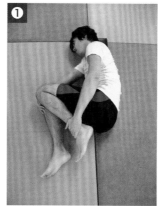
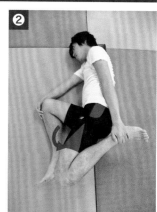

2・強化臀大肌的肌力

①仰臥，下肢垂下床邊。

②抬高臀部，伸展髖關節。

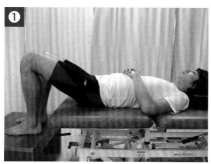
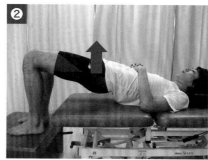

3・骨盆後傾運動

①仰臥，雙腳腳底貼著牆壁。

②有意識地收縮腹肌，讓骨盆後傾。

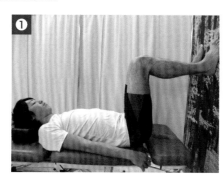
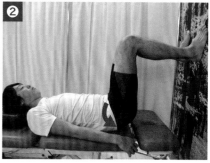

檢查與治療 裡 與 外　多裂肌的機能不全

腰椎前彎增強的患者大多呈現固有背肌內側群的多裂肌機能不全。多裂肌機能不全會增強腰椎前彎，增加
對腰部關節突間關節或後方關節囊的擠壓應力。針對懷疑多裂肌機能不全的患者，可以進行多裂肌的橫向按
摩，藉由體幹伸展、轉動動作，來評估疼痛是否減輕或消失。如果患者的疼痛減輕或消失，可認為與多裂肌
的機能低下有關。

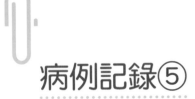

病例記錄⑤

患　者 30多歲，女性

診斷病名 腰痛症

目前病歷 生產後四～五個月起，如果穿鞋子等前彎動作或長時間坐著時，腰部到臀部會出現不適感。之後正想觀察一下情況，疼痛就逐漸惡化。

step 1 　怎樣的動作會疼痛？明確找出機械應力

● 疼痛的再現性　　體幹前彎時可重現臀部的疼痛，此外，徒手從外側壓迫骨盆後疼痛減少。

　　　　　　　　➤ 對骶髂關節施加的剪切應力引起疼痛！

step 2 　哪裡會疼痛？解剖學方面的評估策略

● 壓痛結果　　　　髂骶關節（＋）　　　　　腰部關節突間關節（－）
　　　　　　　　　固有背肌外側群（±）　　固有背肌內側群（±）

● 應力檢查　　　　根斯倫氏測試（＋）　　　骨盆滾動測試（＋）

　　　　　　　　➤ 有可能是骶髂關節處的疼痛！

step 3 　為什麼會疼痛？運動學方面的評估策略

● 觸診　　　　　　骨盆輕度後傾

● 關節可動範圍

		左	右
髖關節	屈曲	115°	110°
直膝抬腿		45°	45°
膝關節	屈曲（小腿外轉）	4	4
體幹	屈曲	3	
	伸展	3	

● 徒手肌力測試

● 骨科測試　　　　背部伸肌耐力測試／蘇蘭森氏測試：100秒

　　　　　　　　➤ 腹肌群、固有背肌、股二頭肌縮短，使得骶骨的點頭作用與嵌入作用減少，導致骶髂關節不穩定，剪切應力引起骶髂關節疼痛。

實際運動治療

1・強化腹肌群的肌力

①仰臥，髖關節、膝關節
屈曲，在腹部放重物。
②一邊深呼吸，一邊提高
腹壓。

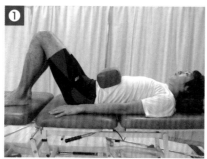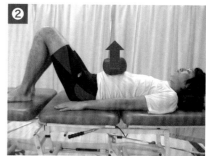

2・強化背肌群的肌力

①坐在椅子上，雙手抓著彈力帶。
②一邊屈曲肩關節，一邊伸展體幹。

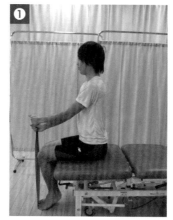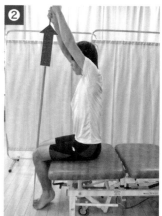

3・股二頭肌拉筋

仰臥，髖關節屈曲的狀態下以外力伸展膝關節，到股二
頭肌有拉伸感時停住，維持2分鐘左右。

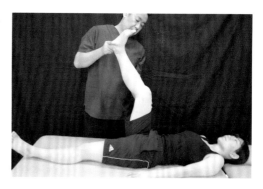

檢查與治療 裡與外 藉由力學閉鎖穩定骶髂關節

骶髂關節的不穩定與力學閉鎖、形態閉鎖有關。力學閉鎖中，體幹肌肉、固有背肌外側群、內側群、髖
關節伸展肌很重要。在這些肌肉活動活躍的狀態下評估其疼痛的變化，可判斷出影響骶髂關節穩定性的肌
肉為何。

骨盆帶

髖關節

髖關節的構造與機能

髖關節是由髖臼與股骨頭形成的**臼狀關節**。**髖臼**很深，**股骨頭**的覆蓋率高，因此與杵臼關節的肩關節相比，穩定性較高、運動性較低，可想見是為了發揮承受重量的機能。

➡髖臼
acetabulum

➡股骨頭
head of femur

A. 髖關節容易產生的機能障礙

髖關節作為負重關節，必須要支撐上半身的重量。髖關節周圍肌肉的肌力低下或關節可動範圍受限，會增強對髖關節的機械應力，引起疼痛。

此外，髖關節會藉由骨盆增強施加於腰椎的機械應力，因此也經常引發腰痛。

B. 髖關節的穩定機轉

● **靜態穩定機轉**（圖1-1）

・**骨頭形態**：關節盂的深度因人而異，也有很多人是**髖臼發育不良**。

・**關節唇**：有如要彌補關節盂深度的纖維軟骨組織，關節唇損傷位置大多在前上方。

・**關節囊、韌帶**：三個關節囊韌帶與穩定性有關。最強韌的韌帶是**髂股韌帶**，另外還有起於恥骨，覆蓋髖關節前側的**恥股韌帶**，以及從後側包圍住上方的**坐股韌帶**。

➡髖臼發育不良
acetabular dysplasia

➡關節唇
acetabular labrum

➡髂股韌帶
iliofemoral ligament

➡恥股韌帶
pubofemoral ligament

➡坐股韌帶
ischiofemoral ligament

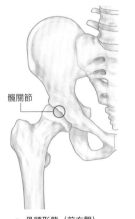

a 骨頭形態（前方觀）

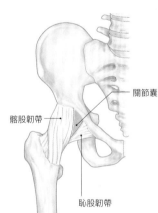

b 關節囊、韌帶（前方觀）

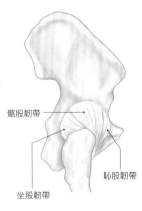

c 韌帶（外側觀）

▶圖1-1 髖關節的靜態穩定機轉

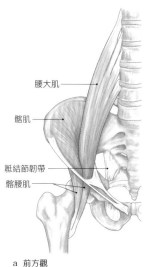

a 前方觀

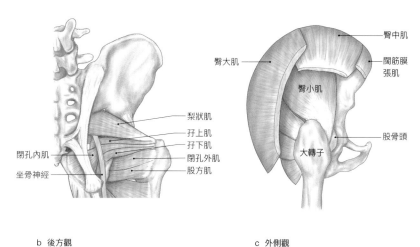

b 後方觀

c 外側觀

▶ 圖1-2 髖關節的動態穩定機轉

腰大肌
髂肌
骶結節韌帶
髂腰肌

梨狀肌
孖上肌
孖下肌
閉孔內肌
閉孔外肌
坐骨神經
股方肌

臀大肌
臀中肌
闊筋膜張肌
臀小肌
股骨頭
大轉子

● **動態穩定機轉**（圖1-2）

· **深層外轉六肌：股方肌、梨狀肌、閉孔內肌、閉孔外肌、孖上肌**與**孖下肌**這六塊肌肉位在髖關節附近，呈將股骨頭拉近關節盂（向心位）的姿勢。

· **臀小肌**：通過髖關節上方，走向大轉子前方的外轉肌，除了外轉另外還有屈曲、內轉作用，讓股骨頭呈向心位。

· **髂腰肌**：髂肌與腰大肌合稱為髂腰肌。髂腰肌會通過股骨頭前側，可認為有髖關節屈曲時將股骨頭壓往後方的作用。

➔深層外轉六肌
six deep lateral rotators m.

➔臀小肌
gluteus minimus m.

➔髂腰肌
iliopsoas m.

C. 髖關節的運動

髖關節的運動結合了髖關節獨自的運動與骨盆運動兩者而生。

· **骨盆股骨節律**：如果股骨相對於骨盆屈曲，骨盆會後傾（圖1-3）。

股骨的頸部有**前傾角**與**頸幹角**，使得髖關節屈曲運動時會產生**股骨頭內轉**，伸展運動時會產生**股骨頭外轉**（圖1-4、5）。

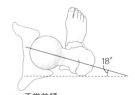

a 正常前傾

b 過度前傾

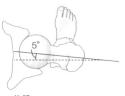

c 後傾

▶ 圖1-4 前傾角

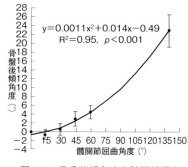

$y=0.0011x^2+0.014x-0.49$
$R^2=0.95,\ p<0.001$

骨盆後傾角度（°）

髖關節屈曲角度（°）

▶ 圖1-3 骨盆後傾角度占髖關節屈曲角度的比例

如果股骨相對於骨盆屈曲，骨盆會後傾，骨盆後傾角度會如圖所示增加。

（引用變更自竹井仁、其他：利用磁振造影MRI分析髖關節屈曲運動。物理治療學29：113-118，2002）

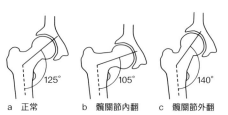

a 正常

b 髖關節內翻

c 髖關節外翻

▶ 圖1-5 頸幹角

1 髖關節前方的疼痛

本項將按照各步驟統整說明。尤其 step 3 內容是講髖關節整體，內容重複的將整合於章末〈3 髖關節運動學方面的評估策略〉說明。

step 1 怎樣的動作會疼痛？明確找出機械應力

從機械應力方面考慮髖關節前方的疼痛，分為**伸展應力**與**擠壓應力**兩大類。

伸展髖關節會施加伸展應力。此外，負重時會施加擠壓應力，如果屈曲髖關節，又會進一步增加擠壓應力。

如果因為伸展應力產生疼痛，則考慮股神經、股直肌、內收肌群或髂腰肌中的某處有問題。

如果因為擠壓應力產生疼痛，則考慮髂腰肌、髂腰肌滑液囊、關節唇或關節囊中的某處有問題。

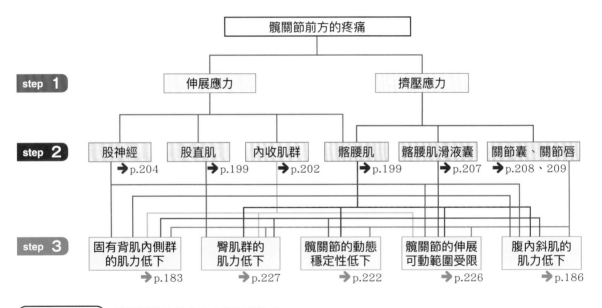

流程圖　針對髖關節前方疼痛的評估策略

1）髂腰肌、股直肌（圖1-6）

髂肌

起　　端：髂窩

止　　端：股骨小轉子

支配神經：股神經

作　　用：髖關節屈曲、外轉

腰大肌

起　　端：第一～四腰椎椎體側面

止　　端：股骨小轉子

支配神經：腰神經叢的分枝

作　　用：髖關節屈曲、外轉

股直肌

起　　端：髂前下棘、髖臼上緣

止　　端：經由髕骨停在脛骨粗隆

支配神經：股神經

作　　用：髖關節屈曲、膝關節伸展

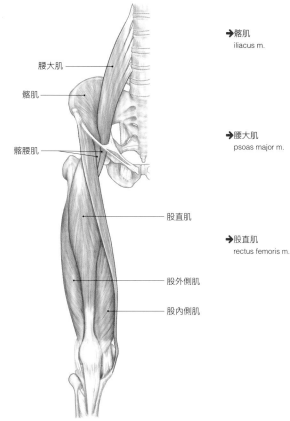

腰大肌
髂肌
髂腰肌

➜髂肌
iliacus m.

➜腰大肌
psoas major m.

➜股直肌
rectus femoris m.

股直肌
股外側肌
股內側肌

▶圖1-6　髂腰肌、股直肌

● 解剖學上產生疼痛的要因

　　髂腰肌是髂肌與腰大肌的合稱。**髂肌**起於髂窩，**腰大肌**起於第一～四腰椎椎體側面，貫穿腹股溝韌帶的深層厚，停在股骨小轉子。腰大肌往前下行穿過骨盆腔內，通過股骨頭前方再走向後方（圖1-7）。因此腰大肌有從前方支撐股骨頭、讓股骨頭呈向心位的機能[1]。此外，<u>腰大肌、髂肌兩者的紅肌纖維都大約是白肌纖維的三倍粗</u>[2]。換句話說，可推測髂腰肌位於深層有穩定髖關節的作用。

　　久野教授從腰大肌的比較結果得知，田徑短跑選手的腰大肌比正常人或足球選手還要發達，高齡者的腰大肌則容易萎縮。此外，比較步行速度的相關關係後，發現腰大肌比大腿處的肌肉更相關[3]。也就是說，可想見在田徑短距離等迅速、大動作反覆屈曲／伸展髖關節的競技中，會對腰大肌施加強大的負荷。

　　平野團隊的報告表示，**髂肌前側纖維**的止端在比髂腰肌止端──小轉子還要遠端的股骨上，所以作為屈曲作用的力量來源，肌肉型態上能發揮更強力的旋轉力矩。不僅如此，髂肌前側纖維作用於髖關節屈曲的初期，屈曲角度小的動作時，有可能是髂肌前側纖維施展了屈曲力矩[4]。

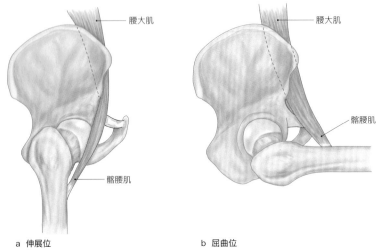

a 伸展位　　　　　　　　　　　　b 屈曲位

▶ 圖1-7　髂腰肌的走向

　　此外，作用於髖關節屈曲的股直肌會因為髖關節屈曲角度增加，使得屈曲力矩低下。相對的，髂腰肌在90°屈曲位時，也能施展出屈曲力矩[5]。這可認為是腰大肌的走向藉由髖關節呈屈曲位，更容易發揮屈曲股骨力量的緣故。因此變化髖關節屈曲角度時，確認疼痛的變化也很重要。

　　腰大肌也是起於腰椎的多關節肌，會在腰椎處產生巨大的擠壓力量與側屈力矩，腰大肌產生的擠壓力量則增加了腰椎的支撐性[1]，所以也無法否定腰大肌的收縮或縮短會對腰椎造成擠壓應力的可能性。

　　也就是說，髂腰肌為了讓髖關節呈向心位會持續收縮，能應對快速運動等等，同時也跟控制姿勢有關。因此如果髂腰肌攣縮引起肌肉內壓上升，有時會因為髖關節屈曲在髖關節前方施加擠壓應力而產生疼痛。此外，髖關節伸展時產生伸展應力，有時會引起疼痛。恥骨上枝與髂肌相連接的地方有**髂腰肌滑液囊炎（髂腰肌滑液囊）**，可減輕恥骨上枝與髂肌產生的摩擦應力（➤ 請參閱p.207）。

　　股直肌起於髂前下棘與髖臼上緣，從大腿前方往下走，止於髕骨。股直肌是有屈曲髖關節與伸展膝關節作用的雙關節肌，有時衝刺之際會產生肌肉拉傷。肌肉拉傷好發部位在肌肉肌鍵交接處，而股直肌近端1/3的範圍呈起端肌鍵，位於表層的羽狀肌構造。此外，起端的髂前下棘有時在成長期也會產生扯裂性骨折[6]。從中間位開始的髖關節屈曲／伸展的工作量來看，股直肌36.7%、髂腰肌22.4%、闊筋膜張肌16.8%，工作量非常大[7]。像離心性收縮等這類巨大的張力反覆對肌肉起端處施加負荷，有時也會造成股直肌附著處發炎。

● 髂肌的觸診（圖1-8）

受檢者仰臥，以髖關節屈曲／伸展中間位起到輕度屈曲位的程度，確認位於史卡帕氏三角（股三角）處的股動靜脈脈搏。由於髂肌位於其外側，所以讓受檢者屈曲髖關節，一邊確認髂肌收縮再一邊進行觸診。

觸摸到腰大肌十分很困難。

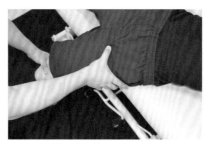

▶ 圖1-8　髂肌的觸診

● 股直肌的觸診（圖1-9）

股直肌起於髂前下棘，有屈曲髖關節與伸展膝關節的作用。而闊筋膜張肌與縫匠肌起於髂前上棘，所以觸摸到髂前下棘，伸展膝關節便可觸摸到股直肌。

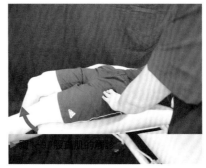

▶ 圖1-8　股直肌的觸診

● 髂腰肌的縮短測試

湯瑪士測試 Thomas test（圖1-10）

・檢查姿勢：受檢者仰臥，屈曲健側髖關節、膝關節到底，抱住。
・掌握部位：施檢者抓著健側小腿近端與足部。
・誘導運動：緩慢的以外力來誘導健側的髖關節伸展。
・判斷：如果檢查側的大腿在健側髖關節屈曲時離開床面，隨著健側髖關節伸展緩緩下降，即為陽性。
・機能分析：對側髖關節屈曲到底，讓骨盆後傾，因此檢查側髖關節會呈伸展位。如果髂腰肌縮短，髖關節伸展受到限制，大腿便會屈起。

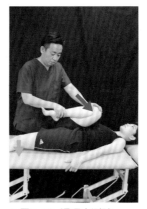

▶ 圖1-10　湯瑪士測試

● 股直肌的縮短測試

愛來氏測試 Ely test（圖1-11）

・檢查姿勢：受檢者俯臥。
・掌握部位：小腿遠端及骨盆。
・誘導運動：以外力讓膝關節屈曲。

・判斷：若同側髖關節產生屈曲，即為陽性。

・機能分析：由於讓膝關節逐漸屈曲，拉遠了股直肌的起端與止端，如果有股直肌縮短的情況，大腿前方會浮起，產生髖關節屈曲的代償動作。

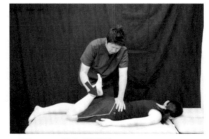

▶ 圖1-11　愛來氏測試

2）髖關節內收肌群（內收長肌、恥骨肌、內收小肌及股薄肌）

● 髖關節內收肌群（圖1-12）

內收長肌
起　　端：恥骨結節、恥骨嵴下側
止　　端：股骨粗線內側唇中央1/3
支配神經：閉孔神經
作　　用：髖關節屈曲、內收

內收小肌
起　　端：坐骨的坐骨枝、恥骨下枝
止　　端：股骨粗線內側唇近端處
支配神經：閉孔神經
作　　用：髖關節屈曲、內收

恥骨肌
起　　端：恥骨梳
止　　端：股骨上側的恥骨肌腺
支配神經：股神經、閉孔神經
作　　用：髖關節屈曲、內收

股薄肌
起　　端：恥骨聯合的外側
止　　端：骨粗隆的內側
支配神經：閉孔神經
作　　用：髖關節屈曲、內收、膝關節屈曲、小腿內轉（其他與鵝足一起）

→ 內收長肌
adductor longus m.

→ 內收小肌
adductor minimus m.

→ 恥骨肌
pectineus m.

→ 股薄肌
gracilis m.

● 解剖學上產生疼痛的要因

髖關節內收肌群主要作用於髖關節的內收、屈曲運動，由閉孔神經支配。

閉孔神經從腰神經叢分枝出來後，通過腰大肌的背內側往小骨盆下行，在分界線的下方與閉孔動靜脈一起進入閉膜管（圖1-13）。接著到了遠端，往閉孔外肌分出肌枝，最終分出前枝與後枝。**前枝**主要支配大腿內側領域，**後枝**則支配大腿內側到膝關節的部分。如果閉孔內肌、閉孔外肌、腰大肌的肌肉緊繃，會絞扼住閉孔神經的前枝或後枝，引起絞扼性神經障礙。此外，閉孔神經的前枝也通過內收長肌與恥骨肌的深層，這些肌肉變緊繃會在鼠蹊部內側範圍產生感覺障礙或輻射痛。

如果臀部後方的肌肉柔軟度低下，會妨礙髖關節屈曲時股骨頭往後方滑動，成為引起前方夾擠的要因。產生**前方夾擠**，會提高鼠蹊部或部分髖關節內收肌群的擠壓應力，成為誘發疼痛的要因。

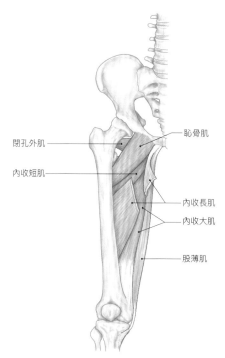

閉孔外肌 ──
內收短肌 ──

恥骨肌
內收長肌
內收大肌
股薄肌

▶ 圖1-12 髖關節內收肌群

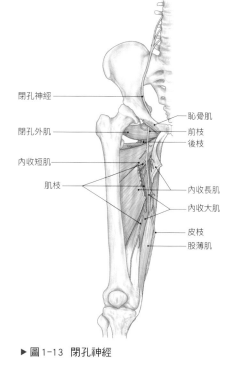

閉孔神經 ──
閉孔外肌 ──
內收短肌 ──
肌枝 ──

恥骨肌
前枝
後枝
內收長肌
內收大肌
皮枝
股薄肌

▶ 圖1-13 閉孔神經

　　體育競技相關的髖關節周圍疼痛中，**鼠蹊部疼痛**（GP）很常見。仁賀醫師的報告指出，疼痛經常出現在大腿內側近端處與腹股溝，也有的在下腹部、大腿前側近端處或睪丸附近產生疼痛[8]。足球的踢球動作與髖關節內收肌群關係密切，以踢球側髖關節伸展角度不充分的患者來說，往後抬腿時胸廓大多會增加前傾（圖1-14）。如此一來，從髖關節最大伸展位移動到屈曲位前的瞬間，從體幹到髖關節前方的肌肉無法伸展，也就無法利用伸展反射[9,10]。因此髖關節屈肌與內收肌更加用力，就會增大髖關節的負擔。再者，池野團隊的報告指出，鼠蹊部疼痛發作的國中足球選手身上，特徵為髖關節外展肌的肌力明顯低下[11]。此外，也另有報告表示，以軸心足側的骨盆穩定性低下的患者來說，施加於其恥骨與坐骨上的擠壓應力會增大[12]。如此可見髖關節外展肌的肌力低下，會使內收肌群產生過度負擔，成為誘發疼痛的要因。

　　根據其他鼠蹊部疼痛的相關解剖學研究報告，腹直肌收縮會對恥骨聯合施加往後上方的牽引應力，內收長肌收縮則對恥骨聯合施加往前下方的牽引應力，增加對恥骨與恥骨聯合的負擔[13]。另有報告表示，基於前述負擔，附著於恥骨的腹直肌、內收長肌、股薄肌會產生肌腱炎或斷裂[14]。

➔鼠蹊部疼痛（GP）
groin pain

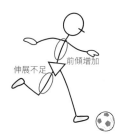

前傾增加
伸展不足

▶ 圖1-14 足球的往後抬腿動作

● 髖關節內收肌群的誘發疼痛測試

由於髖關節內收肌群的誘發疼痛測試不存在，因此要從正確的觸診確認壓痛部位、伸展時有無伸展疼痛等所見來判斷。

①內收長肌的觸診（圖1-15）

受檢者仰臥，髖關節、膝關節屈曲，讓髖關節外展。以此姿勢反覆髖關節內收／外展，內收時可在大腿內側摸到大塊肌肉，這就是內收長肌。

②恥骨肌的觸診（圖1-16）

讓受檢者仰臥，髖關節外展，確認股動脈與內收長肌的位置。恥骨肌位於內收長肌與股動脈之間，將手指放在兩者之間，往深層按壓，便可摸到恥骨肌的肌腹。

③股薄肌的觸診（圖1-17）

股薄肌為雙關節肌，受檢者仰臥，讓髖關節外展到底、膝關節屈曲，再以外力伸展膝關節，用手指按住鵝足處，便可確認股薄肌的收縮。股薄肌的近端部分在膝關節伸展位時，會讓髖關節往內收方向運動，因此可在大腿內側摸到其肌腹。

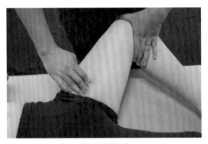

▶圖1-15 內收長肌的觸診

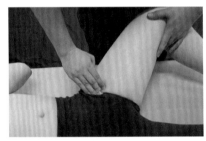

▶圖1-16 恥骨肌的觸診

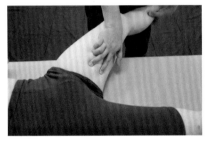

▶圖1-17 股薄肌的觸診

3）股神經（圖1-18）

● 解剖學上產生疼痛的要因

股神經是由脊髓第一～四腰椎分節的神經纖維所構成，支配髂腰肌、恥骨肌、縫匠肌與股四頭肌的運動，並支配大腿前側。其感覺纖維稱為**隱神經**，從大腿前側往內側斜走，分成髕下枝與小腿內側皮枝，支配膝蓋前內側到小腿前內側的感覺。

大腿的前側有個稱為**史卡帕氏三角（股三角）**的地方，史卡帕氏三角的上緣是腹股溝韌帶，外緣是縫匠肌，內緣則是內收長肌，由這三個組織所構成（圖1-19），而股神經就位於史卡帕氏三角之內。靠近腹股溝韌帶中央有個**鼠蹊管**，自內側起依序為股靜脈、股動脈與股神經通過[15]。通過腹股溝韌帶深層的道路有兩條，一條是**肌腔隙**，有髂腰肌與股神經通過；另一條是**血管腔隙**，有股動脈、股靜脈通過[16]。因此，如果某種原因使髂腰肌的伸展性低下，或者產生痙攣，就會使得股神經與腹股溝韌帶之間會受到壓迫，有可能引起絞扼性神經障礙。

腹股溝韌帶處的絞扼性神經障礙，有必要透過正確的觸診及理學所見與上位腰椎椎間盤突出鑑別[16]。髂腰肌會與豎脊肌一起產生骨盆前傾，如果這些肌群衰弱，便很難維持骨盆前傾位而造成骨盆後傾。

➡股神經
femoral nerve

➡隱神經
saphenous nerve

➡史卡帕氏三角（股三角）
Scarpa triangle
(femoral triangle)

➡鼠蹊管
inguinal canal

➡肌腔隙
muscular space

➡血管腔隙
vascular space

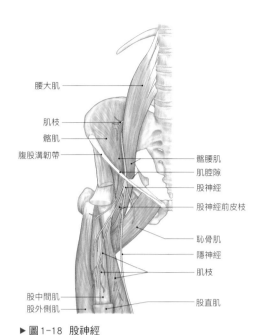

▶ 圖1-18 股神經

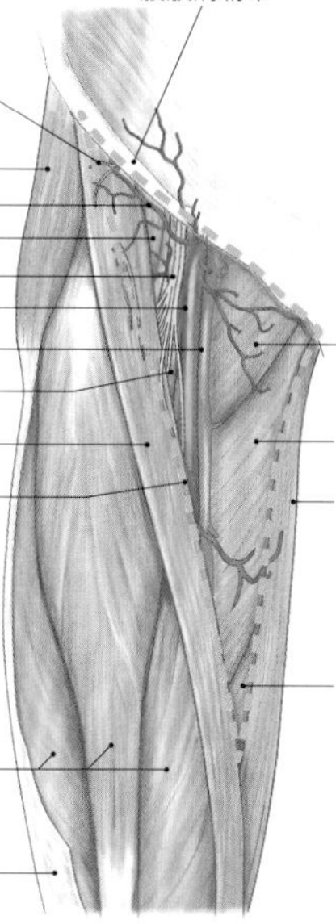

腰大肌
肌枝
髂肌
腹股溝韌帶
髂腰肌
肌腔隙
股神經
股神經前皮枝
恥骨肌
隱神經
肌枝
股中間肌
股外側肌
股直肌

腹股溝韌帶
股外側皮神經
闊筋膜張肌
旋髂淺動脈
髂腰肌
股神經
股動脈
股靜脈
深股動脈
縫匠肌
史卡帕氏三角
股四頭肌
闊筋膜
恥骨肌
內收長肌
股薄肌
內收大肌

▶ 圖1-19 史卡帕氏三角（股三角）
指縫匠肌、腹股溝韌帶、內收長肌圍起來的三角形部位。

　　骨盆後傾會讓髖關節呈伸展位，因此對髂腰肌施加了伸展應力，提高肌肉內壓，恐怕會助長股神經的絞扼。

● 股神經的觸診（圖1-20）

　　受檢者仰臥，伸展髖關節、屈曲膝關節來提高張力。在股動脈外側可摸到股神經，因此要一邊觸診股神經，一邊以外力伸展髖關節、屈曲膝關節來確認張力。

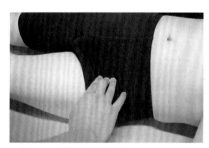

▶ 圖1-20 股神經的觸診

● 股神經的誘發疼痛測試

股神經伸展測試（圖1-21）

· 檢查姿勢：受檢者俯臥，膝關節屈曲90°。
· 掌握部位：小腿遠端處。
· 誘導運動：在膝關節屈曲90°的狀態下，不固定骨盆，以外力伸展髖關節。
· 判斷：如果大腿前側、沿著股神經誘發疼痛，即為陽性。
· 機能分析：測試結果陽性的話，顯示有可能是代表L3～4椎間盤突出的上位腰椎椎間盤突出。

・注意：有鼠蹊部或髖關節疼痛，如果再加上大腿前側的輻射痛，則懷疑L3神經根壓迫。如果從大腿前側痛到小腿前側，則懷疑是L4神經根壓迫。如果能重現大腿外側的疼痛，則懷疑是刺激、壓迫到股外側皮神經。

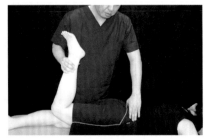

▶ 圖1-21 股神經伸展測試

● 從觸診及檢查結果能思考什麼？

因為施加於髂腰肌、股直肌的伸展應力產生疼痛，大多發生在踢球動作等的髖關節伸展位、讓髂腰肌或股直肌收縮的時候。也就是說，增強骨盆後傾或髖關節伸展，就出現了症狀。如果觸診或伸展位時，髖關節內收肌群處出現伸展痛或壓痛，要懷疑髖關節伸展肌群的伸展性低下或痙攣。

如果在股神經領域誘發疼痛，根據觸診或檢查結果，可考慮由於鼠蹊管處絞扼或上位腰椎椎間盤突出引起股神經障礙的可能性。

依據誘發疼痛測試的結果，如果髂腰肌、股直肌或內收肌群產生疼痛，髖關節機能低下在運動學方面的要因有下列五點可考慮：

①髖關節的動態穩定性低下 ➤ step 3 p.222

如果髖關節的動態穩定性低下，便會產生其他動態穩定機轉的代償作用。比方說如果深層外轉六肌的張力不足，內轉肌群或髂腰肌就會代償性地強力施展張力來完成動作，使內收肌群、髂腰肌及股直肌陷入過度負荷的狀態；若產生攣縮，就會增強各肌肉附著處的伸展應力。此外，如果髂腰肌的肌力低下，骨盆便無法維持前傾位，使得動作中骨盆會後傾，增強對髂腰肌的伸展應力。

②髖關節的伸展可動範圍受限 ➤ step 3 p.226

如果髂腰肌本身有損傷、縮短等使伸展性低下，在需要髖關節盡可能伸展的動作等時候，就會對髂腰肌、股直肌或股神經等施加伸展應力，因此產生髖關節前側疼痛。

③臀肌群的肌力低下 ➤ step 3 p.227

如果想維持骨盆前傾位，就需要臀大肌在伸展位時的收縮。一旦臀大肌的肌力低下，便無法維持骨盆前傾位，會變成骨盆後傾，而對髖關節前側施加了伸展應力。此外，如果髖關節外展肌的肌力低下，為了提高骨盆穩定性，會迫使髖關節內收肌群過度活動，成為肌肉張力亢進的原因。髖關節內收肌的張力亢進使內收肌攣縮，施加伸展應力時便產生疼痛。

④腹內斜肌的肌力低下 → step 3 p.186

　　大腿固定的狀態下，如果髂腰肌收縮會使骨盆前傾。為了控制這種骨盆前傾，需要腹內斜肌的肌力。一旦腹內斜肌的肌力低下，再加上多裂肌作用使得骨盆無法維持前傾，骨盆便會後傾，對髂腰肌、股直肌及股神經持續施加伸展應力而產生疼痛。

⑤固有背肌內側群的肌力低下 → step 3 p.183

　　固有背肌內側群的肌力低下會使骨盆難以維持正中列位，動作中便呈後傾位，如此一來，就增加了對髖關節內收肌群、髂腰肌、股直肌及股神經的伸展應力。

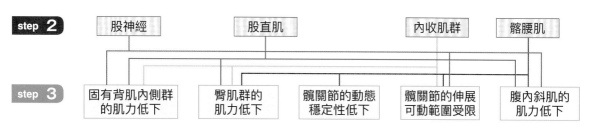

step 2：股神經　股直肌　內收肌群　髂腰肌

step 3：固有背肌內側群的肌力低下　臀肌群的肌力低下　髖關節的動態穩定性低下　髖關節的伸展可動範圍受限　腹內斜肌的肌力低下

流程圖　施加於髖關節前側的伸展應力引起疼痛時，在解剖學與運動學方面的要因

4）髂腰肌滑液囊（圖1-22）

● 解剖學上產生疼痛的要因

　　髂腰肌滑液囊位於髂腰肌的深層，也是髖關節處最大的滑液囊，15%的患者滑液囊與髖關節腔相連結[17]。

→髂腰肌滑液囊
iliopsoas bursa

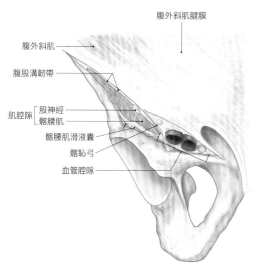

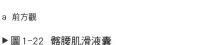

a　前方觀

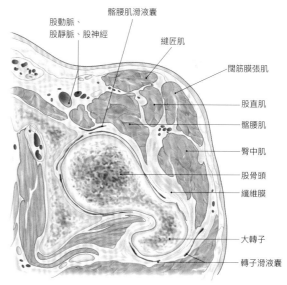

b　橫切面

▶ 圖1-22　髂腰肌滑液囊

在腹股溝韌帶下方的**史卡帕氏三角**中央處產生的鼠蹊部疼痛，原因有髂腰肌炎與髂腰肌滑液囊炎。經過研究指出，**髂腰肌滑液囊炎**的原因在於髖關節反覆且急速的屈曲伸展運動，造成在髂恥隆凸上的摩擦[18]。因此，髂腰肌滑液囊炎好發於足球、排球、上坡跑、跨欄及划船競技等，反覆髖關節屈曲／伸展的體育競技中[19]。以臨床症狀來說，不僅鼠蹊部疼痛，有時也會出現從髖關節前側傳往大腿前側的輻射痛，或者「啵」的聲響[20]。

● 髂腰肌滑液囊的觸診

髂腰肌滑液囊不在體表，而是位於髂腰肌腱與關節囊前側之間，因此很難觸診。

● 髂腰肌滑液囊的誘發疼痛測試

髂腰肌滑液囊的誘發疼痛測試並不存在。髂腰肌滑液囊位於腰大肌與髂肌的下方，因此先觸摸到股動脈，再從其外側的腰大肌與髂肌往髖關節前方壓，觀察是否會產生壓痛來判斷。最好配合反覆進行髖關節屈曲／伸展，觀察是否會誘發疼痛進行評估。

單憑徒手技法很難辨別是髂腰肌炎或者髂腰肌滑液囊炎，因此要使用磁振造影或超音波影像診斷裝置來判斷。

5）關節唇（圖1-23）

● 解剖學上產生疼痛的要因

髖關節唇有如要包覆髖臼邊緣一般，其橫切面呈三角形。從關節唇的靜態機能來說，增加了關節軟骨面積28%、髖臼體積30%。動態機能則有密封機能（sealing）與吸引機能（suction）[21]。

所謂**密封機能**，指的是關節唇密封住關節內部，透過少量關節液，有效率地供給軟骨營養的機能，以及將壓迫力道平均分攤到髖關節軟骨上的機能。

所謂**吸引機能**，則指的是相對於股骨頭與髖臼之間的牽引力，關節唇讓關節內部維持在負壓狀態，獲得關節穩定性的機能[22]。一旦關節唇損傷，就會失去前述機能，使關節穩定性低下，想見會成為變形性髖關節炎等疾病的原因。

反覆細微損傷下產生的關節唇損傷，其危險因子有骨頭形態異常[23]。而骨頭形態異常又可分為髖臼發育不良、髖臼或股骨頭到股骨頸部的骨頭形態異常[24]。髖關節深屈曲時，關節唇的前上方部分有時會被夾進股骨頭或股骨頸部與髖臼之間，這稱為**股骨髖臼夾擠**（FAI）。股骨髖臼夾擠可分為凸輪型（CAM type）、夾鉗型（pincer type）以及混合型（mixed type）[25]（**圖1-24**）。有報告指出，股骨髖臼夾擠時，伴隨著股骨側或髖臼側，又或者雙方的骨頭形態異常，關節運動時過剩的機械應力會造成關節唇或軟骨損傷，成為變形性髖關節炎的起因之一[26]。根據Chegini團隊的研究報告指出，比起步行，從站姿坐下時更會在髖臼上緣部分產生高壓。

➡股骨髖臼夾擠（FAI）
Femoroacetabular impingement

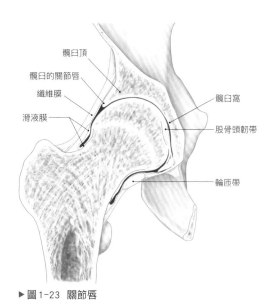

▶圖1-23 關節唇

髖臼頂
髖臼的關節唇
纖維膜
滑液膜
髖臼窩
股骨頭韌帶
輪匝帶

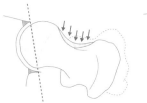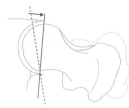

a 凸輪型　　　　　　　b 夾鉗型

▶圖1-24 股骨髖臼夾擠（FAI）

凸輪型是因為股骨頸前方部分隆起引起股骨髖臼夾擠，而夾鉗型則是因為髖臼緣的骨頭隆起等，相對增加了髖臼深度的關係，引起股骨髖臼夾擠。

換言之，比起負重應力，伴隨夾擠的障礙不如說在運動最終領域的列位更加重要[27]。Beck團隊的報告指出，夾擠造成關節唇或軟骨的損傷在凸輪型患者身上是前上方受損最多；而夾鉗型患者身上則最常見到上方到前上方受損[28]。

● 關節唇的觸診

關節唇非常小，而且又位於深處，所以很難觸診。

● 關節唇的誘發疼痛測試

象限檢查（圖1-25，26）

- 檢查姿勢：受檢者仰臥。
- 掌握部位：檢查側的大腿遠端與小腿遠端。
- 誘導運動：髖關節屈曲、內收、內轉。
- 判斷：如果髖關節屈曲、內收、內轉時在髖關節前側產生疼痛，即為陽性。
- 機能分析：可懷疑是髖關節前側的夾擠。

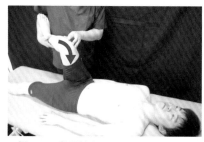

▶圖1-25 象限檢查

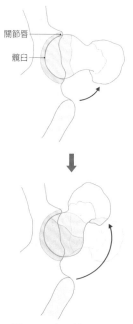

關節唇
髖臼

▶圖1-26 象限檢查中股骨頭的運動

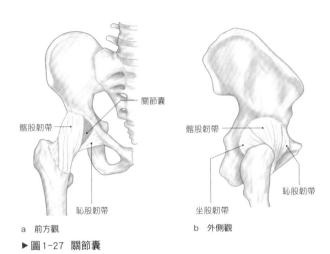

a 前方觀	b 外側觀

▶圖1-27 關節囊

6）關節囊（圖1-27）

● 解剖學上產生疼痛的要因

　　髖關節被強韌的關節囊與關節囊韌帶——**髂股韌帶、坐股韌帶**及**恥股韌帶**包覆著。這三個關節囊韌帶像要從後方繞往前方包覆住，因此整體來說髖關節屈曲時會鬆弛，伸展時會緊繃。髂股韌帶中通過髖關節內收／外展軸上方的纖維，外展時鬆弛，內收時緊繃。髂股韌帶的上部分，會由起於髂前下棘的**股直肌肌腱**來補強，下方則有**臀小肌的前側纖維**從表面加入，補強韌帶的強度[20]。臀小肌附著在關節囊上，運動時可防止關節囊被夾住，但如果臀小肌收縮不全、無法發揮機能，就會產生夾擠的狀況[29,30]。

● 關節囊的觸診

　　雖然從股骨頭到股骨頸都有關節囊，但因為位在深處，所以難以摸到。

● 關節不穩定的骨科測試

滾木測試[27]（圖1-28）

・檢查姿勢：受檢者仰臥。

・掌握部位：患側大腿中央前內側與小腿中央前內側。

・誘導運動： 以外力讓髖關節內轉／外轉。

・判斷：可動性有無左右差異以及運動中有無喀嚓聲。

・機能分析：過度的外轉可動性表示髂股韌帶鬆弛，喀嚓聲則表示有關節唇損傷。

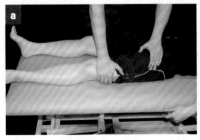
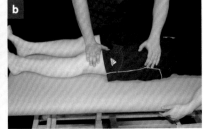

▶圖1-28 滾木測試（a：外轉，b：內轉。）

● 從觸診及檢查結果能思考什麼？

根據檢查結果來判斷是關節唇的問題，關節囊韌帶的問題，還是附著在上面的肌肉問題？即使同樣是髖關節前側的疼痛，如果自主的髖關節屈曲運動中在髂腰肌處產生疼痛，可懷疑髂腰肌滑液囊炎或髂腰肌炎；如果被動地將髖關節屈曲、內收及內轉時產生疼痛，則懷疑是關節唇損傷。以擠壓應力為要因，可以考慮下列五個要因：

①髖關節的動態穩定性低下 ➤ step 3 p.222

如果髂腰肌滑液囊發炎，會使髖關節的動態穩定性低下。如果關節唇損傷，則會破壞作用於髖關節穩定性的密封機能。為了單純進行髖關節屈曲，也就是以內收／外展及內轉／外轉中間位的姿勢進行屈曲，股骨頭有必要在髖臼內如內轉一般滑動[31]。深層外轉六肌的伸展性低下，會使得髖關節內轉可動範圍受限，因此妨礙了股骨頭滑入髖臼內的動作，會誘發鼠蹊部疼痛或者前方夾擠。

②髖關節的伸展可動範圍受限 ➤ step 3 p.226

如果髖關節的伸展可動範圍受限，會增強骨盆前傾，因此增加了對髖關節前方的擠壓應力。

③臀肌群的肌力低下 ➤ step 3 p.227

臀肌群在骨盆前傾時會離心性收縮，因此一旦臀肌群的肌力低下，可能會使骨盆後傾。然而，髂腰肌、多裂肌也會維持骨盆前傾位，所以即使臀大肌的肌力低下，也會由髂腰肌、多裂肌維持骨盆前傾，如此一來便增強了骨盆前傾，增加對髖關節前方的擠壓應力。這種情況下，大多伴隨著髂腰肌的伸展性低下。

④腹內斜肌的肌力低下 ➤ step 3 p.186

在固定大腿的情況下，如果髂腰肌收縮，骨盆會前傾。為了限制這種骨盆前傾，需要腹內斜肌的肌力。一旦腹內斜肌的肌力低下，便無法限制骨盆前傾，就產生了骨盆過度前傾，對髖關節前方施加擠壓應力。

⑤固有背肌內側群的肌力低下 ➤ step 3 p.183

為了維持骨盆前傾位，需要以多裂肌為首的固有背肌內側群，以及臀大肌的機能。固有背肌內側群的肌力低下會由臀大肌與髂腰肌來代償，使骨盆前傾，因此增加了對髖關節前方的擠壓應力。這種情況與臀肌群肌力低下相同，大多伴隨著髂腰肌的伸展性低下。

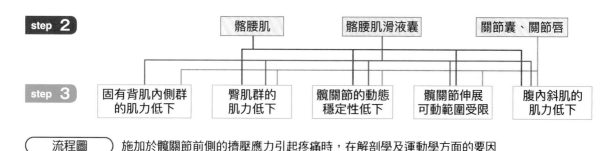

流程圖　施加於髖關節前側的擠壓應力引起疼痛時，在解剖學及運動學方面的要因

2 髖關節外側的疼痛

本項將按照各步驟統整說明。尤其 **step 3** 內容是講髖關節整體，內容重複的將整合於章末〈 **3** 髖關節運動學方面的評估策略〉說明。

step 1　怎樣的動作會疼痛？明確找出機械應力

施加於髖關節外側的機械應力，大略可分為**伸展應力**與**摩擦應力**。

步行的站立期或單腳支撐期等，股骨頭相對於髖臼進行內收運動時，會在髖關節外側施加**伸展應力**。由於德式步態（搖擺步態）等，如果負重時在髖關節冠狀面控制不完全，導致讓骨盆下沉，或者頸幹角增加，會加大往髖關節外側的伸展應力。

負重位下容易產生在髖關節外側的**摩擦應力**。髖關節外側的表層有大轉子，也可輕易從體表觸摸。再加上一旦股骨相對骨盆往內收方向移動，便產生摩擦應力。更進一步來看，如果產生包含內八的小腿內轉，會透過闊筋膜張肌增加髂脛束的張力，所以在此部位產生巨大的摩擦應力。

如果因為伸展應力產生疼痛，可想見臀中肌、臀小肌、闊筋膜張肌有問題。
如果因為摩擦應力產生疼痛，可想見大轉子滑液囊有問題。

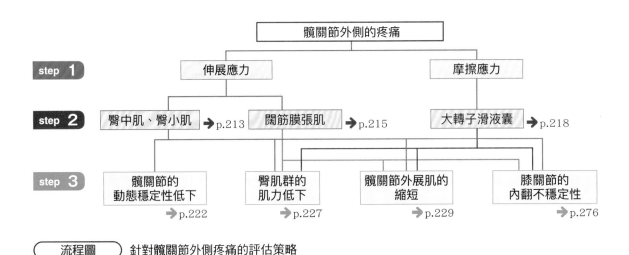

流程圖　針對髖關節外側疼痛的評估策略

1）臀中肌、臀小肌（圖1-29）

臀中肌

起　　端：髂骨外側的臀前線與臀後線中間

止　　端：大轉子的外側

支配神經：上臀神經

作　　用：（肌肉整體）髖關節外展

　　　　　（前側纖維）屈曲、內轉

　　　　　（後側纖維）伸展、外轉

臀小肌

起　　端：髂骨外側的臀前線前方（臀中肌起端的下方）

止　　端：大轉子的前側

支配神經：上臀神經

作　　用：（肌肉整體）髖關節外展

　　　　　（前側纖維）屈曲、內轉

　　　　　（後側纖維）伸展、外轉

→臀中肌
gluteus medius m.

→臀小肌
gluteus minimus m.

● 解剖學上產生疼痛的要因

　　臀中肌起於髂骨外側的臀前線與臀後線中間，止於大轉子的外側。由於這止端位置讓臀中肌在外展肌群中，擁有最大的外展矩臂。此外，臀中肌也是外展肌群中最大塊的，約占了外展肌總截面積的60%[32]。河上教授的報告表示，臀中肌前側纖維的濕重為125g，後側纖維的濕重為38g，比例為3：1[33]。

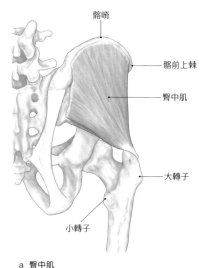

a 臀中肌

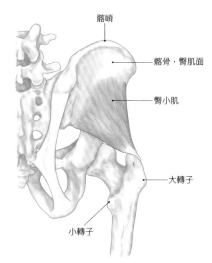

b 臀小肌

▶圖1-29 臀中肌、臀小肌

臀小肌在臀中肌深處前方一點點的位置，起於髂骨外側的臀前線前方，止於大轉子的前側。約占外展肌的總截面積20%[32]，濕重為53g[33]。

　　步行時控制股骨上骨盆運動冠狀面，必須要有髖關節外展肌產生的外展力矩。整個站立期中，髖關節外展肌幾乎都能在相對受到固定的股骨上穩定骨盆[34,35]。單腳支撐期中，髖關節外展肌，尤其臀中肌會在髖關節處產生大部分的壓迫力量[36]。

　　根據使用電腦計算模型，或者直接將感應器埋進人工髖關節的研究顯示，步行時會對髖關節施加三倍體重的壓迫力量[34,37]。為了產生此力道，以臀中肌、臀小肌及闊筋膜張肌為代表的髖關節外展肌的肌肉活動非常重要。如果這些肌肉活動不充分，會變成像德式步態一般，無法充分在骨盆冠狀面上控制動作，也就增強了施加於髖關節外展肌的伸展應力。

小知識！

包威爾氏理論
Pauwels theory（圖1-32）
正常髖關節中，從負重線到骨頭中心的距離與從骨頭中心到外展肌的距離比例約為3：1，據說單腳站立時，施加於骨頭上的力量是體重的3倍。髖關節外翻時，骨頭中心與外展肌作用點的距離靠近，施加於骨頭上的負重也就變大；反過來說，髖關節內翻時骨頭中心與外展肌作用點的距離變長，施加於骨頭上的負重也就相對變小了。

● **臀中肌的觸診**（圖1-30）

　　臀中肌起於髂骨外側的臀前線與臀後線中間，止於大轉子的外側，後1/3被臀大肌所覆蓋，前2/3則被臀肌腱膜所覆蓋。

　　前側纖維從前頭方往後尾方行走，有屈曲髖關節的作用，所以受檢者側臥，一邊觸診大轉子前方，一邊指示受檢者以膝蓋屈曲位進行髖關節屈曲運動，便可確認其收縮。如果收縮時產生疼痛，有必要與髂腰肌的收縮時疼痛進行鑑別。

　　後側纖維則從後方往前方走，有伸展髖關節的作用，所以受檢者側臥，一邊觸診大轉子的後上方，一邊指示受檢者以膝蓋屈曲位進行髖關節伸展運動，便可觸摸。

　　由於後側纖維有一部分被臀大肌覆蓋著，所以指示受檢者從輕度髖關節內轉的姿勢進行外展運動，便可觸摸到並區別。

● **臀小肌的觸診**（圖1-31）

　　臀小肌位於臀中肌深層，呈扇形。透過臀中肌可觸摸到其肌肉纖維的方向。根據河上團隊的報告，受檢者俯臥，手指放在緊鄰髂後上棘與髂後下棘中點的前外側處，往前內側壓迫，手指同時往外側移動便可觸摸[38]。

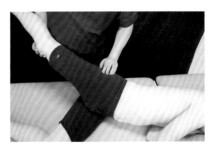
▶圖1-30　臀中肌的觸診

● **臀中肌、臀小肌的骨科測試**

　　由於沒有臀中肌、臀小肌專用的骨科測試，所以最好整合觸診、壓痛結果、收縮時疼痛來判斷部位。此外，根據針對臀中肌與臀小肌的激痛組織判斷測試（➔p.229），探討可動範圍的變化也很重要。

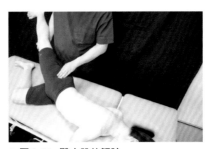
▶圖1-31　臀小肌的觸診

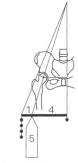
a　髖關節外翻

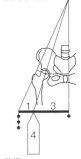
b　正常

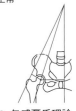
▶圖1-32　包威爾氏理論
標示出從負重線到骨頭中心的距離、從骨頭中心到外展肌的距離及施加於骨頭的負重。

2）闊筋膜張肌（圖1-33）

闊筋膜張肌

起　　端：髂前上棘

止　　端：藉由髂脛束，止於脛骨粗隆外側的傑迪氏結
　　　　　　節（Gerdy's tubercle）

支配神經：上臀神經

作　　用：髖關節屈曲、外展、內轉
　　　　　　膝關節屈曲未滿90°時是膝關節伸展
　　　　　　膝關節伸展90°以上時是膝關節屈曲與小腿
　　　　　　內轉

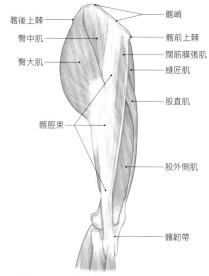

▶圖1-33　闊筋膜張肌

● 解剖學上產生疼痛的要因

　　闊筋膜張肌控制著闊筋膜與髂脛束的張力。透過髂脛束往下傳遞的張力可輔助膝關節外側的穩定性。由於闊筋膜張肌與膝關節側面的穩定性有關，因此如果在膝關節施加往內翻方向的應力，闊筋膜張肌會收縮，提高髂脛束的張力，施加伸展應力。

　　由於內側型膝關節炎產生O型腿時，或者膝外側副韌帶損傷引起膝蓋往內翻方向晃動時，為了阻止不穩定，闊筋膜張肌會收縮、提高髂脛束張力，試圖穩定關節，因此闊筋膜張肌的肌肉痙攣，髖關節可動範圍便出問題。

➡闊筋膜張肌
　tensor of fascia lata m.

● 闊筋膜張肌的觸診（圖1-34）

　　以髂前上棘為指標，便可觸摸到闊筋膜張肌的起端。另外還有縫匠肌也起於髂前上棘，而正下方的髂前下棘則是股直肌的起端，因此最好從髖關節屈曲位開始外展運動，一邊確認肌肉收縮，一邊仔細地分辨。

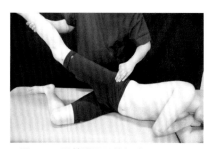

▶圖1-34　闊筋膜張肌的觸診

● 髂脛束的伸展性測試

歐柏氏測試 Ober test[39, 40]（圖1-35）

- 檢查姿勢：受檢者側臥，膝關節90°屈曲，讓髖關節伸展、外展，維持在體幹的延長線上。
- 掌握部位：髂嵴與大腿遠端處。
- 誘導運動：施檢者把抓在大腿遠端處的手放開。
- 判斷：如果內收受限，即為陽性。
- 機能分析：從闊筋膜張肌、髂脛束呈伸展位的髖關節姿勢，讓下肢隨重力自由落下，便可藉此鑑別伸展性低下。
- 注意：髂脛束的近端除了闊筋膜張肌，還與臀大肌、臀中肌會合。此外，髂脛束是股外側肌覆蓋住的筋膜肥厚部分，因此如果歐柏氏測試呈陽性，不僅闊筋膜張肌，也表示其他前述肌肉的伸展性低下（➜p.229）。

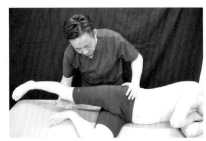

▶圖1-35 歐柏氏測試

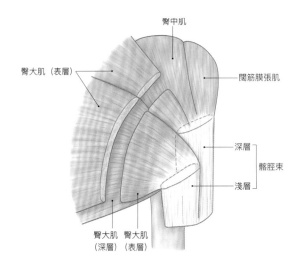

▶圖1-36 髂脛束的近端部分

● 從觸診及檢查結果能思考什麼？

根據上述檢查，可評估髖關節外側因為伸展應力產生疼痛的部位。

接著要推測為什麼會在這些部位引發機能障礙。如果是在髖關節外側施加伸展應力，大多數會因為髖關節周圍的肌力低下或可動範圍受限，使得臀中肌、臀小肌、闊筋膜張肌無法充分發揮肌力，又或者因為透過闊筋膜張肌使髂脛束的張力不足，無法充分控制骨盆冠狀面上的活動，所以產生了疼痛。

由此可知，起因為對髖關節外側施加伸展應力有下列四個運動學方面的要因可考慮：

①髖關節的動態穩定性低下 ➤ `step 3` p.222

髖關節外轉肌的深層外轉六肌會維持股骨頭向心位，與髖關節的動態穩定性有關。因此如果使外轉六肌的肌力低下，髖關節的動態穩定性會低下，單腳站立時便難以控制骨盆。而外展肌群會過度運作努力進行代償，一旦伸展性低下，就會在髖關節外側施加伸展應力。

此外，股骨頸部骨折或人工關節置換術後，有時也會因為手術侵入再加上受傷時的損傷或退化性變化，產生萎縮或變性。這些結果都會增強對臀肌群的負荷，增加伸展應力。

②臀肌群的肌力低下 ➤ `step 3` p.227

如果髖關節主動作肌的臀中肌、臀小肌、闊筋膜張肌受損或機能低下，步行時會出現德式步態等代償動作，增加這些肌肉的伸展應力。

髖關節伸展肌的臀大肌被臀肌筋膜包覆著，而臀肌筋膜與闊筋膜相連，闊筋膜的肥厚部分又是髂脛束，因此如果臀大肌的肌力低下，髂脛束的張力減少，便會增加對髖關節外側的伸展應力。

③髖關節外展肌的縮短 ➤ `step 3` p.229

髖關節手術時，有時會侵入髖關節外展肌進行整復。如果這種情況下產生髖關節外展肌縮短，步行或單腳支撐時就會對髖關節外側施加伸展應力，有可能產生疼痛。

④膝關節的內翻不穩定性 ➤ `step 3` p.276

如果產生膝關節的內翻不穩定，會增加止於脛骨近端外側面髂脛束上的伸展應力。髂脛束分成兩層，深層延續自臀大肌、臀中肌及闊筋膜張肌（**圖1-36**），因此一旦產生膝關節的內翻不穩定，會增加對這些肌肉的伸展應力。

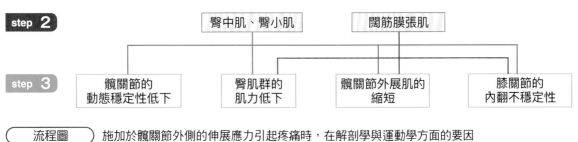

`step 2`　臀中肌、臀小肌　　　闊筋膜張肌

`step 3`　髖關節的動態穩定性低下　　臀肌群的肌力低下　　髖關節外展肌的縮短　　膝關節的內翻不穩定性

（流程圖）　施加於髖關節外側的伸展應力引起疼痛時，在解剖學與運動學方面的要因

3）大轉子滑液囊（圖1-37）

● 解剖學上產生疼痛的要因

大轉子滑液囊是位於大轉子外側後方的滑液囊。Williams團隊[43]的報告指出，大轉子附近有很多滑液囊，像是位於梨狀肌止端肌腱深層的次級梨狀肌滑液囊（secondary piriformis bursa）、位於臀中肌止端肌腱深層的臀中肌下滑液囊（subgluteus medius bursa）、位於臀小肌止端肌腱深層的臀小肌下滑液囊（subgluteus minimus bursa）、比大轉子滑液囊還要遠端，位於臀大肌在髂脛束附著處附近的臀股滑液囊（gluteofemoral bursa）。而Pfirrmann團隊[44]則將大轉子分為四部分（圖1-38）：前方小面（anterior facet）、外側小面（lateral facet）、後上小面（superoposterior facet）、後方小面（posterior facet）。綜合Williams團隊與Pfirrmann團隊的報告，各個小面有以下肌肉附著，存在著滑液囊[43,44]。

大轉子區域	附著肌肉	滑液囊
前方小面（AF）	臀小肌	臀小肌下滑液囊
外側小面（LF）	臀中肌	臀中肌下滑液囊
後上小面（SPF）	梨狀肌	次級梨狀肌滑液囊
後方小面（PF）	臀中肌與部分臀大肌	臀股滑液囊

大轉子滑液囊的作用在於，減輕比大轉子還要表層的肌肉與位於大轉子之間軟組織的摩擦應力。大轉子上附著著步行時活動的臀中肌、臀小肌等位於髖關節外側的肌肉。此外，闊筋膜張肌藉由髂脛束覆蓋在表層，增大髖關節外展肌的肌力，不過同時也會加強對大轉子的摩擦應力。尤其髖關節內收位時，會增強大轉子與髂脛束之間的摩擦應力。如果以負重位反覆施加巨大的應力，像是長距離步行或跑步等情況，會在大轉子附近產生壓痛。

● 大轉子滑液囊的觸診

通常很難從體表觸摸到大轉子滑液囊。如果滑液囊發炎或腫脹，有時可在大轉子後外側處觸摸到。

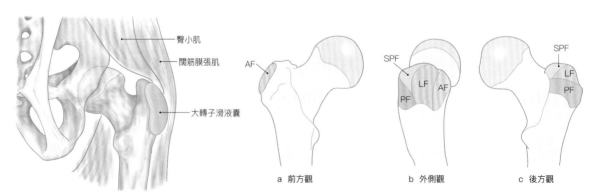

▶圖1-37 大轉子滑液囊

（引用自Williams SB, et al: Greater trochanteric pain syndrome: a review of anatomy,diagnosis and treatment. Anesth Analg 108: 1662-1670, 2009）

▶圖1-38 將大轉子分為四部分

（根據Pfirrmann CW, et al: Greater trochanter of the hip: attachment of the abductor mechanism and a complex of three bursae-MR imaging and MR bursography in cadavers and MR imaging in asymptomatic volunteers. Radiology. 221: 469-477, 2001製作而成。）

a 前方觀　　　b 外側觀　　　c 後方觀

如果產生疼痛，要考慮是在大轉子的哪個部位，而且最好綜合附著在該部位肌肉有無收縮時疼痛來判斷。

● 大轉子滑液囊的骨科測試

由於大轉子滑液囊並沒有明確的理學檢查，因此要根據對滑液囊施加應力的狀態下疼痛如何改變來判斷。評估時要觀察大轉子滑液囊所在的大轉子後外側處是否會壓痛，再以讓髂脛束緊繃的姿勢——內八（toe-in）狀態進行踏步，看看與平常踏步時相比疼痛是否增強（圖1-39）。

另外，要進行闊筋膜張肌測試中記載的歐柏氏測試，從最終姿勢的髖關節內收位開始反覆屈曲／伸展髖關節，藉此對大轉子滑液囊施加摩擦應力，綜合運動中的疼痛變化進行評估（圖1-40）。

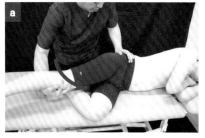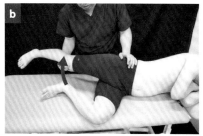

▶圖1-40 使用歐柏氏測試進行摩擦應力測試

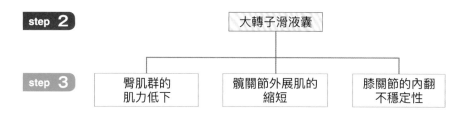

▶圖1-39 內八踏步動作

● 從觸診及檢查結果能思考什麼？

增加對大轉子滑液囊摩擦應力的要因可考慮以下三點：

①臀肌群的肌力低下 ➡ step 3 p.227

如果身為髖關節伸展肌的臀大肌肌力低下，可見會增加透過闊筋膜相連的髂脛束張力，增強施加於大轉子滑液囊的摩擦應力。

②髖關節外展肌的縮短 ➡ step 3 p.229

如果外展肌的伸展性低下或張力過大，髖關節的內收可動範圍會受限，便增強了施加於大轉子滑液囊的摩擦應力。

③膝關節的內翻不穩定性 ➡ step 3 p.276

如果膝關節內翻不穩定，會增加對髂脛束的伸展應力，便增強了施加於大轉子滑液囊的摩擦應力。

step 2 ｜ 大轉子滑液囊

step 3 ｜ 臀肌群的肌力低下 ｜ 髖關節外展肌的縮短 ｜ 膝關節的內翻不穩定性

（ 流程圖 ） 施加於髖關節外側的摩擦應力引起疼痛時，在解剖學與運動學方面的要因

病例記錄⑥

患　者 70多歲，女性

診斷病名 右側變形性髖關節炎

目前病歷 三週前施行了全人工髖關節置換術（THA）。術前的X光影像中，可確認有股骨頸的縮短。數年前起，步行時右髖關節處就會疼痛，慢慢變得走路有困難。如今日常生活中是靠著助行器移動，不過拿著T字杖時會出現德式步態，並產生髖關節外側疼痛。

step 1　怎樣的動作會疼痛？明確找出機械應力

● 疼痛的再現性　　站立時讓骨盆往右側移動，可重現疼痛。右髖關節內收、伸展角度增大時，疼痛會變強。

➡ 對髖關節外側的伸展應力引起疼痛！

step 2　哪裡會疼痛？解剖學方面的評估策略

● 壓痛結果　　　闊筋膜張肌（＋）　臀中肌（＋）　臀小肌（＋）　臀大肌（－）

● 伸展性測試　　歐柏氏測試（＋）

➡ 有可能是源自闊筋膜張肌、臀中肌的疼痛！

step 3　為什麼會疼痛？運動學方面的評估策略

● **關節可動範圍**

		左	右（患側）
髖關節內收		0°P	15°
髖關節外展		40°	40°
髖關節伸展	（膝關節伸展）	5°P	15°
	（膝關節屈曲）	0°P	15°
髖關節內收		4	5
髖關節外展	（40°）	4	5
	（20°）	3	5
髖關節外轉		4	5

● **徒手肌力測試**（左欄標示，對應「髖關節內收」起四列）

P：大轉子後方

➡ 髖關節外展20°時外展肌力低下，且髖關節外轉肌力低下，可想見臀小肌與深層外轉六肌的肌力低下。由於這些肌力低下使得髖關節動態不穩定，引起髖關節外展肌的肌力低下，產生德式步態，對髖關節外側施加伸展應力。

實際運動治療

1 · 拉伸闊筋膜張肌

①讓患者側躺在床邊。

②屈曲健側髖關節，伸展、內收患側髖關節，此時要小心別讓骨盆轉動。

2 · 拉伸臀中肌

臀中肌在自主外展運動時會往後方滑動，所以要與其滑動反方向，往前方操作，同時讓髖關節內收，進行直接伸展。

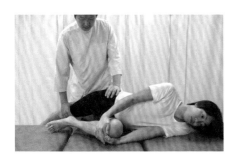

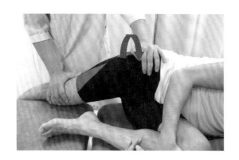

3 · 促進臀中肌、臀小肌收縮法

臀中肌起於髂骨翼，其深層處有臀小肌。臀中肌與臀小肌中間有上臀神經以及上臀動脈、上臀靜脈行走，所以界線清晰明瞭。臀中肌會伴隨著髖關節外展運動往後方滑動，臀小肌則會伴隨內轉運動往前方滑動。如果臀中肌與臀小肌中間的滑動性低下，會使髖關節外展肌的肌力低下，常會在髖關節外側出現壓痛。針對這類患者，要促進臀中肌、臀小肌收縮，同時改善肌肉間的滑動性。

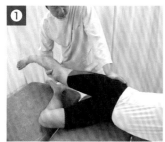
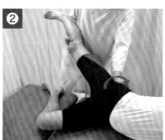

促使臀中肌收縮的手技。

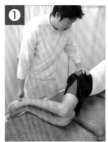
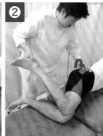

促使臀小肌收縮的手技。

檢查與治療 裡 與 外 促進深層外轉六肌收縮法

①以起始姿勢進行髖關節外轉運動。一邊在大轉子後方施加阻力，一邊進行髖關節外轉運動，藉此促使深層外轉六肌收縮。

②施加終末阻力，促使肌肉到了外轉終末範圍都還會收縮。由於深層外轉六肌收縮，減輕了

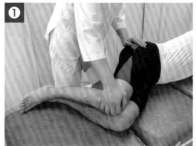
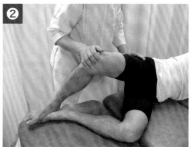

大轉子後方部分壓痛，要確認髖關節自主外轉可動範圍與髖關節外展肌力有無改善。

3 髖關節運動學方面的評估策略

本項將統整說明髖關節 step 3 運動學面的評估策略。

step 3 為什麼會疼痛？運動學方面的評估策略

1）髖關節的動態穩定性低下

髖關節是臼狀關節，且股骨頭的覆蓋率比肩關節大，可說是骨頭穩定性高的關節。然而股骨頸有**頸幹角**與**前傾角**，所以髖臼是朝向前外下方，股骨頭則朝前內上方，因此前方的覆蓋率並不高。髖關節的關節囊韌帶像要補強其前方一般，通過前方。

另一方面，動作時肌肉形成的動態穩定機轉也很重要，如果股關節周圍肌肉沒有協調地運作，關節運動軸就不穩定。髂腰肌、臀小肌、深層外轉六肌、恥骨肌及內收短肌等近端的內收肌群會因為其走向關係，具有維持髖關節向心位的向量（圖1-41）。所以筆者不將這些肌群視全部為同一個動態穩定機轉的機能單位，而是分開評估。

①髂腰肌（圖1-42）

髂腰肌是由髂肌與腰大肌所組成。**髂肌**起於髂窩，而腰大肌以外的髖關節周圍肌肉全都連結著骨盆與髖關節。**腰大肌**是髖關節周圍肌肉中，唯一起於腰椎的。腰大肌起於腰椎後，往前方行走，通過股骨頭前方之後，往後方繞過去，止於小轉子。因此直立姿勢時，會將股骨頭壓往後方，有提高髖關節穩定性的作用[45,46]。

髂腰肌的肌力評估會根據徒手肌力測試施行。

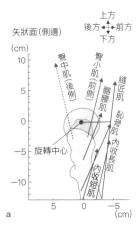

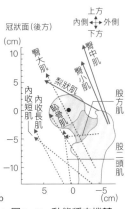

▶ 圖1-41 動態穩定機轉

a：矢狀面上髖關節周圍的作用力線。

b：冠狀面上髖關節周圍的作用力線。

（引用自Donald A. Neumann（著），嶋田智明、有馬慶美（監譯）：彩色版肌肉骨骼系統之肌動學，原著第2版，p.531、535，醫齒藥出版，2012）

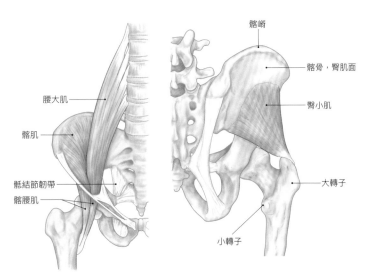

▶ 圖1-42 髂腰肌　　　　▶ 圖1-43 臀小肌

髂腰肌在骨盆前傾位時會收縮，而髂腰肌收縮又會讓骨盆前傾，因此要注意評估時骨盆的傾斜狀況。最好一併評估是否有將股骨頭從腹側往後方壓、代償髂腰肌狀態下肌肉活動的變化。

②**臀小肌**（圖1-43）

臀小肌位於臀中肌的深層，起於髂骨翼的臀下線下方，朝向前方行走，像要包覆股骨大轉子前方一般，因此可猜測有將股骨頭拉近髖臼的作用。如果臀小肌的肌力低下，髖關節外展運動時便無法將股骨頭充分拉近髖臼，也就無法充分發揮臀中肌的肌力。換句話說，與其將臀小肌單純視為輔助臀中肌的肌肉，不如將臀小肌視為讓臀中肌充分發揮作用的肌肉，這很重要。

臀小肌的肌力評估會根據髖關節外展的徒手肌力檢查法施行，但要與臀中肌分開來個別評估很困難。室伏團隊[47]的報告指出，等張性外展運動中，臀小肌比臀中肌活躍，尤其在最大肌力20%的低負重時，臀小肌的肌肉活動量比臀中肌還要高。此外，平尾團隊[48]的報告指出，臀小肌等長性外展運動時，髖關節伸展10°以及與外展20°的低負荷運動中，臀小肌的收縮率會增加。

也就是說，左右比較臀小肌在髖關節伸展10°等長性收縮或外展20°等長性收縮的肌力，可評估是否呈現肌力低下的狀態。

③**深層外轉六肌**（圖1-44）

➡梨狀肌
piriformis m.

➡股方肌
quadratus femoris m.

➡閉孔內肌
obturator internus m.

➡孖上肌
gemellus superior m.

➡孖下肌
gemellus inferior m.

➡閉孔外肌
obturator externus m.

梨狀肌		股方肌	
起　　端	：髂骨前面	起　　端	：坐骨結節的外緣
止　　端	：大轉子的前端	止　　端	：股骨的轉子間嵴
支配神經	：骶骨神經叢	支配神經	：骶骨神經叢
作　　用	：髖關節外轉、外展	作　　用	：髖關節外轉、內收

閉孔內肌		孖肌	
起　　端	：閉孔膜與閉孔外圈的內面	起　　端	：孖上肌：坐骨棘
止　　端	：股骨的轉子窩		孖下肌：坐骨結節
支配神經	：骶骨神經叢	止　　端	：與閉孔內肌的止端肌腱結合，停止在股骨的轉子窩
作　　用	：髖關節外轉	支配神經	：骶骨神經叢
		作　　用	：髖關節外轉

閉孔外肌	
起　　端	：閉孔膜與閉孔外圈的外面
止　　端	：股骨的轉子窩
支配神經	：閉孔神經
作　　用	：髖關節外轉、內收

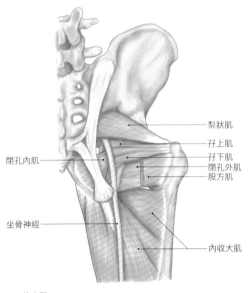

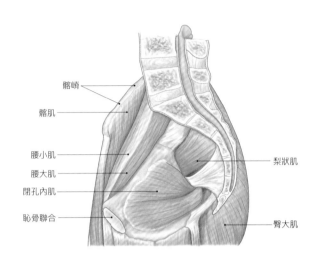

a 後方觀	b 內側觀

▶ 圖1-44 深層外轉六肌

身為髖關節外轉肌的深層外轉六肌，會維持股骨頭相對於髖臼的向心位，負責形成支點的力量。深層外轉六肌的止端以分不清的狀態附著在大轉子上，與其個別考慮六肌的作用，不如認為六肌會形成力隅，在各種髖關節角度維持股骨頭的向心位。甚至有報告指出閉孔內肌、孖上肌及孖下肌的止端結合在一起，是塊三頭肌，也有報告根據詳細的肌肉內支配神經分布調查，認為兩塊孖肌是閉孔內肌的一部分[49,50]。

如果深層外轉六肌的肌力低下，使支點形成力低下，髖關節會變得不穩定。為了讓位於表層的臀小肌、臀中肌發揮適當的肌力，可以想見會需要更多力量。此外深層外轉六肌之一的梨狀肌，通過髖關節內收外展軸的上方，因此具有外展的作用[51]。

深層外轉六肌的肌力評估會根據徒手肌力測試施行。促使深層外轉六肌收縮後，提高髖關節的動態穩定性，可想見會增加髖關節外展肌的肌力，因此最好連同髖關節外展肌的肌力一起評估。

④**內收肌群**（圖1-12，p.203）

內收肌群的肌力評估會根據徒手肌力測試施行。**內收小肌**被視為內收大肌起端處分離的肌肉，起於恥骨下肢，止於股骨粗線內側唇近端處。有報告寫到，內收小肌的走向在解剖學的站立姿勢中，比內收大肌還要接近水平[52]，推測具有維持髖關節向心位的機能。

● **動態穩定性低下時的髖關節運動異常**

動態穩定機轉彼此會互相代償、彌補其機能。但每一塊都是位於深層的小肌肉，因此很難評估其肌力。所以筆者根據前述的肌力評估，再加上髖關節屈曲運動時產生的股骨轉動運動異常，或抗拒感、患者的主訴等，來推測其機能

（表1-1）。此外，要施行促使各肌肉收縮的激痛組織判斷測試，評估施行前後的髖關節運動以及抗拒感的變化。接下來介紹針對深層外轉六肌的激痛組織判斷測試。

●表1-1　動態穩定性低下時的髖關節運動

	髖關節屈曲（自主）	髖關節屈曲（被動）
髂腰肌過度緊繃	伴隨外轉運動	主訴前方卡卡的
深層外轉六肌過度緊繃	伴隨外轉運動	主訴後方有伸展感 內轉方向上的阻抗感變強
臀小肌過度緊繃	伴隨內轉運動	外展方向上的阻抗感變強
內收小肌過度緊繃	伴隨內轉、內收運動	外轉、外展方向上的阻抗感變強

● **針對深層外轉六肌的激痛組織判斷測試**（圖1-45）

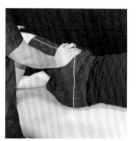

▶圖1-45　針對深層外轉六肌的激痛組織判斷測試

激痛組織	深層外轉六肌
目標症狀	髖關節屈曲可動範圍與終末範圍感覺
方法	受檢者側臥，從髖關節屈曲45°的姿勢進行髖關節外轉運動。施檢者抓住受檢者骨盆，另一隻手從大轉子後方在髖關節外轉方向施加阻力。從頭到尾都要對大轉子轉往後方的動作施加阻力，這很重要。
判斷	探討運動後髖關節屈曲可動範圍以及終末範圍感覺有無變化。
機能分析	藉由促使深層外轉六肌收縮，可提升髖關節的動態穩定性。如此一來，髖關節會呈向心位，改善髖關節的可動性。
注意	如果是髖關節外轉到終末範圍有困難的患者，可以用仰臥姿勢反覆進行在外轉終末範圍的外轉運動。

● **促進深層外轉六肌、臀小肌與髂腰肌活動**

①**深層外轉六肌**

　　外轉運動時，深層外轉六肌附著於大轉子後面的止端會朝起端的方向，有如捲起捲軸一般收縮。因此最好手要抵在大轉子後面，誘導、促使肌肉往收縮方向活動。

②**臀小肌**（圖1-46）

　　如果髖關節外展，為了讓臀中肌順利且強力地收縮，臀小肌會讓髖關節主動地進行內轉。使用超音波影像診斷裝置觀察運動時的動態，發現髖關節內轉時臀小肌會往前方收縮，因此促使肌肉往前方運動，便可促進肌肉收縮[51]。

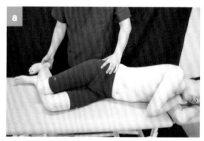

▶圖1-46　促使臀小肌收縮
a：開始姿勢。
b：徒手誘導臀小肌往前移動伴隨髖關節內轉。

③髂腰肌（圖1-47）

促進髂腰肌活動時，患者先仰臥，觸摸到股動脈後，誘導位於血管外側的髂腰肌往收縮方向動作，以髂腰肌容易發揮肌力的髖關節90°屈曲位施行，從不會讓股直肌過度收縮的負荷程度開始為佳。

2）髖關節的伸展可動範圍受限

髂腰肌是由髂肌與腰大肌所組成的，在固定骨盆、腰椎的狀態下，有髖關節屈曲作用。如果是固定股骨，則與骨盆前傾以及腰椎前彎有關。判斷髂腰肌縮短時施行湯瑪士測試，藉此確認屈曲攣縮的程度。評估髖關節伸展可動範圍則按照關節可動範圍測量法施行。髂腰肌與髖關節外轉有關，因此不僅要確認髖關節的伸展可動範圍，也有必要確認髖關節的內轉可動範圍。

● 針對髖關節伸展可動範圍受限的激痛組織判斷測試

髖關節伸展可動範圍受限的骨科測試有湯瑪士測試與愛來氏測試，藉由評估施行手技前後的可動範圍變化，可想見能更明確地判斷出受限部位，接著施行以下激痛組織判斷測試進行鑑別。

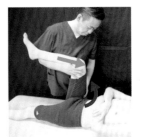

▶ 圖1-47 針對髂腰肌的激痛組織判斷測試

伴隨著髖關節屈曲運動，誘導髂腰肌肌腹往外側移動。

激痛組織	髂腰肌、股直肌、關節囊韌帶
目標症狀	髖關節前方的疼痛
方法	針對髂腰肌時，患者仰躺，髖關節屈曲90°，輔助患者從髖關節屈曲位自主進行髖關節屈曲運動（圖1-47）。髂肌收縮時有如往外側滑動[50]，因此最好往同方向徒手誘導其收縮。 針對股直肌時，患者俯臥，以髖關節伸展、膝關節屈曲位直接進行伸展。
判斷	以施行手技前後的髖關節伸展角度變化來判斷。如果沒有變化則懷疑是關節囊韌帶引起的限制。
機能分析	髖關節伸展可動範圍受限時，髂腰肌、股直肌、關節囊韌帶引起髖關節前方伸展性低下，可想見有可能增強施加於髖關節前方的擠壓應力。要對前述三個部位施行手技，確認施行前後的疼痛變化。
注意	首先針對髂腰肌或股直肌造成的限制因素施行手技，如果沒有改善，再考慮是關節囊韌帶產生的限制即可。

▶ 運動治療的重點

測量髖關節伸展可動範圍時容易產生骨盆前傾造成的代償，因此最好固定住骨盆施行。此外對腰椎前彎增強的患者，可以在其腹部與床面之間塞毛巾等調整，讓背部變得平坦再施行。

針對投球障礙中，髖關節柔軟度低下的運動學評估策略

投球是全身運動，不僅要評估肩關節，評估下肢、體幹機能也很重要。下肢的評估採用新宮團隊[53]的棒球肩理學所見11項目。

①直膝抬腿角／拉塞格角（straight leg raising〔SLR〕angle／Laségue sign）（圖1-48）

受檢者仰臥，伸展下肢，並從床面往上直到大腿後肌群緊繃。調查其角度，如果在70°以下，則判斷為髖關節轉動受限的異常。

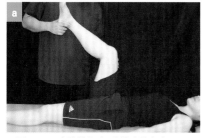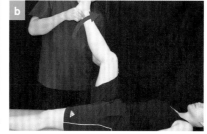

▶圖1-48　直膝抬腿角（拉塞格角）

a：起始姿勢
b：往髖關節屈曲、膝關節伸展的方向移動。

②指尖離地高度（圖1-49）

受檢者站立，體幹前彎到底，測量其指尖離地高度。如果手指碰不到地，則判斷為與下半身轉動受限有關的異常。

③跟臀間距（圖1-11，p.202）

受檢者俯臥，屈曲膝關節直到股四頭肌緊繃，測量腳跟與臀部之間的距離。如果差10cm以上，則判斷為髖關節轉動異常引起的問題。

④髖關節的內轉角度（圖1-50）

調查髖關節內轉狀態，如果有10°左右的內轉受限則判斷為異常。

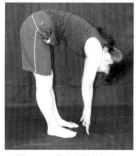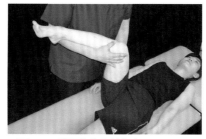

▶圖1-49　指尖離地高度　　▶圖1-50　髖關節的內轉角度

3）臀肌群（髖關節伸展肌、外展肌）的肌力低下

此項主要以臀大肌及臀中肌為中心來說明。有關臀小肌的部分，記載於前述〈（1）　髖關節的動態穩定性低下〉章節（➡ p.222、223）。

臀大肌是髖關節伸展肌，肌力評估會根據徒手肌力測試施行，不過評估時要注意髖關節、膝關節的角度。髖關節深肌群除了臀大肌，還有股二頭肌長頭、半腱肌、半膜肌及內收大肌的後頭。**內收大肌的後頭**走向類似股二頭肌，髖關節伸展作用強大，甚至被稱為伸展頭。從髖關節屈曲75°起的伸展運動中，大腿後肌群與內收大肌作用程度相同，此外兩者一起產生了約90%的伸展力矩[53]。臀大肌的肌力評估或訓練時，橋式動作尤其簡便，因此經常使用。然而做橋式動作時，除了臀大肌，也會強烈反應出大腿後肌群與背肌群的活動。所以受檢者仰臥，從床

端垂下小腿，將腳部放低再做橋式動作，如此一來，已知會增加臀大肌的肌肉活動，減少豎脊肌與股二頭肌的肌肉活動[54]（圖1-51）。此外，抬起頭來也能大幅減少豎脊肌的肌肉活動，增加臀大肌的肌肉活動[55]。

也就是說，如果想要在臀大肌活躍時測量，要在膝關節屈曲、髖關節伸展位，大腿後肌群與內收大肌後頭作用少的狀態下伸展髖關節。如果想要測量大腿後肌群與內收大肌後頭的肌力時，以髖關節屈曲75°進行伸展運動，測量此時的肌力即可[56]。

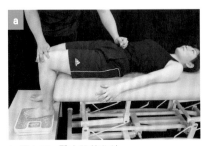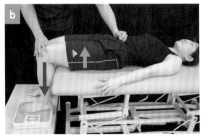

▶圖1-51　臀大肌的收縮

a：起始姿勢。
b：沿著小腿長軸方向往下壓。

臀中肌與臀小肌、闊筋膜張肌同為髖關節外展肌的主動作肌，可根據徒手肌力測試來評估其肌力。如果呈現髖關節外展肌的肌力低下，不要立刻判斷是臀中肌的肌力低下，重要的是探討臀中肌與臀小肌是否有發揮力隅機能。

如果步行時髖關節外展肌的肌力低下，會呈現**德式步態**或裴馨式步態。所謂德式步態，指的是在步行的站立中期，由於站立側髖關節外展力矩低下影響，骨盆往擺動側下沉的現象。Wadsworth團隊[57]與Murray團隊[58]的報告指出，為了減少步行中的疼痛，患者會讓骨盆在站立側大幅傾斜。這可理解是藉著讓髖關節呈外展位，提高骨頭覆蓋率，便可提高髖關節穩定性的代償動作，而這種代償步行稱**為裴馨式步態**。也就是說，裴馨式步態中藉由下沉骨盆的體幹傾斜，可以進行代償，而德式步態中骨盆會往擺動側傾斜，由此可知兩種代償步行之間的體幹側屈可動範圍會出現差異。

訓練促進臀大肌收縮時，必須要一邊抑制雙關節肌的大腿後肌群活動與多裂肌過度收縮產生的腰椎前彎、骨盆前傾等狀態，一邊促使臀大肌活動。

4）髖關節外展肌的縮短

如果髖關節術後等臀中肌、臀小肌及闊筋膜張肌直接受到侵入，或者肌肉萎縮、肌肉張力過大等呈現伸展性低下的時候，內收可動範圍會受到限制。一旦髖關節外展肌縮短、內收可動範圍受到限制，便無法發揮步行等單腳支撐時在冠狀面穩定骨盆必要的髂脛束張力。從髖關節輕度內收時且能發揮臀中肌的肌肉張力[60]可知，一旦外展肌縮短，便無法充分發揮臀中肌的肌力。髖關節內收可動範圍的評估會按照關節可動範圍測量法施行。髖關節內收可動範圍受限的主要原因大多是臀中肌、臀小肌及闊筋膜張肌的伸展性低下所引起的。因此針對各個肌肉測量施行治療手技前後的角度，便可鎖定伸展性低下的肌肉。

● 針對髖關節外展肌縮短的激痛組織判斷測試

針對髖關節外展肌縮短，並沒有鑑別是哪塊肌肉縮短的檢查。髂脛束有歐柏氏測試Ober test（ ➜ p.216），但很難判斷有哪塊肌肉縮短，因此筆者針對髖關節外展肌縮短的主要原因——臀中肌、臀小肌、闊筋膜張肌施行手技，測量施行手技前後的髖關節內收角度，進行激痛組織判定測試來鑑別。

激痛組織	臀中肌、臀小肌、闊筋膜張肌
目標症狀	髖關節內收可動範圍受限
方法	**臀中肌**：用超音波影像診斷裝置觀察，發現臀中肌會伴隨著髖關節外展運動往後方滑動。因此受檢者側臥，進行髖關節外展運動，徒手誘導運動中伴隨的臀中肌往後滑動[51]（圖1-52）。 **臀小肌**：自主進行髖關節內轉運動。用超音波影像診斷裝置觀察運動時的狀態，發現髖關節內轉時臀小肌會往前方收縮，因此配合其收縮，徒手誘導臀小肌往前方移動[51]（圖1-53）。 **闊筋膜張肌**：受檢者側臥，下側的髖關節屈曲到底，將骨盆固定在後傾位，以此姿勢讓上側的下肢內收。再從這姿勢進一步伸展、外轉髖關節，便會拉伸到上側下肢的闊筋膜張肌。
判斷	以各肌肉施行手技前後的髖關節內收可動範圍變化來判斷。
機能分析	髖關節外展肌位於髖關節的外側，如果縮短，會變成限制髖關節內收的因素。如果髖關節產生內收限制，髂脛束的張力、臀中肌及臀小肌的矩臂會縮短，便無法充分發揮力矩。所以要促使前述三塊肌肉活動，確認促進活動前後的可動範圍變化。
注意	在術後等時候，創口處的皮下組織伸展性低下也可能成為內收可動範圍受限的因素，最好要綜合情況評估。

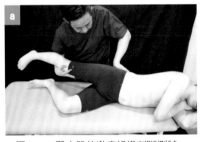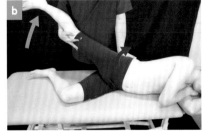

▶ 圖1-52 臀中肌的激痛組織判斷測試

a：起始姿勢。
b：徒手誘導伴隨髖關節外展運動的臀中肌往後方移動。

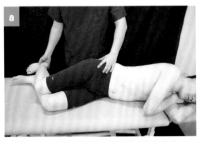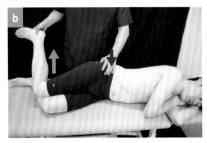

▶ 圖1-53 臀小肌的激痛組織判斷測試

a：起始姿勢。
b：徒手誘導伴隨髖關節內轉運動的臀小肌往前方移動。

運動治療的重點

　　臀中肌、臀小肌及闊筋膜張肌都是用側臥施行的，所以要小心別因為骨盆轉動產生代償動作。

5）固有背肌內側群的肌力低下 ➤ p.183

　　由於固有背肌內側群與臀大肌有共同的機能，使得骨盆能維持前傾位，因此評估固有背肌內側群的肌力很重要。

6）腹內斜肌的肌力低下 ➤ p.186

　　如果腹內斜肌的肌力低下，便很難讓骨盆後傾。因此對骨盆過度前傾的患者來說，評估腹內斜肌的肌力很重要。

7）膝關節的內翻不穩定性 ➤ p.276

　　以膝關節內翻不穩定的患者來說，會提高臀肌群的張力，讓髂脛束變得緊繃。因此評估膝關節的內翻不穩定性很重要。

文獻

1) 名倉武雄，山崎信寿：生体力学モデルによる大腰筋の機能解析．バイオメカニズム学会誌 24：159-162，2000

2) 長谷川真紀子：ヒト腸腰筋（大腰筋，腸骨筋）の筋線維構成について．昭和医学会雑誌 47：833-842，1987

3) 久野譜也：大腰筋の筋横断面積と疾走能力及び歩行能力との関係．バイオメカニズム学会誌 24：148-152，2000

4) 平野和宏，木下一雄，千田真大，他：Magnetic Resonance Imaging（MRI）を用いた腸骨筋機能の

検討-解剖学的観察を基に. 理学療法学 37：356-363, 2010

5）小栢進也, 建内宏重, 高島慎吾, 他：関節角度の違いによる股関節周囲筋の発揮筋力の変化　数学的モデルを用いた解析. 理学療法学 38：97-104, 2011

6）渡邉弘之, 赤崎幸二, 相良孝昭, 他：下前腸骨棘裂離骨折の治療経験. 整形・災害外科 63：479-483, 2014

7）橋口兼久, 田中源郎, 柚木紘一郎, 他：下前腸骨棘剥離骨折治療の検討. 整形・災害外科 22：291-296, 1979

8）仁賀定雄：鼠径部痛症候群. 中嶋寛之（監）, 福林徹, 史野根生（編）：新版スポーツ整形外科学. pp237-243. 南江堂, 2011

9）鍛治亮輔：サッカーキック動作からみた Groin pain 発症要因の検討. 筑波大学大学院人間総合科学研究科体育学専攻修士論文抄録集, 2014.

10）高木祥, 宮川俊平：スポーツに伴う股関節周辺痛の機能解剖学的病態把握と理学療法. 理学療法 31：930-938, 2014

11）池野祐太郎, 森田哲生：中学生サッカー選手における鼠径部痛発生に影響を及ぼす因子の検討. 日本整形外科スポーツ医学会雑誌 33：168-170, 2013

12）松田直樹：骨盤帯の障害（グローインペイン）に対するリハビリテーション. MEDICAL REHA-BILITATION 137：61-68, 2011

13）Omar IM, Zoga AC, Kavanagh EC, et al：Athletic pubalgia and "sports hernia"：optimal MR imaging technique and findings. Radio Graphics 28：1415-1438, 2008

14）Garvey JF, Read JW, Turner A：Sportsman hernia：what can we do？ Hernia 14：17-25, 2010

15）整形外科リハビリテーション学会（編）：鼠径管で生じた大腿神経障害に対する運動療法. 関節機能解剖学に基づく整形外科運動療法ナビゲーション　下肢　改訂第 2 版. pp50-53, メジカルビュー社, 2014

16）林典雄（著）, 青木隆明（監）：運動療法のための機能解剖学的触診技術：下肢・体幹, 改訂第 2 版. pp88-91, メジカルビュー社, 2012

17）坂井建雄, 松村讓兒（監訳）：プロメテウス 解剖学アトラス 解剖学総論／運動器系, 第 2 版. pp542-543, 医学書院, 2011

18）Johnston CA, Wiley JP, Lindsay DM, et al：Iliopsoas bursitis and tendinitis. A review. Sports Med 25：271-283, 1998

19）Toohey AK, LaSalle TL, Martinez S, et al：Iliopsoas bursitis：clinical features, radiographic findings, and disease associations. Semin Arthritis Rheum 20：41-47, 1990

20）Fricker PA：Management of groin pain in athletes. Br J Sports Med 31：97-101, 1997

21）Tan V, Seldes RM, Katz MA, et al：Contribution of acetabular labrum to articulating surface area and femoral head coverage in adult hip joints：an anatomic study in cadavera. Am J Orthop（Belle Mead NJ）30：809-812, 2001

22）福林徹, 蒲田和芳（監）, 永野康治（編）, 他：骨盤・股関節・鼠径部のスポーツ疾患治療の科学的基礎. pp155-162, ナップ, 2013

23）福林徹, 蒲田和芳（監）, 永野康治（編）, 他：骨盤・股関節・鼠径部のスポーツ疾患治療の科学的基礎. pp79-85, ナップ, 2013

24）Lewis CL, Sahrmann SA：Acetabular labral tears. Phys Ther 86：110-121, 2006

25）Lavigne M, Parvizi J, Beck M, et al：Anterior femoroacetabular impingement：part I. Techniques of joint preserving surgery. Clin Orthop Relat Res 418：61-66, 2004

26）Ganz R, Parvizi J, Beck M, et al：Femoroacetabular impingement：a cause for osteoarthritis of the hip. Clin Orthop Relat Res 417：112-120, 2003

27）Chegini S, Beck M, Ferguson SJ：The effects of impingement and dysplasia on stress distributions in the hip joint during sitting and walking：a finite element analysis. J Orthop Res 27：195-201, 2009

28）Beck M, Kalhor M, Leunig M, et al：Hip morphology influences the pattern of damage to the acetabular cartilage：femoroacetabular impingement as a cause of early osteoarthritis of the hip. J Bone Joint Surg Br 87：1012-1018, 2005

29）森於菟, 小川鼎三, 大内弘, 他：分担解剖学 1　総説・骨学・靭帯学・筋学　第 11 版. pp226-228, 金原出版, 1982

30）Walters J, Solomons M, Davies J：Gluteus minimus：observations on its insertion. J Anat 198：239-242, 2001

31）谷埜予士次：下肢のバイオメカニクス　筋の機能解剖と関節運動. 関西理学療法 5：37-40, 2005

32) Clark JM, Haynor DR：Anatomy of the abductor muscles of the hip as studied by computed to-mography. J Bone Joint Surg Am 69：1021-1031, 1987

33) 河上敬介：股関節の動きを肉眼解剖学視点から考える．理学療法学 38：611-612, 2011

34) Hurwitz DE, Foucher KC, Andriacchi TP：A new parametric approach for modeling hip forc-es during gait. J Biomech 36：113-119, 2003

35) INMAN VT：Functional aspects of the abductor muscles of the hip. J Bone Joint Surg Am 29：607-619, 1947

36) Dalstra M, Huiskes R：Load transfer across the pelvic bone. J Biomech 28：715-724, 1995

37) Stansfield BW, Nicol AC：Hip joint contact forces in normal subjects and subjects with total hip prostheses：walking and stair and ramp negotiation. Clin Biomech（Bristol, Avon）17：130-139, 2002

38) 河上敬介, 磯貝香：骨格筋の形と触察法　改訂第2版．pp289-295, 大峰閣, 2013

39) 柳澤健, 赤坂清和：エビデンスに基づく整形外科徒手検査法．pp254-255, エルゼビア・ジャパン, 2007

40) 林典雄（著）, 青木隆明（監）：運動療法のための機能解剖学的触診技術 下肢・体幹 改訂第2版．pp113-117, メジカルビュー社, 2012

41) 三浦真弘, 青地英和, 影山幾男：腸脛靭帯遠位部の線維構築と大腿―膝外側支持機構との関連性について．臨床解剖研究会記録 7：20-21, 2007

42) 工藤慎太郎：運動療法の「なぜ？」がわかる超音波解剖．pp129-138, 医学書院, 2014

43) Williams BS, Cohen SP：Greater trochanteric pain syndrome：a review of anatomy, diagnosis and treatment. Anesth Analg 108：1662-1670, 2009

44) Pfirrmann CW, Chung CB, Theumann NH, et al：Greater trochanter of the hip：attachment of the abductor mechanism and a complex of three bursae--MR imaging and MR bursography in cadavers and MR imaging in asymptomatic volunteers. Radiology 221：469-477, 2001

45) 名倉武雄, 矢部裕, 若野紘一, 他：MR画像を用いた大腰筋機能の3次元モデル解析．日本臨床バイオメカニクス学会誌 18：131-135, 1997

46) Yoshio M, Murakami G, Sato T, et al：The function of the psoas major muscle：Passive kinetics and morphological studies using donated cadavers. J Orthop Sci 7：199-207, 2002

47) 室伏祐介, 岡上裕介, 中平真矢, 他：等張性収縮における小殿筋筋活動と中殿筋筋活動の比較―ワイヤ電極を用いて‐．理学療法科学 31：597-600, 2016

48) 平尾利行, 佐久間孝志, 妹尾賢和, 他：股関節深層筋トレーニングに関する検討‐超音波画像診断装置を用いて．Hip Joint 35：62-65, 2009

49) Shinohara H：Gemelli and obturator internus muscles：different heads of one muscle？ Anat Rec 243：145-150, 1995

50) Honma S, Jun Y, Horiguchi M：The human gemelli muscles and their nerve supplies. Kaibogaku Zasshi 73：329-335, 1998

51) 工藤慎太郎：運動療法の「なぜ？」がわかる超音波解剖．pp112-125, 医学書院, 2014

52) 平野和宏, 木下一雄, 河合良訓：小内転筋の機能解剖．体力科学 62：553, 2013

53) 新宮由幸, 原正文：【肩関節傷害 診療の真髄】投球障害肩 野球肩理学所見11項目のとり方・考え方．MEDICAL REHABILITATION 157：15-22, 2013

54) Hummer CD, MacEwen GD：The coexistence of torticollis and congenital dysplasia of the hip. J Bone Joint Surg Am 54：1255-1256, 1972

55) 井上拓也, 伊藤浩充, 池添冬芽, 他：ブリッジ運動における足部の高さと頭部の位置が体幹・股関節伸展筋活動に及ぼす影響．理学療法ジャーナル 44：617-622, 2010

56) Donald A. Neumann（著）, 嶋田智明, 有馬慶美（監訳）：カラー版 筋骨格系のキネシオロジー 原著第2版．pp535-542, 医歯薬出版, 2012

57) Wadsworth JB, Smidt GL, Johnston RC：Gait characteristics of subjects with hip disease. Phys Ther 52：829-839, 1972

58) Murray MP, Brewer BJ, Zuege RC：Kinesiologic measurements of functional performance before and after McKee-Farrar total hip replacement. A study of thirty patients with rheumatoid arthritis, osteoarthritis, or avascular necrosis of the femoral head. J Bone Surg Am 54：237-256, 1972

59) Donald A. Neumann（著）, 嶋田智明, 有馬慶美（監訳）：カラー版 筋骨格系のキネシオロジー 原著第2版．pp549-554, 医歯薬出版, 2012

60) Neumann DA, Soderberg GL, Cook TM：Comparison of maximal isometric hip abductor mus-cle torques between hip sides. Phys Ther 68：496-502, 1988

膝關節

膝關節的構造與機能

膝關節是由**股脛關節**與**髕股關節**兩個關節所形成（圖2-1），主要的運動在矢狀面上，可進行屈曲／伸展運動，不過會隨之在水平面上產生脛骨的內轉／外轉運動。

A. 膝關節容易產生的機能障礙

膝關節可以從伸展0°到屈曲145°，具有很大的可動性。尤其日本人會跪坐或做地板動作，需要稱為**深屈曲**的可動範圍。另一方面，膝關節也是支撐體重的負重關節，需要高度穩定性，因此容易產生可動範圍受限或不穩定的問題，這兩種機能障礙互有關聯。

股脛關節在完全伸展位時，側邊穩定性會提高，因此在伸展受限的膝部中，側副韌帶無法獲得適度的張力，也就產生不穩定的情況。此外，產生不穩定的膝部中，為了提高穩定性，有時也會產生**骨刺**，如此一來關節可動範圍就會受到限制。

➔股脛關節
femorotibial joints

膝關節是藉由股脛關節與髕股關節的協調運動才成立的。**髕股關節**在膝關節屈曲位時穩定性高，然而在負重時如果要維持膝關節屈曲，就必須要有強壯的**股四頭肌**活動。股四頭肌的柔軟度低下或肌力低下，會阻礙髕股關節的正常關節運動，引起髕骨周圍疼痛。

➔髕股關節
patellofemoral joint

➔股四頭肌
quadriceps femoris m.

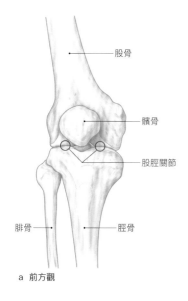

股骨

髕骨

股脛關節

腓骨　　脛骨

a　前方觀

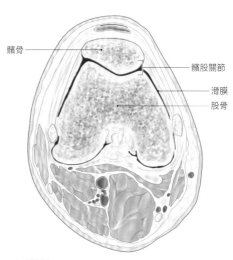

髕骨

髕股關節

滑膜

股骨

b　橫剖面

▶ 圖2-1　膝關節的構造

a：股脛關節是由內外側的股骨髁部與脛骨髁部所形成。

b：髕股關節是由髕骨關節面與股骨髁間溝所形成。

B. 膝關節的穩定機轉

● 靜態的穩定機轉（圖2-2）

- **韌帶**：側副韌帶：內側副韌帶（關節囊韌帶）、外側副韌帶（關節外韌帶）

  十字韌帶：前十字韌帶、後十字韌帶（關節內韌帶）

  髕股關節的韌帶：內側髕股韌帶、外側髕股韌帶、內側髕脛韌帶、外側髕脛韌帶（關節囊韌帶）

- **半月板**：位於內側與外側的纖維軟骨組織，有助於股脛關節的穩定。

➜半月板
meniscus

● 動態的穩定機轉

- **股內側肌**：在髕股關節有將髕骨拉往內側的向量。
- **膕肌**：在膝關節屈曲位相對於脛骨關節面變得垂直，具有使骨頭呈向心位的向量。

➜股內側肌
vastus medialis m.

➜膕肌
popliteus m.

C. 膝關節的運動

- **股脛關節**：膝關節屈曲──股骨相對於脛骨往後方轉動、往前方滑動。

  伸展──股骨相對於脛骨往前方轉動、往後方滑動。

  水平面上──在膝關節伸展終末範圍時，脛骨會相對於股骨外轉。

  屈曲運動時，從膝關節屈曲初期起脛骨就會內轉（**鎖扣運動**）。

- **髕股關節**：膝關節屈曲──髕骨下降，在冠狀面上產生外轉（6.2°），在水平面上產生內轉（11.4°）[1]。

> **小知識！**
>
> **鎖扣運動**
> **(screw home movement)**
> 指的是在膝關節伸展的終末範圍，脛骨會相對於股骨產生外轉運動。

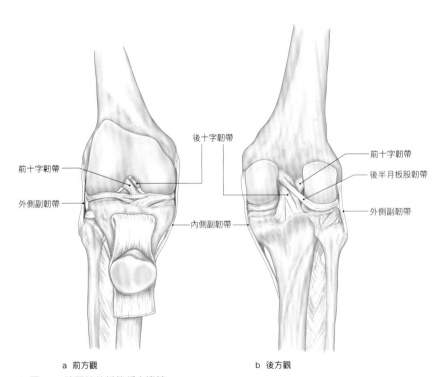

a 前方觀　　　　　　　b 後方觀

▶ 圖 2-2 膝關節的靜態穩定機轉

1 膝蓋內側的疼痛

本項將按照各步驟統整說明。尤其 **step 3** 內容是講膝關節整體，內容重複的將整合於章末〈**4** 膝關節運動學方面的評估策略〉說明。

step 1 　**怎樣的動作會疼痛？明確找出機械應力**

施加於膝蓋內側的應力有**伸展（＋剪切）應力**以及**擠壓（＋剪切）應力**。

股脛關節被強制外翻，會在膝蓋內側施加**伸展應力**。如果有X型腿、膝蓋內側軟組織的伸展性低下，或者混合兩者的情況，會增強施加於膝蓋內側的伸展應力。膝蓋內側的肌肉或軟組織大部分都具有限制小腿外轉的作用，因此要確認小腿外轉是否會增強疼痛。此外，隨著膝關節屈曲角度不同，施加伸展應力的部位也不一樣，所以要一邊改變姿勢，一邊確認有無疼痛。

如果因為伸展應力產生疼痛，要懷疑是源自內側副韌帶、鵝足、半膜肌或腓腸肌內側頭的機能障礙。

股脛關節被強制內翻，則會在膝蓋內側施加**擠壓應力**。此外，如果有O型腿之類的列位異常，更會增強施加於膝蓋內側的擠壓應力。隨著膝關節屈曲角度不同，施加擠壓應力的部位也不一樣，因此必須一邊改變姿勢，一邊確認有無疼痛。

如果因為擠壓應力產生疼痛，要懷疑是源自內側半月板的機能障礙。

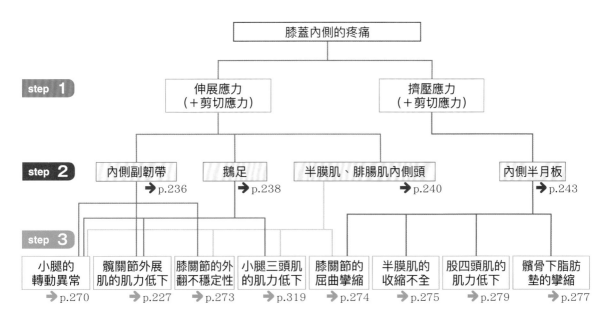

流程圖　針對膝蓋內側疼痛的評估策略

1）內側副韌帶（MCL）（圖2-3）

● 解剖學上產生疼痛的要因

內側副韌帶可認為是由第一層——起於內側髕支持帶，存在於縫匠肌筋膜中間的**大腿深筋膜**；第二層——被稱為**表層內側副韌帶**的淺層纖維；第三層——被稱為**深層內側副韌帶**的後內側關節囊，這三層所構成的（圖2-4）。此外，內側副韌帶還存在著**後斜走纖維束**——起於內收肌結節，斜走過膝關節後內側之後，分為三束纖維，附著於脛骨後緣、膕斜韌帶近端處起的後方關節囊、半膜肌肌腱與其腱鞘（圖2-5）。

由於內側副韌帶在膝關節內側的範圍廣大，會限制外翻。有報告指出其限制力道在膝關節屈曲5°時占了57.4±3.5%；屈曲25°時占了78.2±3.7%[2)]。因此如果膝關節輕度屈曲時強制外翻引起膝蓋內側疼痛，可懷疑是主限制要素的內側副韌帶損傷。

➡內側副韌帶（MCL）
medial collateral ligament

➡後斜走纖維束
posterior oblique ligament

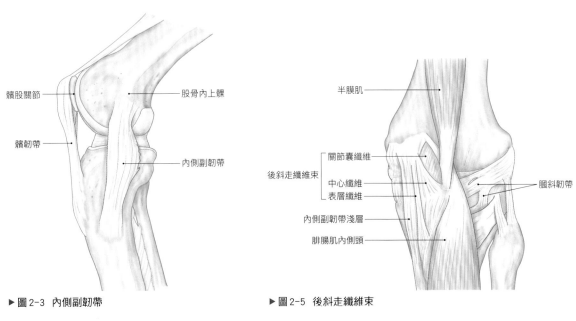

▶ 圖 2-3　內側副韌帶

▶ 圖 2-5　後斜走纖維束

a　第一層　　　b　第二層　　　c　第三層
▶ 圖 2-4　內側副韌帶的3層構造

此外，已知內側副韌帶即使在最大屈曲位也會增加張力，這稱為**捲入現象**，因為後斜走纖維束有如潛到表層內側副韌帶下方一般被捲進去所引起的。所以在最大屈曲位時，股骨內上髁處出現疼痛也很常見。

內側副韌帶也具有限制小腿外轉的機能。膝關節屈曲運動時，小腿內轉運動少的患者，有時屈曲到了終末範圍，會在股骨內上髁處產生疼痛。

● 內側副韌帶的觸診（圖2-6）

內側副韌帶在膝關節內側的占有位置寬廣，因此從體表便可觸摸。但有報告[3]指出，其厚度為2.1±0.6mm，需要仔細觸摸。從前方往後方觸摸到膝關節內側

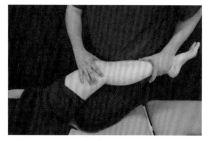

裂隙後，會有一段裂隙變得不清晰，之後又明顯起來，那段不清晰的區塊就是內側副韌帶的範圍。單純靠著關節裂隙處有無壓痛，很難與位於其深處的內側半月板鑑別，一定要連內側副韌帶的股骨附著處以及脛骨附著處都觸摸，確認有無壓痛。

▶ 圖2-6　內側副韌帶的觸診

● 內側副韌帶損傷的骨科測試

外翻應力測試（➜ p.273）也能評估內側副韌帶的機能。

脛骨外轉測試 tibial external rotation test（圖2-7）

- 檢查姿勢：受檢者仰臥或俯臥，膝關節屈曲30°及90°。
- 掌握部位：腳部。
- 誘導運動：小腿外轉。
- 判斷：如果左右小腿外轉角度有差異，即為陽性。
- 機能分析：內側副韌帶損傷引起前內側轉動不穩定，就會呈陽性。
- 注意：由於這是評估韌帶的限制外轉機能，如果肌肉張力增加，就無法正確評估。此外，前十字韌帶、後十字韌帶等損傷時，本檢查也會呈陽性，所以必須要併用其他檢查。

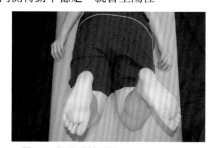

▶ 圖2-7　脛骨外轉測試

2）鵝足（圖2-8）

縫匠肌

起　　端：髂前上棘

止　　端：脛骨粗隆內側

支配神經：股神經

作　　用：髖關節屈曲、外展、外轉

股薄肌

起　　端：恥骨聯合起到恥骨下肢

止　　端：脛骨粗隆內側、小腿筋膜

支配神經：閉孔神經

作　　用：髖關節內收、膝關節屈曲、小腿內轉

半腱肌

起　　端：坐骨結節

止　　端：脛骨粗隆內側、小腿筋膜

支配神經：脛骨神經

作　　用：髖關節伸展、內收、膝關節屈曲、小腿內轉

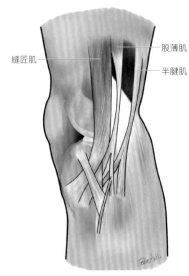

縫匠肌　　股薄肌　　半腱肌

▶ 圖2-8　鵝足

● 解剖學上產生疼痛的要因

　　縫匠肌肌腱、**股薄肌肌腱**與**半腱肌肌腱**的止端腱膜在脛骨內側呈扇狀展開，形狀像鳥爪一般，所以稱為**鵝足**。

　　縫匠肌肌腱是扁平的腱膜，附著在表層的筋膜層上，止端有如從上方包覆著股薄肌肌腱與半腱肌肌腱一般。從其構造可知，如果膝關節外翻，或者小腿列位呈外轉，引起構成鵝足的肌肉過度收縮，可想見會對其附著處施加伸展應力引起變性，或對存在於鵝足與脛骨間的鵝足滑液囊施加摩擦應力，而在同部位產生疼痛。

➔鵝足
pes anserinus

　　鵝足構成肌附著於**小腿筋膜**，肌肉收縮會增加小腿筋膜的張力。因此一旦腓腸肌的肌力低下，鵝足構成肌過度收縮則會增強小腿筋膜的張力來代償腓腸肌的肌力低下[4]，進而引起鵝足炎。

➔小腿筋膜
deep fascia of leg

　　此外，戶田團隊的報告指出，鵝足部位的壓痛常見於BMI高的女性患者身上[5]。這可認為是肥胖者的負重負擔大，再加上女性肌力較弱的緣故。

● 鵝足的觸診（圖2-9）

　　從體表以脛骨內髁為指標，可觸摸到鵝足。由於縫匠肌、股薄肌及半腱肌的止端肌腱呈扇形散開，有必要仔細觸摸，辨別壓痛位在哪塊肌肉上。

　　針對**縫匠肌**時，讓受檢者自主進行髖關節屈曲、外展及外轉運動，伴隨著肌肉收縮的同時施行觸診。

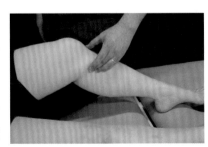

➔縫匠肌
sartorius m.

▶ 圖2-9　鵝足的觸診

股薄肌位於大腿最內側，因此要以外力讓髖關節呈外轉位伸展肌肉，此時則藉由觸摸其張力來辨認股薄肌。

→股薄肌
gracilis m.

半腱肌是行走於膕內側的肌腱中位於最後方且最外側的。屈曲膝關節，觸摸到最往後方突出的肌腱便是。

→半腱肌
semitendinosus m.

光靠著觸診鵝足，有時也會分不出疼痛的起因是哪塊肌肉。此時務必連同近端的肌腹一同觸診，確認各肌肉的壓痛情況後，也就容易鑑別疼痛起因為何。另外，股骨內髁後方會壓痛的患者也很多。

● 鵝足的誘發疼痛測試

激痛肌肉鑑定測試（圖2-10）[6]

- 檢查姿勢：測試股薄肌時受檢者仰臥，呈髖關節外展、伸展位；測試半腱肌時受檢者仰臥，呈髖關節內收、屈曲位；測試縫匠肌時受檢者側臥，呈髖關節內收、伸展位。
- 掌握部位：大腿遠端處以及小腿遠端處。
- 誘導運動：各檢查姿勢下，以外力伸展膝關節。
- 判斷：如果伴隨膝關節的被動伸展誘發了疼痛，即為陽性。
- 機能分析：從鵝足構成肌各自成伸展位的髖關節姿勢來伸展膝關節，能鑑別疼痛起因在哪塊肌肉。赤羽根團隊對五十例鵝足炎患者施行本測試，其報告寫到，結果最能辨別出的是單獨辨別股薄肌68%，其次為縫匠肌與股薄肌合併辨別16%，單獨辨別縫匠肌8%[6]。

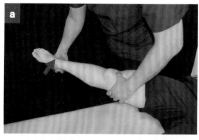
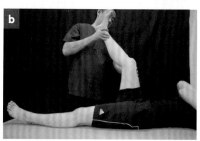
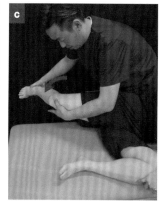

▶圖2-10 激痛肌肉鑑定測試
a：股薄肌。 b：半腱肌。 c：縫匠肌。

3）半膜肌、腓腸肌內側頭（圖2-11）

半膜肌
起　　　端：坐骨結節
止　　　端：脛骨內髁、後斜韌帶、膕斜韌帶、膕肌
支配神經：脛骨神經
作　　　用：髖關節伸展、內收、膝關節屈曲、小腿內轉

腓腸肌內側頭
起　　　端：股骨內髁
止　　　端：跟骨粗隆
支配神經：脛骨神經
作　　　用：小腿內轉、踝關節底屈、膝關節屈曲

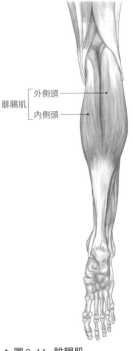

腓腸肌 ─ 外側頭
　　　 └ 內側頭

▶ 圖 2-11　腓腸肌

➡ 半膜肌
semimembranosus m.

➡ 後斜韌帶
posterior oblique ligament

➡ 膕斜韌帶
oblique popliteal ligament

➡ 腓腸肌
gastrocnemius m.

➡ 內側頭
medial head

➡ 外側頭
lateral head

● 解剖學上產生疼痛的要因

　　半膜肌是構成大腿後肌群的其中之一，被半腱肌覆蓋著的扁平肌腱起於坐骨結節，大腿中央處起肌腹變厚，同時穿過半腱肌深層走向大腿遠端。止端肌腱穿過膝關節後內側下行，分成五束，兩束直下脛骨後內側的關節裂隙，三束止於後斜韌帶、膕斜韌帶與膕肌的筋膜（圖2-12）[7]。半膜肌的止端像這樣廣泛地分散在膝窩處，附著在與穩定性有關的韌帶上，因此如果**內側副韌帶、後斜韌帶**或**膕斜韌帶**等受損，讓半膜肌肌腱產生張力，會對損傷部位施加機械應力。如果這些韌帶產生不穩定，為了填補其穩定性，有可能引起肌肉過度收縮。

　　腓腸肌分為起於股骨內髁的**內側頭**，以及起於股骨外髁的**外側頭**。內側頭往外下方穿過小腿後側，外側頭則往內下方穿過小腿後側，最後兩者會合形成阿基里斯腱附著於跟骨粗隆。腓腸肌內側頭的起端像被半膜肌覆蓋住一般位於深層，因此如果半膜肌或腓腸肌有肌肉張力異常或縮短等情況，產生兩肌肉之間的滑動不

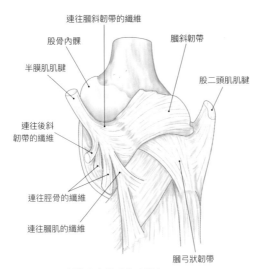

連往膕斜韌帶的纖維
股骨內髁
膕斜韌帶
半膜肌肌腱
股二頭肌肌腱
連往後斜韌帶的纖維
連往脛骨的纖維
連往膕肌的纖維
膕弓狀韌帶

▶ 圖 2-12　半膜肌止端（後方觀）

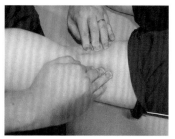
▶圖2-13 半膜肌的觸診

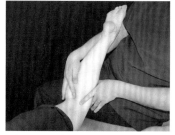
▶圖2-14 腓腸肌內側頭的觸診

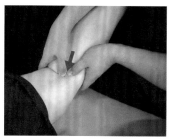
▶圖2-15 半膜肌、腓腸肌內側頭肌肉之間的觸診

良，則可能會引起**肌肉痙攣**等問題。此外在腓腸肌內側頭的深層有個後內側關節囊，兩者以疏鬆結締組織連接。腓腸肌內側頭的滑動性低下，會減少同部位疏鬆結締組織的活動。如果膠原蛋白纖維增加，或者產生細胞外基質的變化，可想見關節囊的伸展性將會低下，產生屈曲攣縮。

● 半膜肌、腓腸肌內側頭的觸診

　　觸診半膜肌時，要讓受檢者自主屈曲膝關節，一邊觸摸。自主屈曲膝關節中可明確觀察到半腱肌的肌腱，緊鄰其止端肌腱內側便可觸摸到大約一橫指寬的半膜肌肌腱（圖2-13）。如果觸摸到止端肌腱，往其近端前進，半膜肌的內側到股骨中央附近為止都與股薄肌相接。

　　觸診腓腸肌內側頭時，要讓受檢者自主底屈踝關節，從遠端觸摸起比較容易找到。如果自主底屈了踝關節，在小腿中央內側便可確認腓腸肌內側頭的遠端邊緣（圖2-14）。從該遠端邊緣往近端前進，慢慢觸摸到前緣。屈曲膝關節消除半膜肌的張力，便容易觸摸到膝窩處位於半膜肌深層的部位。

　　觸摸到各肌肉之後，兩肌肉之間也要仔細地觸診（圖2-15）。如果兩肌肉之間有滑動不良的情況，大多會在該部位出現壓痛。

● 半膜肌、腓腸肌內側頭的骨科測試

　　如果要鑑別半膜肌、腓腸肌內側頭處的疼痛，需要仔細地觸診，以及確認能否重現肌肉收縮時引起的收縮痛、伸展時引起的伸展痛。此外，也有必要施行針對半膜肌、腓腸肌內側頭的激痛組織判斷測試（p.275）。

● 從觸診及檢查結果能思考什麼？

　　根據前述檢查結果，便能針對伸展應力引起的膝蓋內側疼痛部位進行評估。

　　接下來，要探討為什麼會在該部位引起機能障礙。在膝蓋內側施加伸展應力，是因為活動時會膝關節外翻、小腿外轉運動。膝關節外翻、小腿外轉運動大多伴隨著髖關節內收、內轉，這稱為**膝內夾**現象（圖2-16），因此抵抗髖關節內收、內轉的髖關節外展肌及外轉肌的肌力很重要。

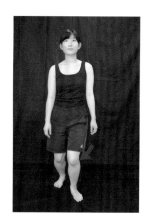
▶圖2-16 膝內夾現象

➔膝內夾
medial collapse

再者，如果膝關節屈曲攣縮等引起伸展角度減少，膝關節主要的靜態穩定機轉——韌帶會鬆弛，增加不穩定性。有報告指出，在變形性膝關節炎患者的身上，為了代償膝關節的不穩定，半膜肌與腓腸肌內側頭會同時收縮[8,9]。此同時收縮的情況增加，會引起過剩的肌肉張力亢進，是肌肉性疼痛的要因，所以以評估膝關節的不穩定性與加大不穩定性的屈曲攣縮很重要。

以下五點運動學方面的要因可認為是對膝蓋內側施加伸展應力的原因：

①小腿的轉動異常 → step 3 p.270

位於膝關節內側的內側副韌帶、鵝足、半膜肌及腓腸肌內側頭等，有限制小腿外轉的作用。因此小腿過度外轉會增大施加於這些組織的伸展應力。

②膝關節外翻的不穩定性 → step 3 p.273

一旦膝關節外翻的主要靜態穩定機轉——內側副韌帶損傷，就有必要由動態穩定機轉的半膜肌、腓腸肌內側頭等肌肉來限制活動，可想見會引起肌肉性疼痛。

③膝關節的屈曲攣縮 → step 3 p.274

如果膝關節屈曲攣縮等引起伸展角度減少，膝關節主要的靜態穩定機轉——韌帶會鬆弛，增加不穩定性。為了代償膝關節的不穩定，會過度出現半膜肌與腓腸肌內側頭同時收縮，可想見會引起肌肉性疼痛。

④髖關節外展肌的肌力低下 → step 3 p.227

步行或跑步等單腳支撐的動作時，身體重心會落在相對於髖關節轉動中心股骨頭的內側（圖2-17），因此髖關節處需要外展、外轉力矩。如果這些肌群的肌力低下，使得維持髖關節外展、外轉位有困難，那麼髖關節會呈現內收、內轉位。此髖關節列位異常造成膝內夾，便對膝關節內側施加伸展應力，因此有必要評估髖關節外展肌的肌力。

⑤小腿三頭肌的肌力低下 → step 3 p.319

鵝足構成肌附著於小腿筋膜，如果腓腸肌的肌力低下，會使鵝足過度收縮、增強小腿筋膜的張力來代償腓腸肌的肌力低下[4]。因此鵝足構成肌的機能低下，或者增強施加於鵝足附著處的伸展應力，會產生鵝足炎。此外，小腿三頭肌與半膜肌一起有限制膝關節過度伸展的作用，因此小腿三頭肌的肌力低下，會讓半膜肌過度收縮，成為肌肉性疼痛的要因。

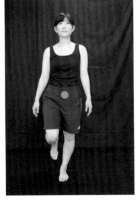

▶圖2-17　單腳支撐期的髖關節轉動中心（●）與身體重心（●）的相對位置

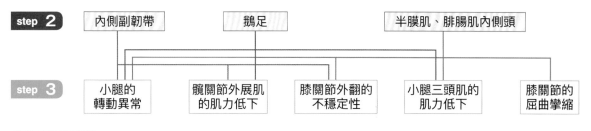

流程圖 對膝蓋內側施加伸展應力的運動學要因

4）內側半月板（圖2-18）

● 解剖學上產生疼痛的要因

內側半月板是由三層膠原蛋白纖維所形成，用來抵抗剪切應力與擠壓應力的結構[10]。此外，內側半月板的邊緣處1/3存在著作為傷害受器的游離神經末梢、機械性受器的魯斐尼氏小體、巴氏小體及肌腱高基氏體[11]，因此可見在邊緣處的內側半月板損傷會引起膝蓋內側疼痛。

→內側半月板（MM）
medial meniscus

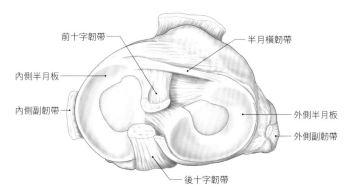

▶圖2-18 半月板

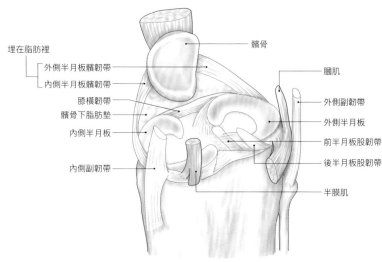

▶圖2-19 與半月板連接的組織

半月板有提高股脛關節相配度的作用，為了提高兩者的相配度，半月板會配合膝關節屈伸運動往前後移動。膝關節運動時的半月板活動如**表2-1**所示。其移動牽涉到各個相互附著的軟組織（**圖2-19**）。**半膜肌肌腱**藉著**後斜韌帶**與**後方關節囊**附著在內側半月板的後角[12]，因此如果這些軟組織產生縮短或肌力低下等機能不全，限制了內側半月板的移動，可想見會造成半月板損傷。

此外，半月板有減少股脛關節擠壓應力的緩衝作用。一旦半月板損傷，無法吸收該衝擊，增大對股脛關節的負擔，也就助長了關節不穩定。再者，半月板本身的可動性低下，使膝關節屈曲時後方承受了擠壓應力，也能想見會出現疼痛。

● 表2-1　膝關節運動時的半月板動態

	屈曲	伸展	內轉	外轉
內側半月板	後方	前方	前方	後方
外側半月板	後方	前方	後方	前方

● 內側半月板的觸診（圖2-20）

內側半月板存在於股脛關節的裂隙，負責緩衝等作用，因此要沿著股脛關節的裂隙觸診。撐開股脛關節的裂隙會比較容易觸診。觸診半月板前側時讓受檢者呈膝關節屈曲位，觸診半月板後側時呈膝關節伸展位，便能輕鬆觸摸到。

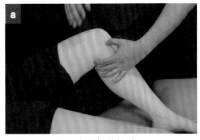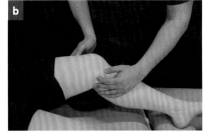

▶圖2-20　內側半月板的觸診
a：前節。　b：後節。

● 內側半月板損傷的骨科測試

麥克默瑞測試 McMurray test（圖2-21）

- 檢查姿勢：受檢者仰臥。
- 掌握部位：膝關節裂隙與小腿遠端處。
- 誘導運動：膝關節伸展與內轉、外轉的複合運動。
- 判斷：如果出現疼痛或喀噠聲即為陽性。
- 機能分析：膝關節伸展時，加上轉動，會對半月板施加擠壓應力及剪切應力。

・注意：在半月板施加擠壓應力的部位會隨著膝關節屈曲角度變化，因此要一邊改變屈曲角度，一邊施行測驗。此外，由於本測驗的敏感度與特異度相關報告分歧，必須要結合壓痛等其他觀察結果來判斷。

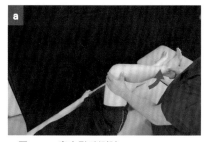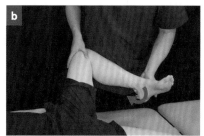

▶圖2-21 麥克默瑞測試
a：外側半月板。　b：內側半月板。

賽瑟立氏測試 Thessaly test（圖2-22）

・檢查姿勢：受檢者膝關節輕度屈曲地單腳站立。
・掌握部位：受檢者雙手
・誘導運動：轉動體幹伴隨著膝關節轉動。
・判斷：如果受檢者表示出現關節裂隙不舒服、卡住、勾住的感覺，即為陽性。
・機能分析：藉由負重位加上轉動膝關節，對半月板施加擠壓應力及剪切應力。
・注意：有報告指出，以膝關節屈曲20°進行測試，評估的敏感度與特異度很高[13]，因此推薦以膝關節屈曲20°施行測試。此外，這是在負重位下的測試，所以有必要評估患部情況，小心別讓損傷惡化。

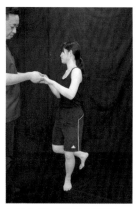

▶圖2-22 賽瑟立氏測試

小知識！

卡住（locking）
伴隨疼痛，膝蓋突然無法屈伸的現象。
勾住（catching）
像被拉住一般的奇怪感覺。

● 從觸診及檢查結果能思考什麼？

根據以上檢查評估內側半月板損傷情況之後，接著必須要思考為什麼內側半月板會損傷。

內側半月板是因為施加於膝關節內側的擠壓（＋剪切）應力而受損。施加於膝關節內側的擠壓應力增大，原因可認為是膝關節的內翻。再者，如果因為膝關節屈曲攣縮等使膝關節呈輕度屈曲位，會出現膝關節側邊的不穩定，也就增強了對膝關節內側的擠壓應力。

此外，半月板為了提高股脛關節的相配度，會在前後方向上移動，但這種移動又會牽扯到附著肌肉等軟組織，因此附著在半月板上的軟組織機能低下，可想見會限制半月板的移動，造成損傷或疼痛。

因此，對內側半月板施加擠壓應力的原因有四個運動學方面要因可考慮：

①膝關節的屈曲攣縮 → step 3 p.274

　　膝關節屈曲位時，靜態穩定機轉的各種韌帶張力低下，增強了側邊的不穩定，這種狀態會對提高膝關節相配度的半月板施加擠壓應力以及剪切應力。

②半膜肌的收縮不全 → step 3 p.275

　　半膜肌是構成大腿後肌群的其中之一，止端範圍廣闊。其中的後斜韌帶纖維也附著在半月板上，半膜肌收縮會讓半月板往後方移動，所以如果半膜肌收縮不全使得半月板往後方移動受限，膝關節屈曲時可能會對半月板施加擠壓應力。此外，半膜肌收縮不全也常與小腿外轉的列位異常有關，因此要同時針對小腿轉動異常進行評估。

③股四頭肌的肌力低下 → step 3 p.279

　　股四頭肌是強力伸展膝關節的肌肉，由股直肌、股中間肌、股內側肌與股外側肌所構成。其止端處經過髕骨變成髕韌帶，附著於脛骨粗隆。髕骨會伴隨著膝關節伸展往上方移動，因此連結髕韌帶與橫韌帶的髕骨下脂肪墊，以及連結半月板與髕骨的半月板髕韌帶緊繃，讓半月板往前方移動。如果此半月板移動受限，股脛關節將會使其夾住，可想見會引起疼痛。

④髕骨下脂肪墊的攣縮 → step 3 p.277

　　髕骨下脂肪墊是存在於髕韌帶深層的脂肪組織，位置在髕韌帶與橫韌帶之間。由於髕骨下脂肪墊藉由橫韌帶附著於半月板前方，因此會伴隨著膝關節屈伸改變形態，同時有誘導半月板往前方移動，以及限制半月板往後方移動的作用。所以如果髕骨下脂肪墊攣縮，形態變化產生異常，會妨礙半月板往後方移動，膝關節屈曲時，則可能會在半月板後方產生夾擠的情況。

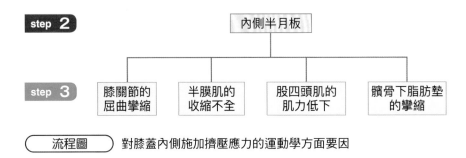

流程圖　對膝蓋內側施加擠壓應力的運動學方面要因

2 | 膝蓋外側的疼痛

本項將按照各步驟統整說明。尤其 step 3 內容是講膝關節整體，內容重複的將整合於章末〈4 膝關節運動學方面的評估策略〉說明。

step 1 怎樣的動作會疼痛？明確找出機械應力

施加於膝蓋外側的應力有**伸展應力**、**摩擦應力**與**擠壓應力**。

1）伸展應力

強制膝關節內翻時，會對膝蓋外側施加**伸展應力**。位於膝蓋外側的組織大多具有外轉小腿的作用，所以如果小腿列位呈現外轉時，膝蓋外側組織的伸展性低下會引起疼痛。因此要確認能否藉由強制膝關節內翻或小腿外轉來重現疼痛。

如果因為伸展應力引起疼痛，可認為後外側支撐結構（PLS）**有問題。**

2）摩擦應力

在膝蓋外側產生**摩擦應力**時，可想見會產生位於外側的組織伸展性低下，或者小腿過度外轉的情況。

因此如果摩擦應力引起疼痛，可認為股二頭肌**有問題。**

3）擠壓應力

與伸展應力相同，強制膝關節內翻時，會對膝蓋外側施加**擠壓應力**。

如果因為擠壓應力引起疼痛，可認為髂脛束**有問題。**

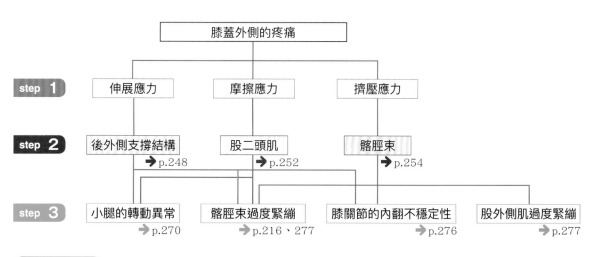

流程圖　針對膝蓋外側疼痛的評估策略

1）後外側支撐結構（PLS）（圖2-23）

●靜態支撐結構

外側副韌帶（LCL）

起　　端：股骨外髁

止　　端：腓骨頭

作　　用：限制膝關節內翻、外轉

弓狀韌帶（AL）

豆腓韌帶（FFL）

膕腓韌帶（PFL）

外側後方關節囊

●動態支撐結構

膕肌

起　　端：脛骨比目魚肌線的上方

止　　端：股骨外上髁

支配神經：脛神經

作　　用：小腿內轉、膝關節屈曲（伸展）

→後外側支撐結構（PLS）
posterior lateral structure

→外側副韌帶（LCL）
lateral collateral ligament

→弓狀韌帶（AL）
arcuate ligament

→豆腓韌帶（FFL）
fabellofibular ligament

→膕腓韌帶（PFL）
popliteofibular ligament

→膕肌
popliteus m.

● 解剖學上產生疼痛的要因

①後外側支撐結構（PLS）

　　外側副韌帶是連結股骨外上髁與腓骨頭的韌帶，主要作用為限制膝關節內翻，此外也會限制小腿相對於大腿的往後移動及外轉。根據富士川教授針對後外側支撐結構的解剖學研究，結果發現弓狀韌帶與豆腓韌帶對膝關節後外側穩定性貢獻少，而是由膕腓韌帶負責此重責大任[14]。然而有人後外側支撐結構缺乏豆骨，也

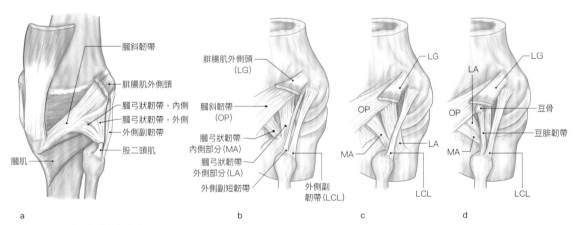

▶圖2-23　後外側支撐結構的個體差異

a：典型範例。

b：外側副韌帶深層有外側副短韌帶（short lateral collateral ligament）。

c：如果缺乏外側副短韌帶，則膕弓狀韌帶的外側部會發達。

d：如果腓腸肌外側頭深處有豆骨，則豆腓韌帶會發達。

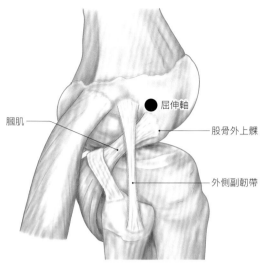

膕肌 —

— 股骨外上髁

— 外側副韌帶

屈伸軸

▶ 圖2-24　膕肌的股骨附著處

有人的弓狀韌帶很發達。也就是說，無論缺乏哪個組織或者組織不發達，都會靠著其他組織變發達來代償。這些組織會共同作用，限制小腿外轉[15～17]，因此小腿過度外轉，會在這些組織產生伸展應力，進而引起疼痛。

②動態支撐結構

　　膕肌起於脛骨比目魚肌線的上方，通過外側半月板與關節囊之間的膕肌肌腱溝，附著於股骨外上髁。從走向可知道膕肌具有小腿內轉的作用，小腿外轉則會對膕肌施加伸展應力。此外，已知膕肌肌腱在股骨的附著處，位在外側副韌帶附著處的下前方、下方、後方[15]（**圖2-24**）。根據江玉團隊的報告指出，日本人身上的膕肌肌腱位在外側副韌帶下方（下方型）的有56%，位在外側副韌帶前下方（下前方型）的則有44%[18]。

　　再者，有報告指出，膕肌的伸展程度會隨著膝關節運動變化。先是從伸展0°變成屈曲伴隨著股骨外髁的滾動運動時，膕肌起端會往後方移動；接下來隨著屈曲角度增加，膕肌相對於脛骨關節面在長軸方向變成垂直位；到了屈曲130°左右，膕肌在股骨外髁前方陷入膕肌溝，同時在垂直方向受到拉伸[18]。就膕肌的屈曲伸展機能來看，一般已知膕肌有屈曲作用，不過也有文獻記載膕肌有伸展作用[19]。無論哪種運動都很靠近運動軸心，所以不見得能產生強大的力矩。尤其有必要將深屈曲時也可能會受到拉伸這點放在心上，進行評估。

● 後外側支撐結構的觸診

後外側支撐結構中能進行觸診的，是外側副韌帶與膕肌。

①外側副韌帶（LCL）（圖2-25）

外側副韌帶的走向類似股二頭肌，所以膝關節伸展位時很難觸摸到。膝關節呈屈曲位時，外側副韌帶與股二頭肌走向不同，便能輕鬆觸診。

②膕肌（圖2-26）

膕肌位於腓腸肌深層，因此幾乎無法從體表觸摸到整體。能觸摸到的位置在脛骨內緣的比目魚肌近端，這裡是唯一腓腸肌沒有覆蓋住的區域。

手指沿著脛骨內緣前進，避開腓腸肌，將手指壓在脛骨近端處，再讓受檢者內轉小腿，能感受到深層膕肌的收縮。

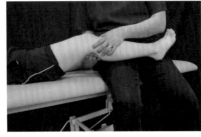

▶ 圖 2-25　外側副韌帶的觸診

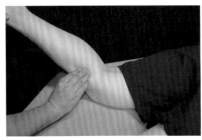

▶ 圖 2-26　膕肌的觸診

● 後外側支撐結構的誘發疼痛測試

後外側旋轉不穩定測試（PLRI test）（圖2-27）

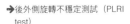

➜後外側旋轉不穩定測試（PLRI test）
posterolateral rotatory instability test

- 檢查姿勢：受檢者仰臥，膝關節屈曲90°。
- 掌握部位：掌握脛骨上端。
- 誘導運動：將受檢者的脛骨往後外側壓。
- 判斷基準：與健側相比較，如果脛骨過度陷入後外側，即為陽性。
- 機能分析：將膝關節屈曲90°會增加往後外側的不穩定。如果有內轉作用的膕肌損傷，會過度外轉。

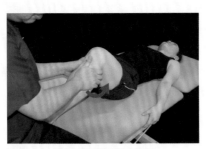

▶圖2-27　後外側旋轉不穩定測試

● 從觸診及檢查結果能思考什麼？

根據以上檢查，能評估後外側支撐結構有無損傷。如果後外側支撐結構損傷引起旋轉不穩定，會產生小腿的轉動異常，因此有必要針對小腿的轉動異常進行評估。此外，也要評估是否髂脛束過度緊繃造成小腿轉動異常。

除此之外，對膝關節外側施加伸展應力的列位有膝關節內翻，步行中膝關節內翻的現象稱為**往外側推**，常見於變形性膝關節炎等患者身上。

→往外側推
lateral thrust

綜合前述內容，在後外側支撐結構處產生伸展應力的原因，有以下三個運動學方面的要因可考慮：

①小腿的轉動異常 ➡ step 3 p.270

小腿過度外轉的列位異常，會對後外側支撐結構施加伸展應力。此外，小腿過度外轉的列位異常也可想見會造成具有內轉作用的半膜肌或膕肌機能低下。

②髂脛束過度緊繃 ➡ step 3 p.216、277

髖關節外展肌主動作肌的臀中肌與闊筋膜張肌，其遠端是與髂脛束相連結的，因此這些肌肉縮短，會讓髂脛束過度緊繃。而小腿外轉位也會讓髂脛束過度緊繃，如果維持小腿外轉位，髂脛束的張力又會更加亢進。如此一來形成惡性循環，可想見會對具有限制小腿外轉作用的後外側支撐結構施加伸展應力。

③膝關節的內翻不穩定性 ➡ step 3 p.276

如果強制膝關節內翻，會在膝蓋外側施加伸展應力，所以如果膝關節內翻不穩定，會增大施加於膝關節外側主要靜態穩定結構——後外側支撐結構的伸展應力。

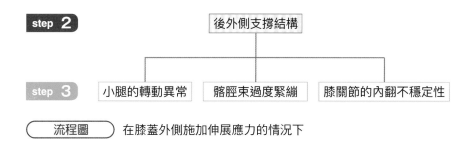

step 2　後外側支撐結構

step 3　小腿的轉動異常　髂脛束過度緊繃　膝關節的內翻不穩定性

流程圖　在膝蓋外側施加伸展應力的情況下

2）股二頭肌（圖2-28）

→股二頭肌
biceps femoris m.

股二頭肌

起　　端：長頭：坐骨結節

　　　　　短頭：股骨粗線外側唇

止　　端：長頭、短頭：腓骨頭

支配神經：長頭：坐骨神經（脛神經部分）

　　　　　短頭：坐骨神經（腓總神經部分）

作　　用：長頭：膝關節屈曲、小腿外轉、髖關節伸展

　　　　　短頭：膝關節屈曲、小腿外轉

● 解剖學上產生疼痛的要因

　　股二頭肌分為長頭與短頭。**長頭**與半腱肌有共同肌腱，起於坐骨結節，在大腿後方往外側走；**短頭**則起於股骨粗線外側唇。之後兩肌肉會合形成強壯的共同肌腱，通過膝窩外側，最後從外側副韌帶後外側蓋過去止於腓骨頭。

　　由其走向可知，股二頭肌與外側副韌帶之間容易產生摩擦應力，因此該部位有個減緩摩擦應力的**股二頭肌下滑液囊**（圖2-29）[20]。施加於股二頭肌下滑液囊的摩擦應力，可想見會使得股二頭肌或外側副韌帶的張力亢進。

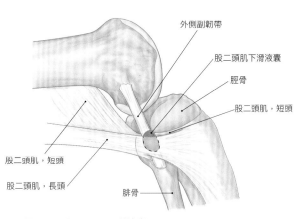

▶ 圖 2-29　股二頭肌下滑液囊

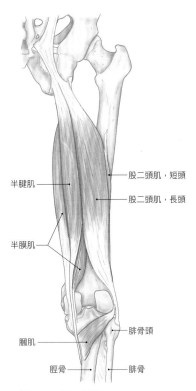

▶ 圖 2-28　股二頭肌

● 股二頭肌的觸診

股二頭肌的起端與半腱肌有共同肌腱，因此觸診時最好從容易觸摸到的遠端處──腓骨頭進行。觸診時誘導受檢者膝關節屈曲，不過一旦小腿內轉，半腱肌、半膜肌會過度收縮，所以要以小腿外轉位來屈曲膝關節。如果觸摸到止端肌腱，就讓肌肉反覆收縮放鬆，同時往近端移動觸診（圖2-30）。

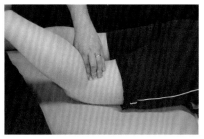

▶圖2-30 股二頭肌的觸診

● 股二頭肌的骨科測試

並沒有骨科測試得以鑑別摩擦應力引起的股二頭肌疼痛，因此要仔細地觸診，根據壓痛部位、肌肉張力亢進等觀察結果來判斷。

● 從觸診及檢查結果能思考什麼？

藉由仔細的觸診來確認壓痛及股二頭肌肌肉張力亢進等情況後，便可評估讓膝蓋外側產生疼痛的部位。股二頭肌的肌肉張力亢進是在小腿過度外轉時產生的，而小腿過度外轉又會因為髂脛束過度緊繃等更嚴重。

由此可知，在股二頭肌產生摩擦應力的原因，有下列二點運動學面的要因可考慮：

①**小腿的轉動異常** ➜ step 3 p.270

如果小腿過度外轉的列位定型，具有小腿外轉作用的股二頭肌就會縮短，增大施加於股二頭肌下滑液囊的摩擦應力。

②**髂脛束過度緊繃** ➜ step 3 p.216、277

髖關節外展肌的臀中肌與闊筋膜張肌，會合於髂脛束，因此如果這些髖關節外展肌縮短，將使得髂脛束的張力亢進。髂脛束過度緊繃會引起小腿過度外轉，增大股二頭肌在大腿外側產生的摩擦應力。

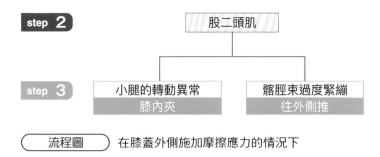

流程圖　在膝蓋外側施加摩擦應力的情況下

3）髂脛束（圖2-31）

> 髂脛束
> 近端附著處：髂前上棘、髂嵴、臀大肌前上側、闊筋膜張肌
> 遠端附著處：脛骨上端的前外側面（傑迪氏結節）、小腿筋膜
> 機　　　能：髖關節內收、膝關節內翻、限制小腿內轉

● 解剖學上產生疼痛的要因

　　髂脛束是包覆所有大腿肌肉的大腿筋膜最外側的肥厚部分，其纖維束連接著髂骨與脛骨的傑迪氏結節，行走在股骨外上髁的表層。伴隨著膝關節的屈伸運動，髂脛束被股骨外上髁頂上外側，在其附近就可能會產生髂脛束及其深層滑液囊發炎的症狀。

　　然而近年來有報告指出，髂脛束與股骨外上髁之間沒有滑液囊，反而存在著脂肪組織，且該處神經末梢與血管豐富[21]。該報告還提到，當膝關節屈曲位、股四頭肌收縮時，此處空間最狹窄，因此此處對脂肪墊施加擠壓應力，便出現脂肪墊發炎的情況[21]。因此可想見本處的疼痛並非摩擦應力引起的滑液囊炎，反而可能是對脂肪墊施加**擠壓應力**引起的**脂肪墊炎**為主。

→髂脛束
iliotibial tract

● 髂脛束的觸診

　　觸診髂脛束時，藉由內收髖關節提高髂脛束的張力，便能輕鬆觸摸（圖2-32）。檢查姿勢是受檢者側臥，施檢者手指壓住大腿外側上方，伴隨著髖關節內收，便能觸摸到逐漸增強張力的髂脛束。

● 髂脛束的骨科測試

　　評估髂脛束過度緊繃的測試有歐柏氏測試（→ p.216），如果此測試呈陽性，施加於膝關節外側的擠壓應力增加，則會引起疼痛。此外，要連同針對疼痛出現部位有無壓痛等評估一起判斷。

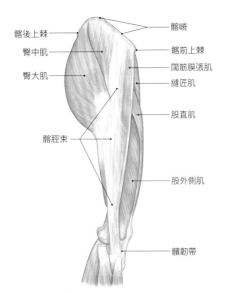

髂後上棘
臀中肌
臀大肌
髂嵴
髂前上棘
闊筋膜張肌
縫匠肌
股直肌
髂脛束
股外側肌
髕韌帶

▶圖2-31　髂脛束

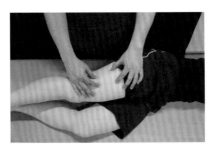

▶圖2-32　髂脛束的觸診

● 從觸診及檢查結果能思考什麼？

歐柏氏測試能評估髂脛束過度緊繃的情況。接下來要探討造成髂脛束過度緊繃的要因。

髂脛束是大腿筋膜最寬大側的肥厚部分，覆蓋著股外側肌。其近端附著處與臀中肌、闊筋膜張肌、臀大肌等肌肉會合。如果這些肌肉縮短，髂脛束會過度緊繃。此外，髂脛束有限制膝關節內翻的作用，因此膝關節內翻不穩定則可能會使得髂脛束張力更加亢進。

總結以上，在髂脛束產生擠壓應力的原因有以下三點運動學方面的要因可考慮：

①髂脛束過度緊繃 ➜ step 3 p.216、277

具有髖關節外展作用的**臀大肌**、**闊筋膜張肌**及**臀中肌**位在髂脛束的近端附著處，因此如果這些肌肉縮短，會增加髂脛束的張力。髂脛束過度緊繃則會增加對股骨外上髁附近脂肪墊的擠壓應力，引起疼痛。

此外，髂脛束過度緊繃，會誘發小腿過度外轉，因此也有必要測量小腿的轉動異常。

②膝關節的內翻不穩定性 ➜ step 3 p.276

髂脛束有限制膝關節內翻的作用，因此膝關節內翻不穩定會使得髂脛束張力亢進，增加在膝關節外側的擠壓應力。

③股外側肌過度緊繃 ➜ step 3 p.277

髂脛束是大腿筋膜的最外側部分，而股外側肌則是大範圍覆蓋大腿外側的大型肌肉，外面包覆著大腿筋膜，因此如果股外側肌縮短，大腿筋膜與髂脛束的張力會亢進。此外，髂脛束炎起因的脂肪墊，所在空間的外側為髂脛束，內側為股骨外上髁，近端為股外側肌。一旦股外側肌縮短，此空間會變得狹窄，可想見會增加對脂肪墊的擠壓應力而產生疼痛。

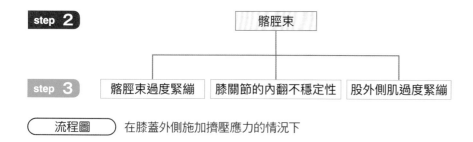

流程圖　在膝蓋外側施加擠壓應力的情況下

3 膝蓋前方的疼痛

本項將按照各步驟統整說明。尤其 step 3 內容是講膝關節整體，內容重複的將整合於章末〈 4 膝關節運動學方面的評估〉說明。

step 1　怎樣的動作會疼痛？明確找出機械應力

從機械應力的觀點來思考膝關節前方的疼痛，大致可分為**伸展應力**以及**擠壓應力**兩種。

1）伸展應力

膝關節在伸展位做動作的機會少，課題大多是如何在屈曲位時維持姿勢。膝關節屈曲位時做動作，地面反作用力通過膝關節後方，因此內部伸展力矩會作用在膝關節處。如果此時姿勢的重心在後方，作用於膝關節的地面反作用力則會通過更後方，也就需要更大的伸展力矩。如果此伸展力矩過剩，股四頭肌過度收縮，便會在膝關節前方組織產生**伸展應力**。

深蹲或蹲下等動作時如果出現疼痛，要懷疑是源自脛骨粗隆、髕韌帶、髕支持帶及髕骨下脂肪墊的機能障礙。

2）擠壓應力

與伸展應力相同，負重位下容易在膝關節前方產生**擠壓應力**。有必要將擠壓應力分成在矢狀面上產生的，以及在冠狀面上產生的來考慮。

在**矢狀面**上，股四頭肌收縮方向與髕韌帶的合成向量，會將髕骨往股骨的方向壓迫。如果重心在後方，膝關節伸展力矩變大，股四頭肌的張力跟著增加，結果合成向量也增大，對髕股關節產生巨大的擠壓應力。

在**冠狀面**上，由於膝關節有生理性外翻，股四頭肌收縮容易將髕骨往外側拉，因此如果動作時增強膝關節外翻，將髕骨往外側牽引的力道變強，結果相對於股骨的髕骨外側關節面就產生了巨大的擠壓應力。

蹲下或下樓梯動作時如果出現疼痛，要懷疑是源自髕股關節的機能障礙。

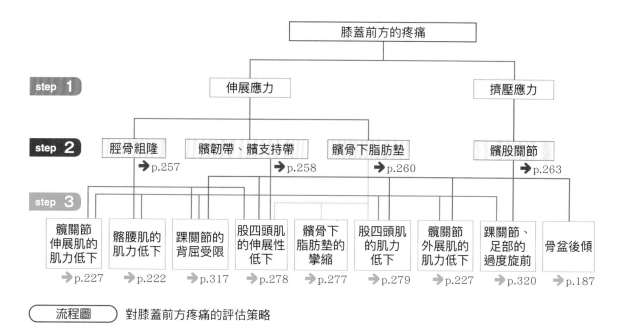

（流程圖） 對膝蓋前方疼痛的評估策略

哪裡會疼痛？解剖學方面的評估策略

1）脛骨粗隆

➡脛骨粗隆
tibial tuberosity

脛骨粗隆（股四頭肌的止端處）
位於脛骨上端的骨頭隆起稱為脛骨粗隆。

● 解剖學上產生疼痛的要因

　　脛骨粗隆在成長期的時候是**骨化核**，隨著成長，逐漸與脛骨近端的**骨骺核**癒合、骨化。Ehrenborg團隊的研究報告將脛骨粗隆的發育分為，骨化核出現之前的**軟骨階段**（cartilaginous stage）（0～11歲）、舌部出現骨化核的**骨突階段**（apophyseal stage）（11～14歲）、脛骨粗隆的骨化核尚未與脛骨骨骺完全癒合的**骨骺階段**（epiphyseal stage）（14～18歲），以及完全骨化的**骨化階段**（bony stage）（18歲以後）[22]。其中在連骨骺核都癒合之前的骨突階段，骨頭上只有軟骨結合，此階段容易伴隨股四頭肌收縮而來的張力而承受機械應力[23]。

　　此外，骨突階段也發生於身高明顯增加的**快速成長年齡（PHA）**時期，不僅機械應力，身高急速增加也是對脛骨粗隆施加應力的要因[24]。骨突階段以後，脛骨粗隆會與脛骨近端癒合、骨化，因此不會造成脛骨粗隆處的傷害。換句話說，成長期的脛骨粗隆在力學上很脆弱，反覆的機械應力容易引起該處損傷。

小知識！

骨化核與骨骺核
骨頭發育過程中出現的，
兩者都是次級骨化中心，
位於脛骨粗隆的稱為骨化
核，位於脛骨骨骺的稱為
骨骺核。

小知識！

快速成長年齡
（peak height age，PHA）
指的是身高發育最多的年
齡，相當於小學高年級到國
中時期，但是個體差異大。

● 脛骨粗隆的觸診（圖2-33）

　脛骨粗隆是位於脛骨近端中央突起的部位，手指從脛骨前緣往近端摸，能輕鬆觸摸。

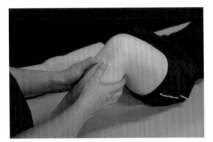

▶ 圖2-33　脛骨粗隆的觸診

● 脛骨粗隆的誘發疼痛測試

　雖然沒有專門用於脛骨粗隆的誘發疼痛測試，不過**脛骨粗隆骨突炎／奧斯戈德氏症**患者身上，能觸摸到巨大突出的脛骨粗隆，同時可見到強烈壓痛及發炎症狀，因此用於判斷疾病時是大有助益的資訊。

小知識！

脛骨粗隆骨突炎／奧斯戈德氏症（Osgood–Schlatter Disease，OSD）
主要症狀為脛骨粗隆壓痛以及運動時疼痛，是種在成長期脛骨近端處產生的骨骺疾病，好發於10～14歲發育期的男子體育選手身上。

2）髕韌帶、髕支持帶

髕韌帶
股四頭肌經過髕骨延長的纖維束，稱為**髕韌帶**。

髕支持帶
股內側肌不經過髕骨便附著在脛骨的纖維稱為**髕內側支持帶**；股外側肌不經過髕骨便附著在脛骨的纖維稱為**髕外側支持帶**。

➔髕韌帶
patellar ligament

➔髕內側支持帶
medial patellar retinaculum

➔髕外側支持帶
lateral patellar retinaculum

● 解剖學上產生疼痛的要因

　髕韌帶是股四頭肌的肌鍵附著在髕骨上，接著纖維束再往遠端延伸，附著在脛骨粗隆。東山團隊探討了髕韌帶骨頭附著處的骨小樑構造與組織學所見，其報告結果發現髕韌帶近端內側、中間及外側的力量作用方向以及施加機械應力的方式各有不同，與外側相比，施加於內側、中間的力量更大[25]。再加上如果動作時膝關節外翻增大，髕韌帶內側會受到拉伸。由此可知即使髕韌帶本身，也容易在內側部位產生伸展應力。據說發炎的髕韌帶會產生黏液狀變性、類纖維素變性與伴隨新生血管的膠原蛋白纖維排列紊亂等情況[26]，一旦發炎，會變成往後也容易引起發炎或疼痛的狀態。

　髕支持帶分為股外側肌遠端延伸纖維與髂脛束會合形成的**髕外側支持帶**[27]，以及由股內側肌遠端延伸纖維所構成的**髕內側支持帶**。關節鏡手術時這些組織會變成侵入部位，很容易引起術後的攣縮。如果髕支持帶的伸展性低下，會妨礙髕骨的運動，引起髕骨周圍軟組織疼痛。

● 髕韌帶、髕支持帶的觸診

①**髕韌帶**（圖2-34）

讓受檢者膝關節屈曲，自髕骨下側到脛骨粗隆之間可觸摸到緊繃的髕韌帶。

②**髕支持帶**（圖2-35）

施檢者手指放在髕韌帶兩側，讓受檢者股四頭肌收縮，髕支持帶會承受股四頭肌的張力而鼓起，手指便可感受到其張力。

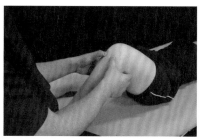

▶圖2-34　髕韌帶的觸診

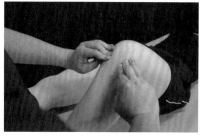

▶圖2-35　髕支持帶的觸診

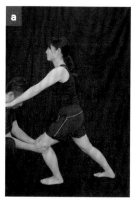

● 髕韌帶、髕支持帶的誘發疼痛測試

並沒有單獨鑑別髕韌帶、髕支持帶疼痛的檢查法。不過以髕韌帶炎來說有個好發部位，如果該處出現壓痛時，將髕骨從上往下壓，可在髕骨最下端與髕韌帶近端內側確認出現壓痛，便能確認是髕韌帶炎。

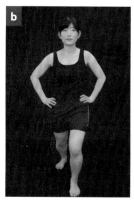

蹲踞測試 squatting test（圖2-36）[28]

- ・檢查姿勢：受檢者站立。
- ・掌握部位：檢查側的小腿近端。
- ・誘導運動：讓檢查側的小腿往前傾。
- ・判斷：評估有無疼痛及不穩定感。
- ・機能分析：受檢者站立，膝蓋相對於腳尖的方向分成三種，朝各方向屈曲膝蓋。

　　膝關節與腳尖朝同一個方向者稱為**中位測試**（neutral test）（圖2-36a、b）。

　　膝關節相對腳尖轉向外側的**膝外趾內測試**（knee out-toe in test），可對膝關節外側組織施加伸展應力（圖2-36c）。

　　膝關節相對腳尖轉向內側的**膝內趾外測試**（knee in-toe out test），可對膝關節內側組織施加伸展應力（圖2-36d）。

- ・注意：為了知道轉動的影響，腳底要整個貼著地面。

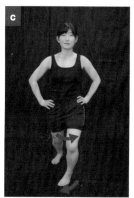

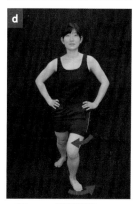

▶圖2-36　蹲踞測試

a、b：中位測試。
c：膝外趾內測試。
d：膝內趾外測試。

3）髕骨下脂肪墊（圖2-37）

→髕骨下脂肪墊（IFP）
infrapatellar fat pad

> 髕骨下脂肪墊（IFP）
> 前方為髕韌帶，後方為股骨髁，上方為髕骨下緣，下方的脛骨前側、橫韌帶及深部髕骨下滑液囊圍成一個空間，填滿此空間的脂肪組織稱為髕骨下脂肪墊。

● 解剖學上產生疼痛的要因

髕骨下脂肪墊（IFP）是位於髕韌帶裡面的脂肪組織，受到股神經、閉孔神經及坐骨神經等多條神經支配。再者，此處也存在著眾多稱為游離神經末梢的疼痛受器，是造成疼痛的起因組織[29]。Bohnsack團隊的報告指出，如果髕骨下脂肪墊發炎，伴隨著P物質增加的神經元性發炎會與疼痛有關[30]。也就是說，一旦伸展應力引起髕骨下脂肪墊發炎，會引起膝蓋前方疼痛。

此外，髕骨下脂肪墊會隨著膝關節運動改變形狀[31]，再加上膝關節屈曲角度逐漸增加，髕骨下脂肪墊的內壓也會跟著上升。小野團隊使用超音波影像診斷裝置，測量有膝蓋前方疼痛患者與健康者的髕骨下脂肪墊組織彈性，報告結果指出，靜態時兩者沒有明顯差異，但是隨著膝關節屈曲角度增加，有膝蓋前方疼痛患者顯示出明顯高數值[31]。也就是說，反覆對髕骨下脂肪墊施加機械應力，一旦產生發炎、纖維化的情況，髕骨下脂肪墊無法流暢地隨著關節運動改變形狀，可想見其內壓上升便與產生疼痛有關。

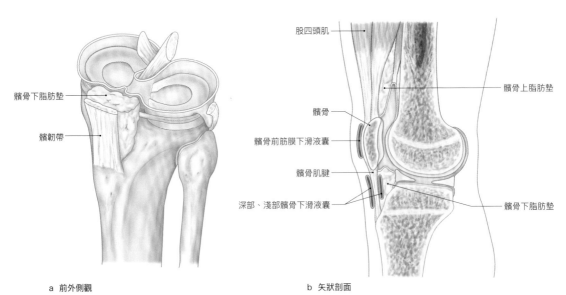

a　前外側觀　　　　　　　　　　　b　矢狀剖面
▶圖2-37　髕骨下脂肪墊的解剖圖

● 髕骨下脂肪墊的觸診（圖2-38）

　　膝關節屈曲位時會因為髕韌帶、髕支持帶緊繃很難觸診，所以要以膝關節伸展位進行，個別觸診內側、外側。

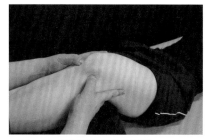

▶ 圖2-38　髕骨下脂肪墊的觸診

● 髕骨下脂肪墊的誘發疼痛測試

霍法氏測試 Hoffa test（圖2-39）[32]

- ·檢查姿勢：受檢者仰臥。
- ·掌握部位：受檢者小腿遠端。
- ·誘導運動：膝關節伸展。
- ·方法：施檢者握住受檢者小腿遠端，將膝關節屈曲成30°～60°。另一手避開髕韌帶，壓迫脂肪墊，接著逐漸伸展膝關節，就會出現疼痛。
- ·判斷：如果出現疼痛即為陽性。
- ·機能分析：如果髕骨下脂肪墊因為纖維化等變得難以改變形狀，隨著膝關節伸展受到壓迫後，就會出現疼痛。

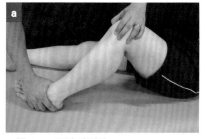
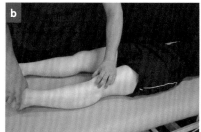

▶ 圖2-39　霍法氏測試
a：開始姿勢。
b：結束姿勢。

● 從觸診及檢查結果能思考什麼？

　　根據前述檢查，可評估伸展應力在膝關節前方產生疼痛的部位，接著要推測為什麼會在這些部位產生機能障礙。之所以產生伸展應力，大多是因為動作中過多的膝關節伸展力矩，而其要因又在於動作時的**重心在後方**，①髖關節伸展肌的肌力低下，②髂腰肌的肌力低下影響髖關節，③踝關節的背屈受限產生了影響。再者從局部的影響來看，也大多與股四頭肌的伸展性低下（④）、肌力低下（⑤）及⑥髕骨下脂肪墊攣縮有關。

①髖關節伸展肌的肌力低下 → step 3 p.227

臀大肌在深蹲等動作時會產生髖關節的伸展力矩，因此可對抗動作中的髖關節屈曲力矩，維持骨盆前傾。如果該肌肉的肌力低下，會導致骨盆後傾，因而使重心往後，增加膝關節伸展力矩，在膝蓋前方產生伸展應力。

②髂腰肌的肌力低下 → step 3 p.222

髂腰肌起於腰椎、骨盆，附著於股骨，因此負有維持腰椎前彎與骨盆前傾的重責大任。一旦髂腰肌的肌力低下，深蹲動作時無法維持腰椎及骨盆前傾，產生腰椎後彎、骨盆後傾，重心便往後跑了。

③踝關節的背屈受限 → step 3 p.317

一旦踝關節背屈可動範圍受限，負重時小腿前傾受到限制，因此負重時重心難以往前方移動，就變成重心在後。

④股四頭肌的伸展性低下 → step 3 p.278

股四頭肌的伸展性低下，會直接增加對脛骨粗隆、髕韌帶、髕支持帶與髕骨下脂肪墊的伸展應力，因此引起疼痛。

⑤股四頭肌的肌力低下 → step 3 p.279

在股四頭肌肌力不足的狀態下動作，會導致股四頭肌的伸展性低下。此外，膝關節伸展力矩不是單純靠股四頭肌的張力而來，還要加上韌帶、支持帶、筋膜等非收縮組織所產生的張力總和。在肌力不足狀態下動作，也會增大施加於這些非收縮組織上的機械應力，所以會產生疼痛。

⑥髕骨下脂肪墊攣縮 → step 3 p.277

髕骨下脂肪墊附著於髕骨與半月板，因此一旦髕骨下脂肪墊產生攣縮，會妨礙伴隨股四頭肌收縮的髕骨往上移動，以及半月板往前方移動，結果股四頭肌需要更強烈的活動完成動作，也就容易在膝蓋前方產生伸展應力。

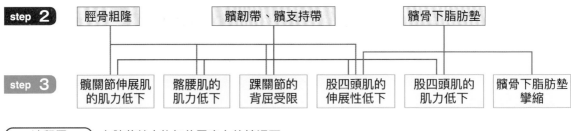

流程圖　在膝蓋前方施加伸展應力的情況下

4）髕股關節

> 髕股關節
> 髕骨與股骨髁形成的關節。
> ・髕骨：倒三角形，人體最大的種子骨，相對股骨髁形狀突出。
> ・股骨髁：股骨髁的內髁與外髁大小各不同，以形狀來說外髁比較大，不過
> 　　　　　以關節面來說內髁的範圍較大。

➡髕股關節
patellofemoral joint

➡髕骨
patella

● 解剖學上產生疼痛的要因

髕股關節是由髕骨以及股骨髁所構成的關節。髕骨靠在股骨上面，非常不穩定，因此股四頭肌的活動對穩定髕骨而言很重要。其中藉由股內側肌與股外側肌彼此一邊牽引，一邊取得平衡來產生正常的運動，但是如果股內側肌機能不全或者股外側肌過度緊繃，將髕骨往外上方拉，會增加對髕骨外側面的擠壓應力，引起疼痛[33]。

此外，不僅髕骨的列位異常會引起髕股關節疼痛，**股脛關節**的列位異常也會有所影響。Lee團隊的報告指出，如果Q角度增加，股四頭肌的收縮向量會更用力將髕骨往外側拉，因此加強了對髕骨外側關節面的壓迫力道[34]。

由此可知，髕骨的列位異常以外，股脛關節的列位異常也會增強施加於髕骨股骨處的擠壓應力，產生疼痛。

➡股脛關節
femorotibial joints

● 髕股關節的觸診（圖2-40）

讓受檢者仰臥，膝關節完全伸展。將髕骨往內側移動，髕骨內側會浮起，便可針對髕骨內側關節面觸診；將髕骨往外側移動，髕骨外側會浮起，便可針對髕骨外側關節面觸診。

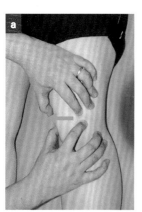 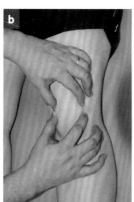 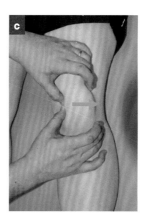

▶ 圖2-40 髕股關節的觸診
a：髕骨內側關節面的觸診。
b：用雙手的拇指、食指確認髕骨
　 位置。
c：髕骨外側關節面的觸診。

● 髖股關節的誘發疼痛測試

壓髕測試 patella compression test（圖2-41）

- ·檢查姿勢：受檢者仰臥。
- ·掌握部位：掌握住髕骨。
- ·誘導運動：壓迫髕骨，誘導髕骨
  往內側或外側移動。
- ·判斷：若在誘導方向出現疼痛，
  即為陽性。
- ·機能分析：壓迫髕骨且往內側或
  外側移動，可施加更強的擠壓應
  力，因此能判斷出是髖股關節的
  內側或外側哪邊產生疼痛。

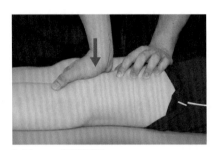

▶ 圖2-41　壓髕測試

● 從觸診及檢查結果能思考什麼？

　　藉由以上檢查，能評估擠壓應力在膝關節前方產生疼痛的部位。接下來要推測為什麼會在該部位產生機能障礙。考慮施加於髖股關節的擠壓應力時，要分為矢狀面上的問題以及冠狀面上的問題。

　　以矢狀面上的問題來看，可想見可能是①股四頭肌的伸展性低下，以及②股四頭肌的肌力低下誘發髕骨的活動異常，因而引起疼痛。此外，③踝關節的背屈受限與④骨盆的後傾造成身體重心往後，也會增強施加於髖股關節的擠壓應力。

　　冠狀面上的問題則可想見有⑤髖關節外展肌的肌力低下，以及⑥踝關節、足部過度旋前使膝關節外翻，增強了往髕骨外側的擠壓應力，因而引起疼痛。

①股四頭肌的伸展性低下 ➡ step 3 p.278

　　一旦股四頭肌的伸展性低下，膝關節屈曲時髕骨往下的活動會受到限制，因此髕骨關節面與股骨關節面的接觸面改變，導致壓力集中，可想見會出現疼痛。

②股四頭肌的肌力低下 ➡ step 3 p.279

　　尤其如果股內側肌的肌力低下使得股內側肌與股外側肌的收縮不平衡，肌肉收縮時，髕骨關節面與股骨關節面的接觸面改變，會導致壓力集中。已知**髕骨股骨疼痛症候群**患者身上，會產生股內側肌活動比股外側肌要延遲的情況，因此影響到髕骨的活動[35]，而股外側肌收縮則容易讓髕骨往外上方位移，可想見會引起疼痛。

③踝關節的背屈受限 ➡ step 3 p.317

　　一旦踝關節的背屈受限，踏步動作或腳著地時，小腿前傾不足會使重心往後，因而增強對髖股關節的擠壓應力。此外，距下關節像要代償踝關節背屈一般，會產生旋前與外展運動，也會增強冠狀面上施加於外側的擠壓應力。

④**骨盆後傾** ➜ step 3 p.187

　骨盆後傾會讓重心往後，因此增強了髕股關節的擠壓應力。引起骨盆後傾的髖關節機能琳瑯滿目，不過總而言之，大多會給人髖關節動態穩定性低下導致屈曲可動範圍受限，以及髂腰肌肌力低下的印象。

⑤**髖關節外展肌的肌力低下** ➜ step 3 p.227

　如果髖關節外展肌的肌力低下，負重時股骨相對於骨盆會內收、內轉，會使膝關節外翻。有報告指出，髕骨股骨疼痛症候群患者的臀中肌肌力低下以及活動延遲，導致在冠狀面上無法充分控制骨盆及股骨[36]，可想見臀中肌的肌力低下也會影響到膝蓋前方疼痛。

⑥**踝關節、足部過度旋前** ➜ step 3 p.320

　如果踝關節、足部過度旋前，小腿會相對於踝關節內轉、往內側傾斜，也就讓膝關節外翻。Barton團隊分別測量正常人與髕骨股骨疼痛症候群患者的足部列位情況，結果發現，髕骨股骨疼痛症候群患者比正常人的足部還要旋前[37]，可想見足部列位異常有可能影響到膝關節。

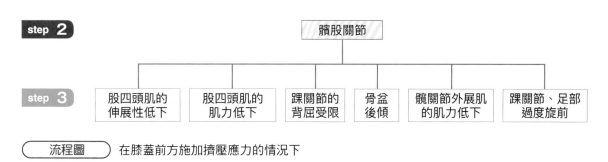

流程圖　在膝蓋前方施加擠壓應力的情況下

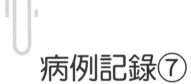

病例記錄⑦

患　者	30多歲，女性
診斷病名	左側髕骨股骨疼痛症候群
目前病歷	學生時代起打排球，如今也會在當地球隊每週練習一～二次。球賽前一個月的練習次數增加，慢慢出現膝蓋疼痛的情況。停止練習、貼了藥膏後隔天就好了，所以繼續練習。但是兩週前跳躍起跳與著地時出現強烈疼痛，現在下樓梯時也會疼痛。

step 1　怎樣的動作會疼痛？明確找出機械應力

● 疼痛的再現性　擺出深蹲姿勢時能重現疼痛。此外右腳下樓梯時，左膝會出現疼痛。

　　　　　　→ 施加於膝關節前方的擠壓應力引起疼痛！

step 2　哪裡會疼痛？解剖學方面的評估策略

● 視診、觸診　　發熱（－）　發紅（－）　腫脹（－）　股內側肌萎縮（＋）
● 壓痛結果　　　髕骨外側關節面（＋）　髕骨內側關節面（－）　髕骨下脂肪墊（－）
　　　　　　　　髕韌帶（－）　髕支持帶（－）
● 應力檢查　　　壓髕測試：對外側的壓迫（＋）

　　　　　　→ 有可能是源自髕股關節的疼痛！

step 3　為什麼會疼痛？運動學方面的評估策略

● 壓痛結果　　　股外側肌（＋）
● 愛來氏測試　　患側（＋：3橫指）　健側（－）
● 蹲踞測試　　　中位測試（＋）　　　膝內趾外測試（＋＋）　　　膝外趾內測試（－）
● 關節可動範圍

		左（患側）	右
膝關節	伸展	0°	0°
	屈曲	150°	158°

● 徒手肌力測試
（MMT）

膝關節	伸展	4p	5
	屈曲	4	5
髖關節	外展	4	5

p：大轉子後方

　　　　　　→ 髖髕關節外展肌的肌力低下使得動作時膝關節外翻，增大施加於髕骨外側的擠壓應力。此外，股外側肌過度緊繃，與股內側肌間的張力不平衡，加強了施加於髕骨外側的擠壓應力。

實際運動治療

1・舒緩股外側肌

①掌握股外側肌。

②伴隨膝關節屈曲運動，誘導股外側肌往後內側移動。

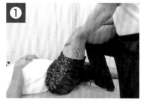 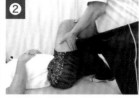

2・伸展膝蓋

①在小腿遠端綁上彈力帶。

②伸展膝關節，同時注意不要讓軀幹伸展進行代償。

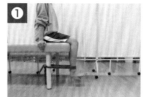 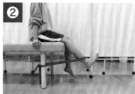

3・深蹲

①為了在膝關節外翻方向施加負荷，在大腿綁上彈力帶。

②往髖關節外展、外轉方向用力，膝蓋與腳尖朝相同方向，進行深蹲。小心別輸給彈力帶阻力變成膝蓋外翻。

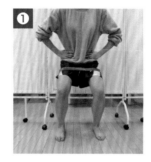 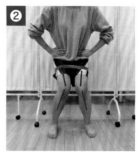

檢查與治療 裡與外 股外側肌的柔軟度

膝關節疾病患者身上經常可見到股外側肌過度緊繃。股外側肌柔軟度低下，會妨礙髕骨運動，造成膝蓋前方疼痛，因此大多需要治療。我們使用超音波影像診斷裝置來觀察膝關節屈曲運動時股外側肌的動態，報告結果指出，股外側肌伴隨運動會往後內側移動。此外，比較一般愛來氏測試中陽性者與陰性者此肌肉活動情況，發現陽性者身上此活動減少。所以以改善柔軟度為目的，配合膝關節運動誘導股外側肌往後內側移動，結果可改善肌肉的動態、硬度以及關節可動範圍，因此不僅是肌肉的長軸方向，橫剖面方向上的柔軟度也可說很重要。

●提高股外側肌橫剖面方向柔軟度的舒緩手技

受檢者仰臥，治療師輔助受檢者進行自主膝關節屈曲運動，此時誘導股外側肌往後內側移動。

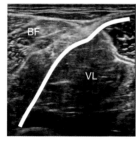 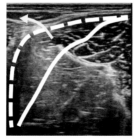 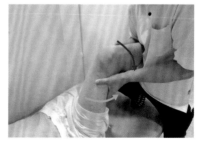

BF：股二頭肌　VL：股外側肌
箭頭表示股外側肌的活動。

舒緩股外側肌。

病例記錄⑧

患　者	60多歲，女性
診斷病名	左側變形性膝關節炎
目前病歷	數年前起膝蓋就不舒服，兩週前拐到膝蓋跌倒後出現疼痛。現在打掃時如果想要蹲很下去或者跪坐，膝蓋後面會出現疼痛。

step 1　怎樣的動作會疼痛？明確找出機械應力

● 疼痛的再現性　以外力屈曲膝關節，可重現膝窩處內側的疼痛。此外，蹲下讓小腿外轉的動作也能重現膝窩處內側的疼痛。

　　　　　　→ 對膝關節後方施加擠壓應力引起的疼痛！

step 2　哪裡會疼痛？解剖學方面的評估策略

● 視診、觸診　　發熱（－）　發紅（－）　腫脹（－）
● 壓痛結果　　　內側半月板後節（＋）　外側半月板（－）　髕骨下脂肪墊（－）
● 應力檢查　　　麥克默瑞測試（＋）　阿普利壓迫測試（－）

　　　　　　→ 有可能是源自半月板的疼痛！

step 3　為什麼會疼痛？運動學方面的評估策略

● 壓痛結果　　半膜肌（＋）　　膕肌（＋）
● Q角度　　　患側19°　　　　健側15°
● 關節可動範圍

		左（患側）	右
膝關節	伸展	−5°	0°
	屈曲	140°	150°

● 徒手肌力測試（MMT）

膝關節	伸展	5	5
	屈曲	4	5

　　　　　　→ 由於Q角度增加，小腿呈外轉位，內側半月板從靜態往後方移動。膝關節屈曲時，小腿內轉減少，因此在內側半月板後節產生了擠壓應力。此外，半膜肌的肌力低下，所以減少了半月板的移動，增加擠壓應力。

實際運動治療

1‧大腿後肌群拉筋

①屈曲單側下肢，用雙手抱著。

②胸部貼著大腿，緩緩伸展膝關節來拉筋。

2‧腳跟滑動運動

①屈曲單側膝關節，用雙手抓住大腿。

②以腳跟為軸心內轉小腿，進行自主屈曲運動。

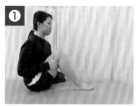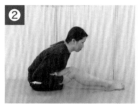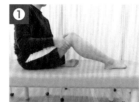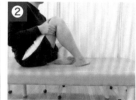

3‧訓練膕肌收縮

①坐在椅子上，膝關節90°屈曲。

②在腳上綁彈力帶，以腳跟為軸心，對抗彈力帶的力量進行小腿內轉運動。

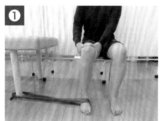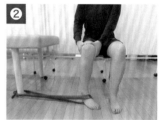

檢查與治療 裡與外 針對半膜肌的激痛組織判斷測試

　　半膜肌具有大範圍跨越膝關節後方的止端，其中後斜韌帶纖維也附著於半月板上，半膜肌縮有將半月板往後拉的作用，因此半膜肌過度緊繃的患者身上可能會出現源自半月板的膝窩內側疼痛，或者小腿轉動受限。此時要舒緩半膜肌，評估舒緩前後的疼痛以及小腿轉動運動有無變化。

①受檢者仰臥，施檢者輔助受檢者自主屈曲膝關節。

②此時伴隨半膜肌收縮，誘導半膜肌往外側移動。

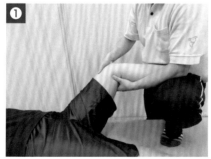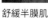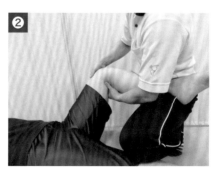

舒緩半膜肌

4 膝關節運動學方面的評估策略

本項將統整說明膝關節的 **step 3** 運動學方面的評估策略。

step 3 為什麼會疼痛？運動學方面的評估策略

1）小腿轉動異常

出現膝內夾時，大多會呈現小腿過度外轉的列位，然而要定義小腿的轉動運動或轉動姿勢有困難。根據Q角度來評估很方便，但並非單純評估小腿的轉動。接下來探討小腿外轉，有各式各樣的原因造成小腿外轉（**圖2-42**）。比方說，作用於小腿內轉的鵝足肌、腓腸肌內側頭、半膜肌收縮不全，會使得小腿無法內轉，因此誘發小腿外轉。此外，作用於小腿外轉的股二頭肌、腓腸肌外側頭如果伸展性低下，會將小腿往後外側拉，因此容易過度外轉。再者，以內翻變形或韌帶損傷為基礎，在膝關節屈曲攣縮的患者身上，摻雜了不穩定與攣縮，則使情況更加複雜。

因此有必要仔細評估轉動的不穩定性，鑑別起因組織。鑑別時會使用**前內側旋轉不穩定測試**（ ➔ p.271）以及**後外側旋轉不穩定測試**（ ➔ p.250）等方法。此外，也會根據**脛骨外轉測試**（ ➔ p.237）來評估旋轉不穩定的程度。

如果小腿產生轉動異常，由於外轉受限，所以膕肌會被強迫過度收縮，變得過度緊繃。此外，與膕肌同樣具有限制小腿外轉作用的半膜肌，有時也會因為過度收縮變成太緊繃，所以有必要考慮到膕肌與半膜肌的相關性進行評估。

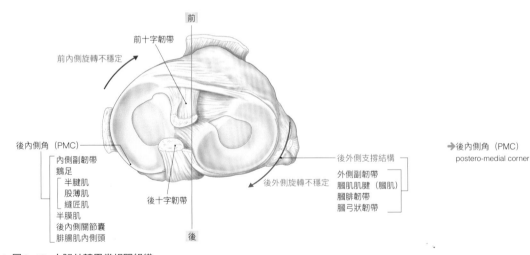

▶ 圖2-42　小腿外轉異常相關組織

在正中間綠線內側的組織如果機能低下大多會出現前內側旋轉不穩定（AMRI），而在其外側的組織如果機能低下，則大多會出現後外側旋轉不穩定（PLRI）。

Q角度（圖2-43）

- **檢查姿勢**：受檢者仰臥或者站立。
- **方法**：髂前上棘～髕骨中央連線、脛骨粗隆～髕骨中央連線，用量角器測量兩線形成的角度。
- **判斷**：男性正常值為11.2±3.0°，女性正常值為15.8±4.5° [38]。
- **機能分析**：小腿外轉時脛骨粗隆會位移到外側，因此Q角度增加。
- **注意**：有報告指出Q角度的施測者內信度為0.63，施測者間信度為0.23 [39]，信賴程度不能說很充分，因此有必要結合各種評估進行判斷。

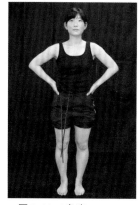

▶圖2-43 Q角度

前內側旋轉不穩定測試 AMRI test（圖2-44）

➔前內側旋轉不穩定測試 anteromedial rotatory instability test

- **檢查姿勢**：受檢者仰臥，膝關節屈曲90°。
- **掌握部位**：施檢者抓住脛骨上端。
- **誘導運動**：將脛骨往前內側拉。
- **判斷基準**：與健側相比較，如果脛骨會被過度往前內側拉，即為陽性。
- **機能分析**：Hughston團隊發表報告指出，本測試陽性患者身上的內側副韌帶後斜走纖維束會產生損傷 [40]，因此如果前內側旋轉不穩定測試為陽性，要懷疑內側副韌帶中的後斜走纖維束有損傷。

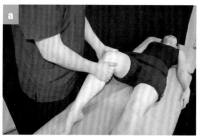 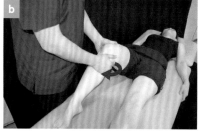

▶圖2-44 前內側旋轉不穩定測試
a：開始姿勢。　b：結束姿勢。

運動治療的重點 ▶

　　讓膝關節成伸展位的話，不容易產生膝關節的轉動，因此最好以屈曲位進行小腿內轉的阻抗運動（**圖2-45**）。此時讓踝關節背屈，不容易引起踝關節內翻的代償運動，也就能輕鬆進行小腿內轉運動。

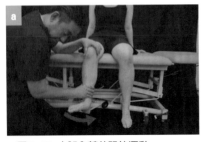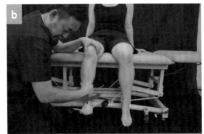

▶ 圖2-45　小腿內轉的阻抗運動
a：開始姿勢。　b：結束姿勢。

● 針對半膜肌的激痛組織判斷測試

針對半膜肌與膕肌的過度緊繃，並沒有觸診以外的檢查。所以我們針對半膜肌、膕肌施行以下的激痛組織判斷測試，確認是否能減輕疼痛或轉動異常來進行評估。

激痛組織	半膜肌
目標症狀	膝窩內側疼痛、膝關節伸展受限
方法	受檢者仰臥，施檢者輔助受檢者自主進行膝關節屈曲運動。此時伴隨著半膜肌的收縮，誘導半膜肌往外側移動。
判斷	如果半膜肌的壓痛消失、伸展限制改變，可認為是半膜肌過度緊繃引起膝窩內側疼痛，以及對小腿轉動異常產生的影響。
機能分析	半膜肌的止端肌腱往下通過膝關節後內側之後，在膝窩處廣泛地分支，附著於與穩定性相關的韌帶等上頭。因此如果半膜肌過度緊繃，有可能出現膝窩內側疼痛以及小腿轉動異常。此時要舒緩半膜肌，並確認舒緩前後疼痛以及小腿轉動的變化。
注意	膝窩內側疼痛、小腿轉動異常也可想見有內側半月板損傷、腓腸肌內側頭或鵝足等的影響，因此要併用各種誘發疼痛測試進行評估。

運動治療的重點 ▶

如果半膜肌的收縮不全，膝關節屈曲時共同作用的股二頭肌張力大多會亢進。這種情況下小腿外轉會增強，即使施行膝關節屈曲運動，半膜肌的收縮也很少，因此有必要指導患者以小腿內轉的姿勢來運動。

● 針對膕肌的激痛組織判斷測試

激痛組織	膕肌
目標症狀	膝窩外側疼痛、膝關節伸展受限
方法	受檢者俯臥，施檢者輔助受檢者自主進行小腿內轉運動。此時伴隨著膕肌的收縮，誘導其往肌腹中央移動。
判斷	如果膕肌的壓痛消失、伸展限制改變，可認為是膕肌過度緊繃引起膝窩外側疼痛，以及對小腿轉動異常產生的影響。
機能分析	膕肌起於脛骨比目魚肌線近端，通過外側半月板與關節囊之間的膕肌肌腱溝，附著於股骨外髁。如果膕肌過度緊繃，有可能出現膝窩外側疼痛以及小腿轉動異常。此時要舒緩膕肌，並確認舒緩前後疼痛以及小腿轉動的變化。
注意	膝窩外側疼痛、小腿轉動異常也可能受外側半月板損傷、股二頭肌或髂脛束等的影響，因此要併用各種誘發疼痛測試進行評估。

舒緩膕肌的時候，最好讓小腿內轉。膕肌收縮時，肌腹中央會呈現收緊的動態，因此操作時不要壓迫到肌腹中央，便容易促使膕肌收縮（**圖2-46**）。

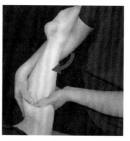

▶ 圖2-46　舒緩膕肌

2）膝關節的外翻不穩定性

評估膝關節的外翻不穩定性可藉由外翻應力測試進行。Battaglia團隊使用大體膝蓋的研究報告指出，膝關節屈曲30°時不穩定性會增大[41]（**表2-2**）。膝關節屈曲30°時，前十字韌帶張力的影響會變小，如此能正確評估內側副韌帶的不穩定性。此外也有報告指出，如果切除了膝關節後內側關節囊，也會增加膝關節伸展位的不穩定性[42]。因此施行外翻應力測試之際，要留意膝關節的屈曲角度，如果膝關節屈曲30°時結果為陽性，懷疑內側副韌帶損傷；如果膝關節伸展位時結果為陽性，則懷疑前十字韌帶膝關節後內側關節囊損傷。

此外，施行外翻應力測試時不僅要評估終末感覺，也有必要評估其拉開的感覺。根據Harilainen發表的報告，外翻應力測試的敏感度為82.6％，特異度為96.7％[43]。

● 表2-2　外翻應力測試造成的膝關節內側裂隙拉開距離　　　　　（單位：mm）

屈曲角度	正常	II度損傷	III度損傷
0°	3.08±0.94	5.36±2.33	7.80±2.45
30°	2.84±0.85	7.52±1.06	11.12±2.58

外翻應力測試（圖2-47）

- **檢查姿勢**：受檢者仰臥。
- **掌握部位**：膝關節外側以及小腿遠端處。
- **誘導運動**：膝關節外翻。
- **判斷**：如果出現疼痛或不穩定，即為陽性。
- **機能分析**：內側副韌帶具有限制膝關節外翻的機能，強制膝關節外翻會對內側副韌帶施加伸展應力。

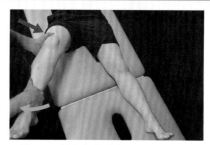

▶ 圖2-47　外翻應力測試

- **注意**：由於這是評估韌帶的限制外翻機能，如果肌肉張力增加，便無法正確地評估，因此有必要盡可能降低肌肉張力。此外，施加應力的部位會隨著膝關節的屈曲角度改變，所以要一邊改變屈曲角度一邊測試。

透過物理治療，是不可能讓患者再度得到靜態穩定結構內側副韌帶損傷引起的外翻不穩定性。而動態穩定結構的肌肉限制能力，可以藉由物理治療來改善，因此強化鵝足構成肌、半膜肌、腓腸肌內側頭的肌力很重要。

此外，膝內夾會在負重位時出現，因此有必要整體掌握住髖關節、踝關節、身體重心等位置，讓患者習得不容易出現膝關節外翻的動作。

3）膝關節的屈曲攣縮

視覺上用來判斷有無膝關節屈曲攣縮的評估方法有**屈曲攣縮徵象**（flexion contracture sign）[44]。如果確認有該徵象，便有必要以外力確認其伸展終末範圍，以關節可動範圍測量法為基準，來評估伸展終末範圍處的屈曲攣縮情況，此時也必定要評估終末感覺。再者，有報告寫到，量角器很難測量出 $1°\sim5°$ 左右、相對較小的伸展限制，採用**腳跟高度差異**（heel height difference）來測量即可[45]。

限制膝關節伸展的因素可懷疑有位於屈伸軸後方的組織縮短以及伸展性低下，不過也有必要評估屈伸軸前方的影響，比方說膝關節伸展結構之一的髕骨如果可動性低下，會妨礙正常的膝關節伸展。

屈曲攣縮徵象 flexion contracture sign（圖2-48）

- **檢查姿勢**：受檢者仰臥。
- **誘導運動**：讓受檢者下肢放鬆、不要出力。
- **判斷**：如果出現髖關節外轉，有可能會產生膝關節伸展受限。
- **機能分析**：由於膝關節伸展受限，所以仰臥放鬆時髖關節會外轉。

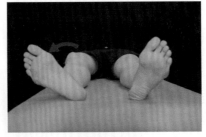

▶ 圖 2-48　屈曲攣縮徵象

腳跟高度差異 heel height difference（圖2-49）

- **檢查姿勢**：受檢者俯臥，足部伸出床緣。
- **誘導運動**：伸展膝關節，放鬆不出力。
- **判斷**：測量左右腳跟的高度差，較高的那邊有屈曲攣縮現象。差1cm表示約屈曲攣縮1°[45]。
- **機能分析**：如果膝關節伸展可動範圍受限，俯臥放鬆時該側的腳跟會變高。
- **注意**：如果產生髖關節內轉／外轉，可想見俯臥時的腳跟高度會改變，因此要小心代償動作。

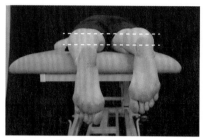

▶ 圖 2-49　腳跟高度差異

● 針對半膜肌、腓腸肌內側頭的激痛組織判斷測試

在膝關節後方、膝關節屈曲攣縮起因的肌肉可認為有半膜肌、腓腸肌內側頭，所以施行以下激痛組織判斷測試來鑑別。

激痛組織	半膜肌、腓腸肌內側頭
目標症狀	膝關節屈曲攣縮
方法	半膜肌：受檢者仰臥，施檢者輔助受檢者自主進行膝關節屈曲運動。此時伴隨著半膜肌的收縮，誘導往外側移動（圖2-50）。 腓腸肌內側頭：受檢者俯臥，進行踝關節底屈運動。此時伴隨著腓腸肌內側頭的收縮，誘導該肌肉進入膝窩內側的半膜肌深層（圖2-51）。
判斷	如果半膜肌、腓腸肌內側頭的壓痛消失、膝關節伸展角度改變，可認為是半膜肌、腓腸肌內側頭過度緊繃的影響。
機能分析	腓腸肌內側頭的止端走進位於膝窩內側的半膜肌深層，抵達股骨內髁。因此如果半膜肌與腓腸肌內側頭之間的滑動性低下，會產生膝關節伸展可動範圍的限制。此時要舒緩半膜肌、腓腸肌內側頭，並確認舒緩前後屈曲攣縮的變化。
注意	如果膝關節屈曲攣縮，形成小腿外轉的列位異常，位於外側的股二頭肌等的影響會變大，因此有必要評估膝關節的列位。

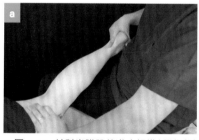
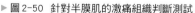

▶ 圖 2-50　針對半膜肌的激痛組織判斷測試
a：開始姿勢。
b：結束姿勢。
紅色箭頭：運動方向。
綠色箭頭：誘導方向。

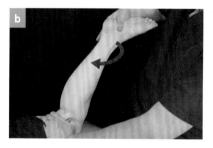

▶ 圖 2-51　針對腓腸肌內側頭的激痛組織判斷測試
紅色箭頭：運動方向。
綠色箭頭：誘導方向。

有報告指出，在不動的四週裡面，關節攣縮的起因病灶約有40%是肌肉方面的因素[46]。膝關節屈曲攣縮時，可想見膝關節屈曲肌中止端部分，廣泛分布於膝窩的半膜肌影響重大，因此有必要拉伸或舒緩半膜肌，努力改善屈曲角度。

4）膝關節的內翻不穩定性

評估膝關節的內翻不穩定性會藉由內翻應力測試進行。與外翻應力測試相同，進行評估時要注意膝關節屈曲角度。有報告指出，強制膝關節內翻是為了評估主要靜態穩定結構的外側副韌帶損傷，因此最好是在不容易反映前十字韌帶或後十字韌帶張力的膝關節30°屈曲位施行測試[47]。Harilainen團隊的報告說明了針對外側副韌帶損傷，內翻應力測試的敏感度、特異度等內容[48]（**表2-3**）。另有報告指出，膕肌肌鍵、膕腓韌帶的損傷在膝關節60°～90°屈曲位時，增強了內翻不穩定性，120°屈曲位時增大了內翻角度[16,49]，因此如果膝關節60°～120°屈曲時增大了內翻不穩定性，可懷疑是膕肌肌鍵、膕腓韌帶的損傷。

●表2-3　內翻應力測試的敏感度、特異度

重症度	感度	特異度	陽性預測值	陰性預測值
無（None）	100%	60%	99%	―
輕度（Slight）	40%	99%	50%	99%
嚴重（Obvious）	40%	―	100%	99%

內翻應力測試（圖2-52）

- **檢查姿勢**：受檢者仰臥。
- **掌握部位**：施檢者抓住受檢者的膝關節內側與小腿遠端處。
- **誘導運動**：膝關節內翻。
- **判斷**：如果出現疼痛或不穩定性，即為陽性。
- **機能分析**：強制具有限制內翻機能的後外側支撐結構（PLS）外翻，會施加伸展應力。
- **注意**：如果確認有外側副韌帶損傷，為了在膝關節伸展位反映出前十字韌帶與後十字韌帶的張力，最好以膝關節屈曲30°施行測試。

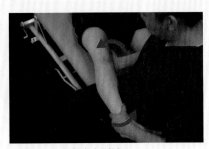

▶圖2-52　內翻應力測試

運動治療的重點 ▶

　　靜態穩定結構的韌帶受損引起膝關節內翻不穩定，是無法進行物理治療的。物理治療中，有必要讓動態穩定結構的肌肉習得限制的能力，因此要強化具有限制膝關節內翻作用的股二頭肌以及膕肌的肌力。

5）股外側肌的張力過大

　　股外側肌的評估是透過觸診進行。此外，股外側肌中，部分起於外側肌間中隔的纖維（股外側斜肌）會變成薄腱膜，與外側髕支持帶、髂脛束會合[50]。股外側肌的張力過大，使得附著於髕骨外側的外側髕支持帶張力亢進，有可能引起髕骨往外側位移，因此最好也一併評估髕骨的列位。

● **針對股外側肌的激痛組織判斷測試**

　　除了觸診，並沒有股外側肌張力過大的檢查存在。因此筆者針對股外側肌施行以下激痛組織判斷測試，確認並評估能否減輕髂脛束的張力。

激痛組織	股外側肌
目標症狀	髂脛束張力過大
方法	受檢者仰臥，伴隨著膝關節屈曲運動，施檢者徒手誘導股外側肌往後內側方向，促使往肌肉短軸方向的活動
判斷	如果股外側肌的壓痛消失、髂脛束的張力減輕，可認為是股外側肌過度緊繃的影響。
機能分析	股外側肌的張力過大，會使得包覆股外側肌的大腿筋膜張力低下。
注意	臀中肌、闊筋膜張肌等髖關節周圍肌肉，對髂脛束張力過大的影響也很大，因此如果舒緩了股外側肌髂脛束的張力依舊沒有變化，要進行含有髖關節的評估（➡ p.229）。

運動治療的重點 ▶

　　對股外側肌的張力過大，最好一邊讓受檢者自主進行膝關節屈曲運動，同時誘導股外側肌從大腿前外側往大腿後方滑動。此外，如果髂脛束張力亢進，包覆股外側肌的部分內壓上升，股外側肌會產生過度緊繃的情況，因此最好一併評估髂脛束的張力（➡ p.216）。

6）髕骨下脂肪墊的攣縮

　　如果髕骨下脂肪墊攣縮，妨礙髕骨的移動，動作時股四頭肌便會過度活動。據說髕骨下脂肪墊的病變尤其會限制髕骨往近端的活動[32]，有必要評估讓股四頭肌收縮時有無突出現象，或者一邊比較左右側髕骨往上方的活動一邊進行評估。

● 針對髕骨下脂肪墊的激痛組織判斷測試

鑑別髕骨下脂肪墊攣縮的檢查並不存在，因此會施行以下激痛組織判斷測試，來判斷髕骨下脂肪墊是否與疼痛的成因有關。

激痛組織	髕骨下脂肪墊
目標症狀	膝關節伸展（自主）運動時、膝關節屈曲（被動）運動時，髕骨下的疼痛。
方法	受檢者讓膝關節輕度屈曲（10°左右），施檢者的手指壓住位於髕骨下髕韌帶深層的脂肪墊，往近端、遠端及表層移動。
判斷	如果脂肪墊的柔軟度改善、目標症狀消失，可認為問題在於髕骨下脂肪墊攣縮。
機能分析	藉由讓髕骨下脂肪墊變得柔軟、髕骨運動恢復正常來減輕疼痛。
注意	如果髕支持帶或皮膚較硬，可能無法充分刺激到髕骨下脂肪墊。此外，關節鏡手術或外科手術侵入髕骨下脂肪墊之後，尤其有必要施行此測試。

運動治療的重點 ▶

如果想改善髕骨下脂肪墊的柔軟度，可以直接徒手誘導，或者以膝關節輕度屈曲位徒手壓著內側或外側的脂肪墊，促使股四頭肌收縮，誘導脂肪墊活動，便能輕鬆改善其柔軟度與滑動性。

7）股四頭肌的伸展性低下

股四頭肌的伸展性低下會妨礙髕骨往下移動，改變髕股關節的接觸面，容易因為擠壓應力產生疼痛，所以有必要評估其柔軟度。評估股四頭肌柔軟度時，請受檢者俯臥，以外力屈曲膝關節，接著用捲尺測量腳跟與臀部的距離，並測量膝關節的角度後進行評估。Piva團隊針對髕骨股骨疼痛症候群患者評估其股四頭肌伸展性，受檢者俯臥，測量以外力屈曲膝關節時的角度，其報告表示**一致性係數 κ** 為0.91，95%信賴區間CI為0.8～0.96，信賴程度高[51]。

小知識！

一致性係數 κ
(kappa coefficient)
評估施檢者可信程度（一致性）的指標之一。一致性係數的範圍是0～1，數值越高，一致性越高。

● 針對股四頭肌的激痛組織判斷測試

個別評估股四頭肌伸展性的測試並不存在，因此會施行以下激痛組織判斷測試，來判斷股四頭肌中最容易伸展性低下的股直肌、股外側肌是否與疼痛的成因有關。

激痛組織	股四頭肌
目標症狀	膝關節屈伸（自主、被動）運動時髕骨周圍的喀喀聲 膝關節深屈曲（被動）運動時髕骨周圍的疼痛
方法	測試股直肌時，可直接壓迫肌肉施加伸展刺激。 測試股外側肌時，要伴隨膝關節屈曲運動，徒手誘導股外側肌往後內側、肌肉短軸方向活動。
判斷	如果股直肌或股外側肌的伸展性改善、目標症狀消失，可認為問題在於股直肌、股外側肌的伸展性低下。
機能分析	藉由讓股直肌、股外側肌獲得伸展性，以及髕骨運動恢復正常來減輕疼痛。
注意	股直肌會維持髖關節伸展，屈曲膝關節時股直肌拉伸程度最高，不過測試股外側肌時，很難與股四頭肌其他肌肉鑑別，因此有必要一個個徒手介入，確認哪塊肌肉的影響大。

　　如果想改善股四頭肌的伸展性，拉筋效果很好。Siatras團隊以正常者為對象，拉筋時間設定為10、20、30、60秒4種，進行靜態拉筋。其研究報告指出，跟介入前相比，30、60秒的膝關節屈曲可動範圍明顯增加[52]。因此拉筋時最好進行30秒以上。

靜態拉筋
(static stretching)
指不產生反作用力、緩緩拉伸的拉筋法。拉伸時不會超過肌肉的承受限度，因此能安全地施行。

8）股四頭肌的肌力低下

股內側肌
起　　端：長頭（VML）：股骨粗線內側唇
　　　　　短頭（VMO）：股內收筋膜
止　　端：藉由髕骨附著在脛骨粗隆
支配神經：股神經
作　　用：膝關節伸展

股外側肌
起　　端：股骨粗線外側唇、
　　　　　大轉子後方及下方
止　　端：藉由髕骨附著在脛骨粗隆
支配神經：股神經
作　　用：膝關節伸展

➡股內側肌
vastus medialis m.

➡股內側肌長頭（VML）
vastus medialis longus

➡股內側肌短頭（VMO）
vastus medialis oblique

➡股外側肌
vastus lateralis m.

　　股四頭肌中，穩定髕骨最重要的是股內側肌與股外側肌的平衡。然而要個別評估這些肌力很困難，因此一邊會使用徒手肌力測試來評估。

　　施行徒手肌力測試需注意，伸展姿勢下施加阻力的臨界施力測試（break test），並非只會反映伸展姿勢的肌力。日常生活活動（ADL）以及體育運動時，如何維持膝關節屈曲位很重要，此時股四頭肌的肌力就變得相當重要了。市僑團隊探討**閉鎖動力鏈**（CKC）下的膝伸展肌力，與**開放動力鏈**（OKC）下的膝伸展肌力差別，結果發現閉鎖動力鏈下膝關節屈曲45°、60°時，膝伸展肌力最大；而開放動力鏈下則是膝關節屈曲60°、75°時，膝伸展肌力最大，兩者都會隨著膝蓋伸展，降低伸展肌力[53]。也就是說，單純評估膝關節伸展位時的肌力，可能無法反映實際動作時的肌力，因此有必要一併評估膝關節屈曲範圍的肌力。

閉鎖動力鏈
(closed kinetic chain，CKC)
指運動時四肢末梢是固定在地面或椅面的狀態。是身體中樞部位相對於末梢部位運動。

開放動力鏈
(open kinetic chain，OKC)
指運動時四肢末梢並未固定在地面或椅面的狀態。是身體末梢部位相對於中樞部位運動。

　　如果股四頭肌的肌力低下，尤其股內側肌明顯肌力低下時，突然從屈曲位施加強大負荷伸展膝關節的話，會增強施加於髕股關節的機械應力，因此必須要注意運動負荷。提到針對股內側肌的收縮訓練，**股四頭肌原位運動**很有效。有關股內側肌的選擇性收縮方法議論已久，並無定見，因此要視患者情況來改變髖關節的姿勢，以肌肉容易收縮的姿勢運動。

股四頭肌原位運動
(Quadriceps setting)
指利用股四頭肌的等長性收縮來增強肌力的訓練。其中加上髕骨操作的方法也有人稱為髕骨原位運動（patella setting），不過本書統稱為股四頭肌原位運動。

文献

1) 冨士川恭輔, 松本秀男, 小林龍生, 他：膝関節障害に対する新しい評価法　膝関節のバイオメカニクス. 関節外科 16：310-319, 1997

2) Griffith CJ, Wijdicks CA, LaPrade RF, et al：Force measurements on the posterior oblique ligament and superficial medial collateral ligament proximal and distal divisions to applied loads. Am J Sports Med 37：140-148, 2009

3) Wilson WT, Deakin AH, Payne AP, et al：Comparative analysis of the structural properties of the collateral ligaments of the human knee. J Orthop Sports Phys Ther 42：345-351, 2012

4) 工藤慎太郎：運動療法の「なぜ？」がわかる超音波解剖, pp157-162, 医学書院, 2014

5) 戸田佳孝, 月村規子：変形性膝関節症で鵞足に圧痛のある患者の頻度とその特徴. 整形外科 60：320-323, 2009

6) 赤羽根良和, 林典雄：鵞足炎におけるトリガー筋の鑑別検査. 理学療法ジャーナル 46：175-179, 2012

7) Robinson JR, Sanchez-Ballester J, Bull AM, et al：The posteromedial corner revisited：An anatomical description of the passive restraining structures of the medial aspect of the human knee. J Bone Joint Surg Br 86：674-681, 2004

8) Schmitt LC, Rudolph KS：Muscle stabilization strategies in people with medial knee osteoarthritis：the effect of instability. J Orthop Res 26：1180-1185, 2008

9) Childs JD, Sparto PJ, Fitzgerald GK, et al：Alterations in lower extremity movement and muscle activation patterns in individuals with knee osteoarthritis. Clin Biomech 19：44-49, 2004

10) Petersen W, Tillman B：Collagenous fibril texture of the human knee joint menisci. Anat Embryol (Berl) 197：317-324, 1998

11) Gray JC：Neural and vascular anatomy of the menisci of the human knee. J Orthop Sports Phys Ther 29：23-30, 1999

12) Sims WF, Jacobson KE：The posteromedial corner of the knee：medial-sided injury patterns revisited. Am J Sports Med 32：337-345, 2004

13) Karachalios T, Hantes M, Zibis AH, et al：Diagnostic accuracy of a new clinical test (the Thessaly test) for early detection of meniscal tears. J Bone Joint Surg Am 87：955-962, 2005

14) 冨士川恭輔：靭帯損傷による膝関節不安定性の病態と診断. 日本整形外科スポーツ医学会誌 21：279-290, 2001

15) Zeng SX, Wu GS, Dang RS, et al：Anatomic Study of Popliteus Complex of the Knee in a Chinese Population. Anat Sci Int 86：213-218, 2011

16) Pasque C, Noyes FR, Gibbons M, et al：The role of the popliteofibular ligament and the tendon of popliteus in providing stability in the human knee. J Bone Joint Surg Br 85：292-298, 2003

17) Lasmar RC, Marques de Almeida A, Serbino JW Jr, et al：Importance of the different posterolateral knee static stabilizers：biomechanical study. Clinics (Sao Paulo) 65：433-440, 2010

18) 江玉睦明, 大西秀明, 影山幾男, 他：膝窩筋機能の肉眼解剖学的検討. スポーツ傷害 18：47-49, 2013

19) 国中優治：機能解剖学的に捉えた膝関節の運動学. 理学療法 24：733-743, 2007

20) LaPrade RF, Hamilton CD：The fibular collateral ligament-biceps femoris bursa. An anatomic study. AM J Sports Med 25：439-443, 1997

21) Fairclough J, Hayashi K, Toumi H, et al：The functional anatomy of the iliotibial band during flexion and extension of the knee：implications for understanding iliotibial band syndrome. J Anat 208：309-316, 2006

22) Ehrenborg G, Lagergren C：Roentgenologic changes in the Osgood-Schlatter lesion. Acta Chir Scand 121：315-327, 1961

23) 平野篤：Osgood-Schlatter病のMRIによる画像診断. 臨床スポーツ医学 23：1021-1027, 2006

24) 広瀬統一：スポーツ選手の骨成長と膝痛. 臨床スポーツ医学 23：1005-1012, 2006

25) 東山一郎, 熊井司：ジャンパー膝の病態　骨梁構造, 組織学的検討. 臨床スポーツ医学 27：1063-1071, 2010

26) Fredberg U, Bolvig L：Jumper's knee. Review of the literature. Scand J Med Sci Sports 9：66-73, 1999

27) Merican AM, Amis AA：Anatomy of the lateral retinaculum of the knee. J Bone Joint Surg Br

90：527-534，2008

28）川野哲英：ファンクショナル・テーピング．pp32-33，Book House HD，1988

29）Mace J，Bhatti W，Anand S：Infrapatellar fat pad syndrome：a review of anatomy，function，treatment and dynamics．Acta Orthop Belg 82：94-101，2016

30）Bohnsack M，Meier F，Walter GF，et al：Distribution of substance-P nerves inside the infrapatellar fat pad and the adjacent synovial tissue：a neurohistological approach to anterior knee pain syndrome．Arch Orthop Trauma Surg 125：592-597，2005

31）小野哲矢，福吉正樹，永井教生，他：膝蓋下脂肪体の組織弾性が膝前部痛に与える影響．東海スポーツ傷害研究会会誌 31：1-3，2013

32）Dragoo JL，Johnson C，McConnell J：Evaluation and Treatment of Disorders of the Infrapatellar Fat Pad．Sports Med 42：51-67，2012

33）Thomeé R，Augustsson J，Karlsson J：Patellofemoral pain syndrome：a review of current issues．Sports Med 28：245-262，1999

34）Lee TQ，Morris G，Csintalan RP：The influence of tibial and femoral rotation on patellofemoral contact area and pressure．J Orthop Sports Phys Ther 33：686-693，2003

35）Halabchi F，Mazaheri R，Seif-Barghi T：Patellofemoral pain syndrome and modifiable intrinsic risk factors; how to assess and address?．Asian J Sports Med 4：85-100，2013

36）Barton CJ，Lack S，Malliaras P，et al：Gluteal muscle activity and patellofemoral pain syndrome：a systematic review．Br J Sports Med 47：207-214，2013

37）Barton CJ，Bonanno D，Levinger P，et al：Foot and ankle characteristics in patellofemoral pain syndrome：a case control and reliability study．J Orthop Sports Phys Ther 40：286-296，2010

38）Horton MG，Hall TL：Quadriceps femoris muscle angle：normal values and relationships with gender and selected skeletal measures．Phys Ther 69：897-901，1989

39）Tomsich DA，Nitz AJ，Threlkeld AJ，et al：Patellofemoral alignment：reliability．J Orthop Sports Phys Ther 23：200-208，1996

40）Hughston JC，Barrett GR：Acute anteromedial rotatory instability．Long-term results of surgical repair．J Bone Joint Surg Am 65：145-153，1983

41）Battaglia MJ 2nd，Lenhoff MW，Ehteshami JR，et al：Medial Collateral Ligament Injuries and Subsequent Load on the Anterior Cruciate Ligament：A Biomechanical Evaluation in a Cadaveric Model．Am J Sports Med 37：305-311，2009

42）Robinson JR，Bull AM，Thomas RR，et al：The role of the medial collateral ligament and posteromedial capsule in controlling knee laxity．Am J Sports Med 34：1815-1823，2006

43）Harilainen A：Evaluation of knee instability in acute ligamentous injuries．Ann Chir Gynaecol 76：269-273，1987

44）Shelbourne KD，Biggs A，Gray T：Deconditioned knee：the effectiveness of a rehabilitation program that restores normal knee motion to improve symptoms and function．N Am J Sports Phys Ther 2：81-89，2007

45）Sachs RA，Daniel DM，Stone ML，et al：Patellofemoral problems after anterior cruciate ligament reconstruction．Am J Sports Med 17：760-765，1989

46）Trudel G，Uhthoff HK：Contractures secondary to immobility：is the restriction articular or muscular? An experimental longitudinal study in the rat knee．Arch Phys Med Rehabil 81：6-13，2000

47）LaPrade RF，Terry GC：Injuries to the posterolateral aspect of the knee．Association of anatomic injury patterns with clinical instability．Am J Sports Med 25：433-438，1997

48）Harilainen A：Evaluation of knee instability in acute ligamentous injuries．Ann Chir Gynaecol 76：269-273，1987

49）Gadikota HR，Seon JK，Wu JL，et al：The effect of isolated popliteus tendon complex injury on graft force in anterior cruciate ligament reconstructed knees．Int Orthop 35：1403-1408，2011

50）Bevilaqua-Grossi D，Monteiro-Pedro V，Sousa GC，et al：Contribution to the Anatomical Study of The Oblique Portion of the Vastus lateralis Muscle．Braz J morphol Sci 21：47-52，2004

51）Piva SR，Fitzgerald K，Irrgang JJ，et al：Reliability of measures of impairments associated with patellofemoral pain syndrome．BMC Musculoskelet Disord 7：33，2006

52）Siatras TA，Mittas VP，Mameletzi DN，et al：The duration of the inhibitory effects with static stretching on quadriceps peak torque production．J Strength Cond Res 22：40-46，2008

53) 市橋則明，日高正己，浦野由紀子，他：脚伸展動作と膝伸展動作の運動学的分析―Close kinetic chain と Open Kinetic chain の違い．理学療法学 24：341-346，1997

3 踝關節、足部

踝關節、足部的構造與機能（圖3-1）

踝關節是由距骨小腿關節以及距下關節所構成，足部則是由7塊跗骨、5塊蹠骨與14塊趾骨所構成。

距骨小腿關節主要產生底屈／背屈運動，略略產生旋前／旋後及外展／內收運動。**距下關節**則會產生旋前／旋後、外展／內收運動，以及些許的底屈／背屈運動。

足部的關節處也會產生旋前／旋後及外展／內收運動。足部有三個足弓結構，能緩衝施加在足部的力量。

➡距骨小腿關節
ankle joint

➡距下關節
subtalar joint

A. 踝關節、足部容易產生的機能障礙

踝關節是能在固定於地面的足部正上方產生小腿運動的關節。為了支撐巨大的負荷同時進行小腿運動，必須要有強大的肌力與廣泛的可動範圍。

足部是直立雙腳步行時唯一接觸地面的部位，步行中會施加體重以上的力量。

負重位時踝關節、足部的可動範圍低下，不僅影響到相鄰的足部、小腿運動，甚至也會大大影響到膝蓋或髖關節的運動。也就是說，踝關節周圍的肌力低下或可動範圍受限，會引起比踝關節更近端的體節或更遠端的足部異常，有時踝關節、足部的疼痛也是膝蓋或腰部疼痛的原因。

➡踝關節
ankle joint

➡足部
foot region

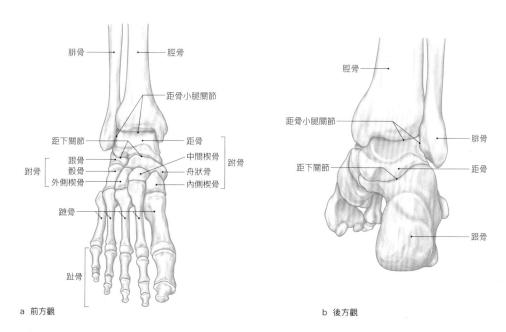

a 前方觀   b 後方觀

▶ 圖 3-1 足部的構造
踝關節是由距骨小腿關節以及距下關節所構成，足部則是由7塊跗骨、5塊蹠骨與14塊趾骨所構成。

B. 踝關節、足部的穩定機轉

● 靜態穩定（圖3-2）

・韌帶

踝關節：外側副韌帶（前距腓韌帶、跟腓韌帶、後距腓
韌帶）：限制踝關節的內翻。

內側副韌帶（前脛距韌帶、前脛舟韌帶、脛跟
韌帶、後脛距韌帶）：限制踝關節的外翻。

距跟骨間韌帶：限制距骨的內轉。

足部：蹠側跟舟韌帶：支撐內側縱足弓。

足底長韌帶：支撐外側縱足弓。

蹠骨深橫韌帶：支撐橫足弓

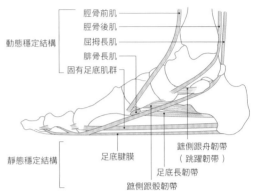

▶ 圖 3-2 踝關節、足部的穩定結構
圖中列出支撐足弓結構的韌帶與肌肉組織。

● 動態穩定機轉

・**距骨小腿關節、距下關節**：脛骨後肌、腓骨長肌。

・**內側縱足弓**：外展拇肌、脛骨後肌、脛骨前肌、腓骨長肌、屈趾短肌、屈拇
短肌。

・**外側縱足弓**：腓骨長肌、腓骨短肌、外展小趾肌。

・**橫足弓**：內收拇肌、腓骨長肌。

C. 踝關節、足部的運動

　　距骨小腿關節在背屈時距骨會往上轉動、往後滑動（圖3-3a）；底屈時距骨
會往下轉動、往前滑動（圖3-3b）。

　　距下關節的運動軸在冠狀面、水平面、矢狀面都不一致，因此會在距骨產生
複合性的底屈／背屈、旋前／旋後與外展／內收運動。

　　足部的內側縱足弓會因為負重，伴隨著足部的旋前、外展，而降低足弓上側
（圖3-4）。

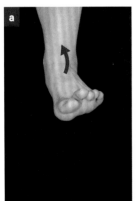
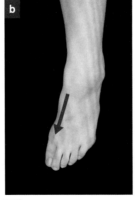

▶ 圖 3-3 踝關節、足部的複合運動
a：背屈。　b：底屈。

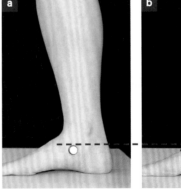
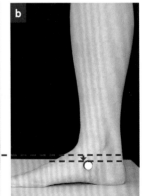

▶ 圖 3-4 負重造成的內側縱足弓降低
a：非負重位。　b：負重位。
負重使舟狀骨下沉。

1 踝關節後方的疼痛

本項將按照各步驟統整說明。尤其 step 3 內容是講踝關節、足部整體，內容重複的將整合於章末〈4 踝關節、足部運動學方面的評估〉說明。

step 1 **怎樣的動作會疼痛？明確找出機械應力**

思考怎樣的機械應力會施加於踝關節後方。步行、慢跑等踏地時或跳躍著地時，會小腿前傾、踝關節背屈，而這種背屈會在踝關節後方施加**伸展應力**。

步行、慢跑等蹬地面或往上跳時，腳跟會往上抬高，踝關節便底屈，而這種底屈會在踝關節後方施加**擠壓應力**。

詢問患者發生疼痛的動作時，問說，「是踩踏地板時會痛？還是往上跳的時候會痛？」，對方也比較容易理解。

如果施加的是伸展應力，可想見問題在於脛骨後肌肌腱、腓骨長肌肌腱、腓骨短肌肌腱或阿基里斯腱的其中之一。

如果施加的是擠壓應力，可想見問題在位於阿基里斯腱深層的脂肪墊（卡格氏脂肪墊〔Kager's fat pad〕）或三角骨、屈拇長肌肌腱。

尤其有時候踝關節後方不管背屈還是底屈都會疼痛，此時則懷疑問題在於阿基里斯腱及其周遭組織。

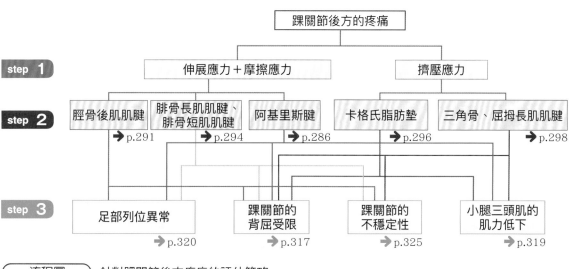

流程圖 針對踝關節後方疼痛的評估策略

1）阿基里斯腱（圖3-5）

阿基里斯腱（小腿三頭肌的止端肌腱）

腓腸肌

起　　端：內側頭：股骨內上髁

　　　　　外側頭：股骨外上髁

止　　端：變成阿基里斯腱附著於跟骨粗隆

支配神經：脛神經

作　　用：膝關節屈曲、踝關節底屈

比目魚肌

起　　端：脛骨比目魚肌線、腓骨頭與腓骨頸的後面

止　　端：變成阿基里斯腱附著於跟骨粗隆

支配神經：脛神經

作　　用：踝關節底屈

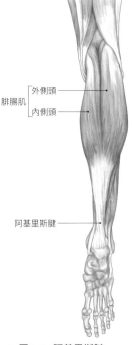

▶ 圖3-5　阿基里斯腱

阿基里斯腱具有從外側扭轉走到內側的結構。

● 解剖學上產生疼痛的要因

　　阿基里斯腱的長度平均為20～25cm，截面積中央部分約70～80mm^2，1mm^{2}約可承受6～40kg的張力，因此原本可承受將近1t的張力，是條強韌的肌腱。要使如此強韌的阿基里斯腱受到損傷，可認為與慢性的機械應力造成肌腱變性或硬度變化有關。

　　阿基里斯腱與比目魚肌、腓腸肌相連。**比目魚肌**的第Ⅰ型（typeⅠ）纖維多，在站立姿勢時，是控制往前方轉動力矩的主要維持姿勢肌肉[1]。另一方面，**腓腸肌**的第Ⅱ型（typeⅡb）b纖維多，衝刺或跳躍等時候，是主要產生推進力的肌肉。已知跑步時會在阿基里斯腱施加體重七倍左右的張力[2]，承受如此強烈張力的部分，可大致分為**阿基里斯腱肌腱部分**以及**阿基里斯腱附著處**。

①阿基里斯腱肌腱部分

　　阿基里斯腱本身的形狀是近端處寬，中央處變細，到了附著處再變寬。跑步或跳躍的著地等時候會加上距下關節的旋前／旋後運動，因此會對阿基里斯腱的內側、外側施加強大的張力（圖3-6）。仔細解剖阿基里斯腱，其遠端處被延續自下行小腿深筋膜的結締組織性被膜包覆著，這種結締組織性被膜稱為**腱周組織**（paratenon）。腱周組織處的血行與神經豐富（圖3-7）。此外，已知伴隨著肌腱滑動，腱周組織可被拉伸2～3cm[3]。因此如果施加於阿基里斯腱肌腱部分的機械應力誘發腱周組織發炎，可想見會在該處引起疼痛。再者，阿基里斯腱的血管滋養管是後脛動脈，會從行走於腱周組織的血管吸收養分。而阿基里斯腱中央處的血行不良，與容易在跟骨粗隆起2～6cm的部分斷裂也有關係[4,5]。

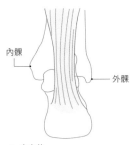

a　直立位

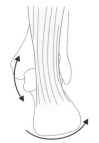

b　旋前位

▶ 圖3-6　阿基里斯腱與距下關節的旋前

如果旋前，會對阿基里斯腱內側施加伸展應力。

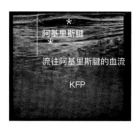

▶圖3-7　阿基里斯腱的發炎與血流

圖中可見到包覆著阿基里斯腱的腱周組織腫脹（＊）與流往阿基里斯腱的血流。

KFP：卡格氏脂肪墊（Kager's fat pad）

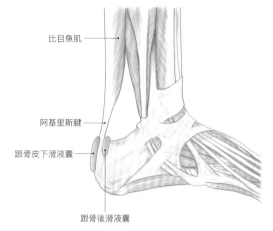

▶圖3-8　踝關節的滑液囊與腱鞘鞘

阿基里斯腱的表層與深層處有滑液囊。

②阿基里斯腱附著處

阿基里斯腱以長方形的形狀附著在跟骨後方2/3處，附著處會往內側靠近。阿基里斯腱的附著處有兩個滑液囊（**圖3-8**），一個存在於阿基里斯腱與皮膚中間，皮下的滑液囊會維持其滑動性；另一個是肌腱與跟骨隆起上方的**跟骨後滑液囊**（retrocalcaneal bursa），跟骨後滑液囊位於卡格氏脂肪墊的遠端[6]，有些來自比目魚肌的阿基里斯腱纖維也會附著在此處[7]。

附著處組織學的結構是被稱為**纖維軟骨著骨點**的四層構造。從肌腱側起依序為①纖維層，②非鈣化纖維軟骨層，③鈣化纖維軟骨層及④骨質層。如果由於關節運動造成骨頭與骨頭間的相對位置改變，肌腱拉住骨頭的方向就會改變。要結合柔軟如肌腱的組織與堅硬如骨頭的組織時，如果直接附著上去，關節運動會讓肌腱承受巨大的凹折機械應力，而纖維性軟骨著骨點比肌腱堅硬，又比骨頭柔軟，是介於兩者間的組織，可想見能減少施加於肌腱的機械應力。已知在此纖維性軟骨著骨點的非鈣化纖維軟骨層，會產生軟骨細胞聚集，與縱向斷裂這種有如變形性關節炎的變化[8]（**圖3-9**）。

也就是說，阿基里斯腱附著處與其周圍的滑液囊、脂肪墊等組織（著骨點器官〔enthesis organ〕），會因為退化或過度的機械應力產生變化，可想見會在阿基里斯腱附著處引起疼痛。

➔纖維軟骨著骨點
fibrocartilage enthesis

● 阿基里斯腱的觸診（**圖3-10**）

阿基里斯腱位於踝關節後方的體表，讓踝關節背屈會變硬，因此很容易觸診。阿基里斯腱附著處的觸診可分為阿基里斯腱的表層、內側、外側及深層來進行。

從小腿三頭肌的結構來看，深層有比目魚肌，表層內側為腓腸肌內側頭，表層外側為腓腸肌外側頭。如果阿基里腱直直地下行，深層也是比目魚肌，表層內側為腓腸肌內側頭，表層外側為腓腸肌外側頭，然而阿基里斯腱有**扭轉結構**。Edama團隊[7,9]將阿基里斯腱位於深層的肌束扭轉結構分為三類，調查在日本人身上出現的頻率。只有比目魚肌位於此處、**幾乎沒有扭轉的類型**（type 1）出現率為24%，有腓腸肌外側頭與比目魚肌位於此處的**中度扭轉類型**（type 2）出現率

➔阿基里斯腱
Achilles tendon

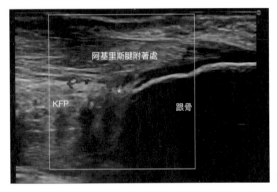

▶圖 3-9　阿基里斯腱附著處發炎
　　　（紅色與藍色的部分）
＊號表示阿基里斯腱附著處
KFP：卡格氏脂肪墊

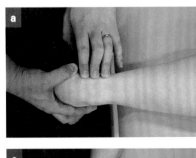
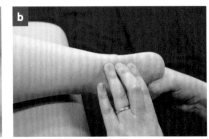
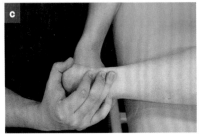
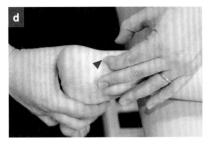

▶圖 3-10　阿基里斯腱的觸診
a：表層。　b：內側。　c：外側。　d：深層。

為67%，而只有腓腸肌外側頭位於此處的**重度扭轉類型**（type 3）出現率為9%，此分類無法看出性別差異。此外，研究報告也指出，雖然有個人差異，不過在容易產生疼痛的跟骨附著處前方（阿基里斯腱深層部分），大都存在著腓腸肌外側頭與比目魚肌。阿基里斯腱深層部分也有跟骨後滑液囊（retrocalcaneal bursa）存在。

● 小腿三頭肌的觸診（圖3-11）

①腓腸肌

　　腓腸肌位於小腿後方的表層。在膝窩摸到膕動脈後，位於其內側、外側的肌腹分別是腓腸肌內側頭、外側頭。腓腸肌有踝關節底屈與膝關節屈曲的作用，不過如果屈曲膝關節，會產生大腿後肌群的收縮，因此讓踝關節進行底屈運動，便能觸摸到伴隨收縮的變硬的腓腸肌。

➔腓腸肌
　gastrocnemius m.

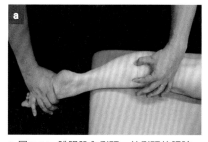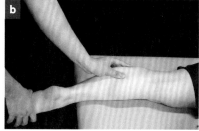

▶圖 3-11　腓腸肌內側頭、外側頭的觸診

a：內側頭肌腹的觸診。　　b：外側頭肌腹的觸診。

②比目魚肌（圖3-12）

　　比目魚肌位在腓腸肌深層，是作用於踝關節底屈的單關節肌。由於比目魚肌的肌腹比腓腸肌的還要遠端，因此從踝關節遠端處開始觸診會比較容易分辨出比目魚肌的肌腹。尤其從脛骨內緣開始觸診，能在肌腹中央處觸摸到沒有腓腸肌內側頭的部分。

➡比目魚肌
soleus m.

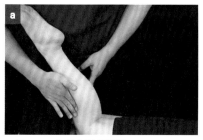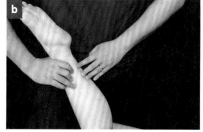

▶圖 3-12　比目魚肌的觸診

a：肌腹的觸診。　　b：遠端處的觸診。

● 阿基里斯腱的測試

湯普森擠壓測試 Thompson squeeze test

- ·檢查姿勢：受檢者俯臥，以外力屈曲膝關節。
- ·操作：施檢者抓住受檢者小腿三頭肌的肌腹。
- ·判斷：如果檢查側的踝關節沒有底屈，即為陽性。
- ·機能分析：抓住肌腹，會讓腓腸肌與比目魚肌縮短，而這些肌肉縮短會透過阿基里斯腱讓踝關節底屈。然而一旦阿基里斯腱斷裂，張力無法傳到足部，因此無法底屈。
- ·注意：如果阿基里斯腱部分斷裂，有時會稍微底屈。比較左右側差異就變得很重要。此外，阿基里斯腱發炎或阿基里斯腱附著處障礙的患者在湯普森擠壓測試中很少呈陽性，所以仔細找出壓痛所在很重要。

● 從觸診及檢查結果能思考什麼？

　　如果湯普森擠壓測試為陽性，阿基里斯腱有可能斷裂。臨床上會遇到許多阿基里斯腱附著處會壓痛的患者，這時候有必要確認是在阿基里斯腱本身的壓痛，還是在阿基里斯腱附著處（跟骨後滑液囊）的壓痛。

　　如果阿基里斯腱產生壓痛，要再度確認是因為伸展應力出現的疼痛、還是因為擠壓應力產生的疼痛。無論哪種情況，問題都在於①踝關節的背屈受限，或②小腿三頭肌的肌力低下。此外，因為伸展應力產生疼痛的話，問題還可能出在③足部列位。

①踝關節的背屈受限 → step 3 p.317

　　小腿三頭肌的伸展性低下，會導致踝關節的背屈受限。此外，即使小腿三頭肌沒有伸展性低下，以踝關節背屈受限的狀態進行跑步或跳躍等，勉強踝關節背屈的動作，會讓阿基里斯腱承受更強大的伸展應力。再者，在踝關節背屈受限的狀態下，若硬是要墊腳尖拉長身體，肌肉無法迅速伸展。肌肉拉伸後回到原狀時，能發揮強大的張力（**牽張縮短循環**）。如果踝關節背屈受限便無法有效地利用牽張縮短循環，因此需要更強烈的小腿三頭肌活動，也就增加了對阿基里斯腱的機械應力。

②小腿三頭肌的肌力低下 → step 3 p.319

　　如果小腿三頭肌（踝關節底屈肌）的肌力低下，負重位時小腿無法前傾，因此即使關節可動範圍沒有受到限制，動作中的踝關節背屈依舊會受限。再者，由於小腿三頭肌的肌力低下，所以需要更強烈的收縮活動，也就在阿基里斯腱產生了伸展應力。

③足部列位異常 → step 3 p.320

　　足部列位中的足部旋前、內側縱足弓低下的狀態會造成問題。一旦內側縱足弓低下，足部的韌性低下，無法有效承受踩踏時產生的地面反作用力，就會更用力踩踏地面，因此對阿基里斯腱施加了強大的伸展應力。

小知識！

牽張縮短循環（stretch shortening cycle，SSC）
藉由往想要動作的反方向移動，增加反作用力，讓肌肉肌腱複合體先受到拉伸（stretch）之後再縮短（shortening），可發揮更強大的力量。

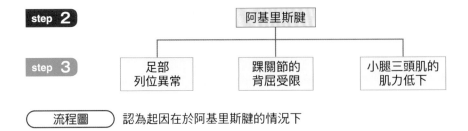

流程圖　認為起因在於阿基里斯腱的情況下

2）脛骨後肌肌腱（圖3-13）

脛骨後肌

起　　端：小腿骨間膜的上半，脛骨與腓骨的骨間膜側

止　　端：舟狀骨粗隆、內側楔骨、中間楔骨、外側楔骨、第二～四蹠骨底

支配神經：脛神經

作　　用：踝關節內翻（距骨小腿關節底屈＋足部旋後、內收）

屈趾長肌

起　　端：脛骨後方的中央1/3

止　　端：第二～五遠側趾骨底

支配神經：脛神經

作　　用：踝關節內翻（距骨小腿關節底屈＋足部旋後、內收）、第二～五趾屈曲（蹠趾關節、趾間關節）

屈拇長肌

起　　端：脛骨後方的下側2/3，小腿骨間膜的腓骨側

止　　端：拇趾遠側趾骨底*

支配神經：脛神經

作　　用：踝關節內翻（距骨小腿關節底屈＋足部旋後、內收）、第二～五趾屈曲（蹠趾關節、趾間關節）

*屈拇長肌單純止於拇趾者很少，大部分也會止於第二、三趾的遠側趾骨。

→脛骨後肌（TP）
tibialis posterior m.

→屈趾長肌（FDL）
flexor digitorum longus m.

→屈拇長肌（FHL）
flexor hallucis longus m.

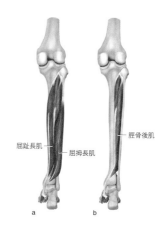

屈趾長肌　　　脛骨後肌
　　　屈拇長肌

a　　b

▶圖3-13　脛骨後肌
脛骨後肌位於屈趾長肌、屈拇長肌的深層，是小腿深層肌肉中位置最深的。

● 解剖學上產生疼痛的要因

脛骨後肌起於小腿骨間膜、脛骨與腓骨銜接面，中途止於舟狀骨後，再分出肌腱纖維止於載距突、第二、三楔骨、骰骨以及第二～四蹠骨底的足底面。其作用有踝關節底屈、足部的旋後、內收運動。

步行中，脛骨後肌會跟腓骨長肌一起在站立末期迎來活動高峰[10]。站立末期時腳跟離地，以前足部支撐體重，同時需要將身體重心往前移的機能。為了控制往前的推進力，可想見小腿三頭肌的激烈肌肉活動，以及足底腱膜張力產生的**絞盤機轉**很重要。**腓骨長肌**會作用於第一蹠骨、內側楔骨的底屈、外翻，因此藉由脛骨後肌與腓骨長肌同時收縮，提高跗蹠關節處的橫足弓，於是能提升足部的韌性[11]（**圖3-14**）。

也就是說步行中，尤其在站立末期時，脛骨後肌底屈／背屈踝關節需要必要的滑動性，同時也需要從被拉伸的姿勢發揮強大的張力。如此力學上的需求在脛骨後肌發揮機能時，會施加強大的機械應力，而施加的部位為內髁後方處以及舟狀骨附著處這兩處。

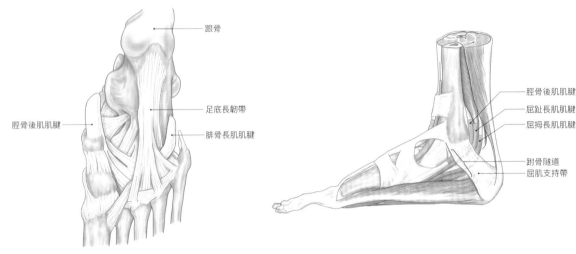

▶圖3-14　脛骨後肌肌腱與腓骨長肌肌腱的穩定結構

脛骨後肌肌腱與腓骨長肌肌腱彼此交錯繞進足底，也與
維持從中足處到前足處的橫足弓有關。

▶圖3-15　內髁後方處的脛骨後肌肌腱

脛骨後肌肌腱在內髁後方處會改變走向，因此包覆著腱鞘。

①內髁後方處（圖3-15）

　　脛骨後肌肌腱下行通過小腿後方之後，會在內髁後方處大幅改變走向，這部分
包覆著腱鞘。已知脛骨後肌肌腱是由脛骨後肌肌腹、肌腱周圍結締組織動脈
網、後脛動脈分枝、肌腱骨膜附著處的血管來供給養分，不過內髁後方處是缺
血的範圍[12]，因此如果在內髁後方處施加巨大的摩擦應力造成肌腱實質損傷，便
很難治癒。

②舟狀骨附著處（脛外側骨處）（圖3-16）

　　脛外側骨是足部多餘的骨頭，或稱之為種子骨之一，位於舟狀骨內側後下方。
約15%左右的正常人身上能見到脛外側骨，不過幾乎都是沒有症狀的，只有大約
10～30%被認為是有症狀的[13]。脛外側骨分為[14]，與舟狀骨分離、位於脛骨後肌
肌腱內的**維奇**（Veitch）**Ⅰ型**；有**軟骨結合**的**維奇Ⅱ型**；維奇Ⅱ型的脛外側骨與
舟狀骨骨性癒合（有角舟狀骨〔cornuate navicular〕）的則是**維奇Ⅲ型**。軟骨結
合處是**滑液關節**，也有報告指出該處會產生關節症的變化[15]。不僅如此，還另有
報告寫到，脛外側骨的存在會讓**蹠側跟舟韌帶**產生變性斷裂[16]。

　　脛外側骨的舟狀骨附著處是著骨點器官，也是強大應力施加於此的部位[17]。此
外，維奇Ⅱ型解剖學上的特徵為，脛骨後肌肌腱會中途停在脛外側骨，再將脛外
側骨當成起始處前往足底各部位[18,19]。因此每當在脛外側骨的軟骨結合處施加脛
骨後肌收縮的張力時，強烈的伸展應力作用會誘發疼痛。

● 小腿深層屈肌群的觸診

①脛骨後肌（圖3-17）

　　脛骨後肌作用於踝關節內翻運動，位於脛骨內髁後方，是小腿深層屈肌群中最
內側的。伴隨著肌肉收縮，可從後方用視覺確認肌腱浮上來的樣子。此外，觸摸
到該處的肌腱，也能觸診舟狀骨粗隆。

➡脛外側骨
os tibiale externum

➡軟骨結合
synchondrosis

➡滑液關節
synovial joint

➡蹠側跟舟韌帶
spring ligament

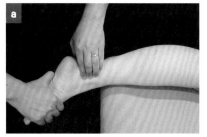
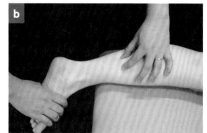

▶ 圖 3-17　脛骨後肌肌腱的觸診

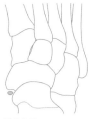

維奇 I 型

②舟狀骨（脛外側骨）（圖3-18）

　　內髁下端起約二橫指前方的骨頭突起
就是舟狀骨粗隆，脛骨後肌止於此處。
舟狀骨與近端距骨構成蹠橫關節。因此
抓住距骨，以外力往舟狀骨底背側滑
動，可摸到其關節面。同樣地，舟狀骨
在遠端構成楔舟關節，因此抓住舟狀
骨，以外力往內側楔骨底背側滑動，可
摸到其關節面。

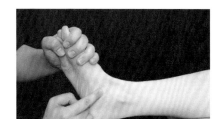

▶ 圖 3-18　舟狀骨的觸診

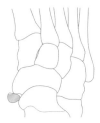

維奇 II 型

③屈趾長肌（圖3-19）

　　屈趾長肌肌腱位於脛骨後肌外側，且
位於後脛動脈內側，因此可以脛骨後肌
與後脛動脈為地標，用手指按著兩者之
間。要單純讓屈趾長肌收縮很困難，因
此藉由讓第四、五趾伸展，便可觸摸到
滑動的屈趾長肌肌腱。屈拇長肌肌腱大
多止於第二、三趾，如果伸展第二、三
趾，屈拇長肌也會滑動，便無法鑑別屈
拇長肌與屈趾長肌。

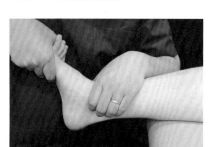

▶ 圖 3-19　屈趾長肌的觸診

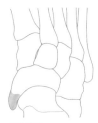

維奇 III 型

▶ 圖 3-16　脛外側骨的分類

維奇 I 型：脛外側骨位於脛骨
後肌肌腱內，與舟狀骨分離。

維奇 II 型：脛外側骨與舟狀骨
纖維性或纖維軟骨性結合，變
成脛骨後肌肌腱的一部分。

維奇 III 型：脛外側骨與舟狀
骨性癒合，此處突出。

④屈拇長肌（肌腱）（圖3-20）

　　屈拇長肌肌腱位於小腿深層屈肌群的
最外側，將手指按住內髁後方，這也是
位於最深層的肌腱。由於比後脛動脈還
要外側，所以先摸到後脛動脈，接著讓
手指按入深層，在此狀態下伸展拇趾，
便能觸摸到屈拇長肌的滑動。

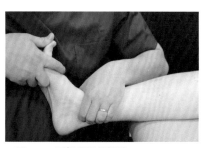

▶ 圖 3-20　屈拇長肌的觸診

3）腓骨長肌肌腱、腓骨短肌肌腱（圖3-21）

> 腓骨長肌
> 起　　端：腓骨頭以及腓骨外側2/3
> 止　　端：內側楔骨以及第一蹠骨底
> 支配神經：腓淺神經
> 作　　用：踝關節底屈、足部外展、旋前
> 腓骨短肌
> 起　　端：腓骨外側下1/2
> 止　　端：第五蹠骨粗隆
> 支配神經：腓淺神經
> 作　　用：踝關節底屈、足部外展

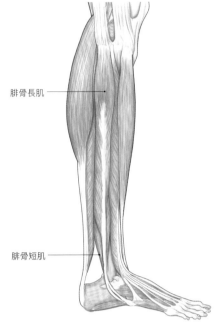

▶ 圖 3-21　腓骨長肌、腓骨短肌

●表 3-1　腓骨肌肌腱障礙與理學所見

	疼痛部位	理學所見特徵
腓骨肌肌腱炎	外髁後方處	腓骨肌收縮時疼痛
腓骨肌肌腱脫臼	外髁後方處	腓骨肌脫臼、彈響聲
腓骨短肌肌腱斷裂	外髁後方處	（－）
腓側蹠餘骨症	骰骨處	負重時疼痛

● 解剖學上產生疼痛的要因

腓骨長肌、腓骨短肌一同作用於踝關節的底屈與外展，腓骨長肌更具有足部旋前的作用。外髁後方有腓骨肌肌腱溝，防止肌腱脫臼。兩條肌腱在外髁後方通過同一腱鞘，藉由位於跟骨外側的腓骨肌滑車處分開並繼續行走。通過腓骨肌滑車前上方的是腓骨短肌，通過後下方的是腓骨長肌。腓骨長肌肌腱更進一步通過骰骨下方，繞進足底。如前所述，腓骨長肌從起端到止端之間的走向急遽改變，更會通過狹窄部分，因此有時會引起發炎性變化（腓骨肌肌腱炎），或者伴隨外傷的脫臼（腓骨肌肌腱脫臼），另外還有其他造成腓骨肌肌腱疼痛的原因（**表3-1**）。

①腓骨肌肌腱炎

腓骨肌肌腱炎是外髁後方處的腓骨肌滑動障礙。為了控制踝關節的不穩定，提高了腓骨肌肌腱的活動性，增加摩擦應力，許多人因此產生狹窄性腱鞘炎。

②腓骨肌肌腱脫臼

腓骨肌肌腱脫臼是相對較少見的疾病，會因為踝關節背屈位時強制足部內收，或者在固定足部的狀態下強制小腿外轉而受傷。

③腓骨短肌肌腱斷裂

有時腓骨短肌肌腱會斷裂。這是因為腓骨短肌受到腓骨長肌來自表層的壓迫，又受到來自外髁深層的壓迫所造成的。也就是說，如果在受到腓骨長肌與外髁腱溝處壓迫的狀態下，腓骨短肌滑動，會產生縱向斷裂。

➔腓骨長肌
peroneus longus m.

➔腓骨短肌
peroneus brevis m.

④腓側跗餘骨症

有時在骰骨正下方的腓骨長肌肌腱內側會出現種子骨，稱為**腓側跗餘骨**（os peroneum）。這個種子骨偶爾會產生骨折、疲勞性骨折、分裂種子骨疾病等情況。

● 腓骨肌群的觸診（圖3-22）

踝關節底屈以及足部外展運動，可使得在脛骨外髁後方硬硬的腓骨長肌肌腱浮起，便能觸摸。腓骨短肌的肌腹位於腓骨長肌肌腱深層，維持足部外展位，施加將第五蹠骨底往底側壓的阻抗，能加強腓骨短肌的收縮。腓骨短肌的肌腹直到外髁後方都有；相對的，腓骨長肌到了外髁後方已經完全變成肌腱。

如果壓住外髁後方硬硬的肌腱會出現壓痛，那就是腓骨長肌肌腱；如果比肌腱還要深層後方處出現壓痛，可判斷那就是腓骨短肌的壓痛。

並沒有特別針對腓骨肌腱疾病的檢查，因此要從影像所見、觸診有無壓痛來判斷。

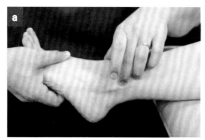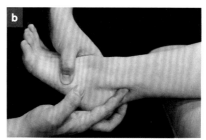

▶ 圖3-22 腓骨長肌肌腱、腓骨短肌肌腱的觸診

a：腓骨長肌肌腱。　b：腓骨短肌肌腱。

● 從觸診及檢查結果能思考什麼？

如果脛骨後肌肌腱或舟狀骨有壓痛，能在踝關節後內側重現收縮時疼痛，可想見是施加於後脛骨肌肌腱或脛外側骨的伸展應力或摩擦應力增強，引起疼痛。此外，如果腓骨長肌肌腱、腓骨短肌肌腱有壓痛，在踝關節後外側出現收縮時疼痛，可想見是施加於腓骨長肌肌腱、腓骨短肌肌腱的摩擦應力或伸展應力誘發了疼痛。

增強施加於脛骨後肌肌腱、腓骨長肌肌腱及腓骨短肌肌腱的伸展應力要因，有以下三點可以考慮。尤其脛骨後肌肌腱或脛外側骨疾病中，這些情況大多會複合性地存在，以經驗來說，很多病患疼痛發生機轉變得複雜。此外，腓骨肌肌腱疾病大多與踝關節的不穩定性有關。

①踝關節的不穩定性 ➤ step 3 p.325

腓骨長肌肌腱、腓骨短肌肌腱的走向類似容易在踝關節內翻時挫傷的前距腓韌帶，作用於限制踝關節內翻，因此伴隨著踝關節內翻挫傷，有時也會對腓骨長肌肌腱、腓骨短肌肌腱施加伸展應力而使其受損。此外，脛骨後肌肌腱或脛外側骨疾病，有時會在踝關節內翻挫傷時再度發作，這是因為踝關節內翻時，對踝關節

內側施加擠壓應力，造成脛外側骨處或脛骨後肌肌腱細微損傷的緣故。像這樣合併急性外傷受到細微損傷之後，再負荷重量，可想見會對腓骨長肌肌腱、腓骨短肌肌腱、脛外側骨施加伸展應力，便產生疼痛。

此外，針對慢性的踝關節不穩定，腓骨長肌肌腱、腓骨短肌肌腱及脛骨後肌構成的穩定結構會過度活動，有時也會增強對腓骨長肌肌腱、腓骨短肌肌腱、脛骨後肌的負荷，增加伸展應力產生疼痛。

②踝關節的背屈受限 ➡ step 3 p.317

如果踝關節的背屈受限，會增強作用於踝關節底屈的脛骨後肌肌腱、腓骨長肌肌腱及腓骨短肌肌腱處的伸展應力。此外，如果在踝關節背屈受限的狀態下，以負重位讓小腿前傾，會增強足部旋前，因此作用於足部旋後脛骨後肌處的伸展應力會特別增強。

③足部列位異常 ➡ step 3 p.320

足部列位異常，尤其內側縱足弓低下與橫足弓低下會造成問題。脛骨後肌作用於足部旋後、內收，因此如果內側縱足弓低下，會承受過度的拉伸。此外，脛骨後肌止於舟狀骨後，又分出纖維附著於內側楔骨、中間楔骨、外側楔骨以及第二～四蹠骨底，也有助於中足部橫足弓的韌性，因此在內側縱足弓與橫足弓低下的足部，會增加對脛骨後肌的負荷，加強伸展應力。

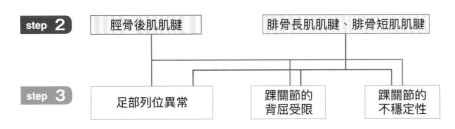

流程圖　認為原因在於脛骨後肌肌腱、腓骨長肌肌腱、腓骨短肌肌腱的情況下

4）卡格氏脂肪墊（Kager's fat pad）（圖3-23）

> **卡格氏脂肪墊**
> 　填充在阿基里斯腱深層、屈拇長肌表層、跟骨近端處空間的脂肪墊。
> ①阿基里斯腱部分（A）：位於阿基里斯腱深層的部分。
> ②屈拇長肌部分（F）：位於屈拇長肌表層的部分。
> ③跟骨後楔形部分（R）：位於阿基里斯腱附著處深層的部分。

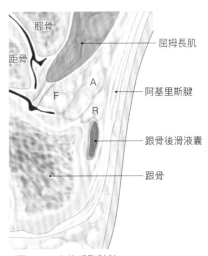

▶ 圖3-23　卡格氏脂肪墊

（根據Theobald P, Bydder G, Dent C, et al：The functional anatomy of Kager's fat pad in relation to retrocalcaneal problems and other hindfoot disorders. J Anat 208：91-97, 2006製圖）

●解剖學上產生疼痛的要因

所謂**卡格氏脂肪墊**，指的是填充在阿基里斯腱深層、屈拇長肌表層及跟骨近端處空間的脂肪墊，這些脂肪墊可分為①**阿基里斯腱部分**，②**屈拇長肌部分**和③**跟骨後楔形部分**[20]三部分。該處周圍有後脛動脈與脛神經行走，踝關節運動中可想見有保護血管、神經不受到肌腱滑動或骨頭運動所產生機械應力影響的機能。

此外，據說卡格氏脂肪墊還有增加阿基里斯腱下滑動性、減輕阿基里斯腱附著處擠壓力道、調整跟骨後滑液囊內壓的機能[21]。因此如果踝關節外傷或過度使用造成此脂肪墊攣縮，會引起踝關節底屈／被屈運動時，阿基里斯腱滑動性低下、阿基里斯腱附著處的機械應力集中、跟骨後滑液囊發炎等情況，便在阿基里斯腱周圍產生了疼痛。尤其踝關節底屈時，跟骨後楔形部分會卡入跟骨粗隆與阿基里斯腱之間，而底屈／背屈運動中，跟骨後楔形部分滑動性障礙會造成疼痛。脂肪墊屈拇長肌部分的動態會影響此處的滑動性[22]。

● 卡格氏脂肪墊的觸診（圖3-24）

施檢者先觸摸到阿基里斯腱，像捏著一般抓住阿基里斯腱的深層部分。另一隻手的指頭從側邊壓迫，對側的手指則放開，如此一來，脂肪墊會往側邊移動。從阿基里斯腱深層到屈拇長肌表層都如此進行，比較左右移動量的差距。為了提高跟骨後楔形部分的滑動性，要讓踝關節底屈，同時將阿基里斯腱下脂肪墊的深層部分（阿基里斯腱部分）往表層遠端牽引[22]。主訴阿基里斯腱炎部分疼痛的患者，會有阿基里斯腱深層的壓痛，如果藉由反覆前述手技減輕了疼痛，可認為是跟骨後楔形部分的疼痛。

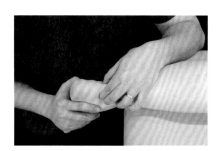

▶圖3-24 卡格氏脂肪墊的觸診

● 從觸診及檢查結果能思考什麼？

如果卡格氏脂肪墊有壓痛，往側邊移動量有左右差距，則判斷為有卡格氏脂肪墊攣縮。尤其在阿基里斯腱跟骨附著處的深層會疼痛，透過改善高跟骨後楔形部分滑動性的手技減輕了疼痛時，也可判斷為有卡格氏脂肪墊攣縮。如果疼痛起因為卡格氏脂肪墊，要懷疑以下二個運動學方面的要因：

①踝關節的背屈受限 ➤ step 3 p.317

卡格氏脂肪墊位於阿基里斯腱、屈拇長肌及跟骨後滑液囊圍成的空間中，除了能維持這些組織之間的滑動性，也負責調整跟骨後滑液囊的內壓。妨礙了小腿三頭肌或屈拇長肌的滑動性，便使得踝關節的背屈受限。如果卡格氏脂肪墊攣縮，調整內壓結構受到破壞，踝關節背屈時就會施加過度的擠壓應力，因此有必要評估踝關節背屈受限的因素。

②小腿三頭肌的肌力低下 ➜ step 3 p.319

如果小腿三頭肌的肌力低下，步行中等時候對小腿三頭肌的負荷會相對變大，因此肌肉硬度高漲，卡格氏脂肪墊所在空間內的壓力也增加。此外，如果由脛骨後肌、屈拇長肌等深層屈肌群來代償小腿三頭肌的肌力低下，會提高卡格氏脂肪墊內的壓力。由此可知，卡格氏脂肪墊內的擠壓應力增強，便產生疼痛。所以不僅有必要觸診包含小腿三頭肌在內的踝關節底屈肌，也要一併評估其肌力。

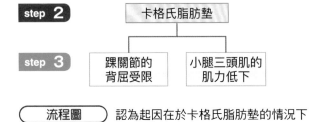

流程圖 認為起因在於卡格氏脂肪墊的情況下

5）三角骨、屈拇長肌肌腱

➜三角骨
triangular bone

> **三角骨**（圖3-25）
> 位於距骨小腿關節後方的多餘骨，有的會存在距骨後突或屈拇長肌附近。

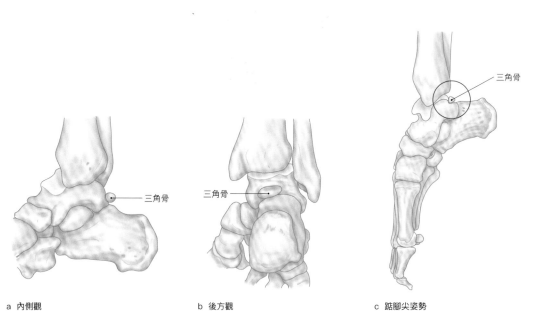

a 內側觀　　　　　　　　b 後方觀　　　　　　　　c 踮腳尖姿勢

▶ 圖 3-25　三角骨
踝關節底屈位時，三角骨偶爾會造成夾擠。

● 解剖學上產生疼痛的要因

踝關節後方可根據距骨後突分成**距骨小腿關節**以及**距下關節**。屈拇長肌肌腱通過此處內側，足球的足背踢球或芭蕾舞的踮腳尖姿勢中，反覆施加於踝關節的底屈力量會在踝關節後方施加擠壓應力，產生疼痛，這稱為**三角骨症**或**踝關節後方夾擠症候群**。

踝關節後方夾擠症候群可想見會因為反覆施加於踝關節的底屈力量，使得距骨小腿關節、距下關節及腱鞘等各種組織的發炎混雜。夾擠的原因大致可分為骨性與軟組織性。

①骨性夾擠

發生頻率高的骨性夾擠是**三角骨**與**距骨後突**間的夾擠。三角骨在足部是數量僅次於脛外側骨的多餘骨，有報告指出日本人身上出現的機率為12.7%[23]。此外，雖然發生比例低，不過還有距骨後突的骨折、骨刺及發炎性鈣化會造成夾擠。

②軟組織性夾擠

軟組織性夾擠有屈拇長肌肌腱發炎、滑膜炎等情況，近年來也認為髁間韌帶或其受損會造成夾擠[24～26]（**圖3-26**）。**髁間韌帶**位於後脛腓韌帶深層纖維的橫脛腓韌帶與後距腓韌帶之間，出現機率為81.8%[27]。髁間韌帶的外側與後距腓韌帶一起附著於外踝窩。其內側則很寬大，呈兩束以上的扇形，附著於內踝以及屈拇長肌肌腱的纖維性隧道的一部分[28]。

此外安田團隊發表報告探討了手術切除下組織的組織學，切除組織為關節囊或韌帶組織，可見到有纖維化、鈣化或軟骨化等類變性。接著根據術中肉眼所見以及病理組織所見，發現挫傷或體育活動等造成損傷的關節囊或韌帶會纖維化、肥厚或變性，可想見是引起踝關節夾擠的原因[27]。

→距骨小腿關節
ankle joint

→距下關節
subtalar joint

→髁間韌帶（IML）
intermalleolar ligament

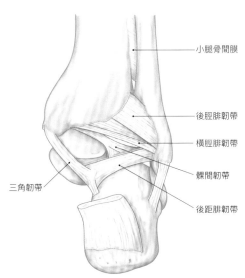

小腿骨間膜

後脛腓韌帶

橫脛腓韌帶

髁間韌帶

後距腓韌帶

三角韌帶

▶ 圖3-26　髁間韌帶

（引用自安田稔人、木下光雄：踝關節後方、內側軟組織夾擠之病理與治療。關節外科29：815-82，2010）

換句話說，踝關節後方夾擠症候群可認為是因為踝關節底屈對踝關節後方施加擠壓應力，造成骨頭、軟組織發炎，進而產生疼痛。尤其外傷造成的踝關節不穩定或可動範圍受限容易引起夾擠，評估踝關節機能時，一併仔細地觸診與藉由影像評估很重要。

● 三角骨的觸診

身上有三角骨的患者，其三角骨會在屈拇長肌或距骨後突的附近。因此觸診屈拇長肌後（➔ p.293），要在周圍尋找硬骨的觸感。有時患者也會表示出現強烈壓痛。建議用X光或者超音波影像來評估三角骨是否存在。此外，有時屈拇長肌肌腱也會出現壓痛。

● 從觸診及檢查結果能思考什麼？

如果患者身上存在三角骨或屈拇長肌肌腱有壓痛，是因為踝關節底屈引起踝關節後方疼痛，可認為是擠壓應力造成的疼痛，接著進行下列運動學方面的評估策略：

①踝關節的背屈受限 ➔ step 3 p.317

如果踝關節背屈時屈拇長肌肌腱的伸展性不足，會因為屈拇長肌肌腱施加更強烈的伸展應力。如果伸展應力讓屈拇長肌肌腱變成像腱鞘炎的狀態，就會增強踝關節底屈時，施加在三角骨周圍的擠壓應力或摩擦應力。因此有必要評估踝關節的背屈可動範圍，也為了確認屈拇長肌肌腱的伸展性。

②小腿三頭肌的肌力低下 ➔ step 3 p.319

足如果由屈拇長肌來代償小腿三頭肌的肌力低下，屈拇長肌肌腱會變成腱鞘炎一般的狀態。一旦變成這種狀態，就會增強踝關節底屈時施加在三角骨周圍的擠壓應力或摩擦應力。因此有必要評估踝關節底屈肌——也就是小腿三頭肌的肌力。

③踝關節的不穩定性 ➔ step 3 p.325

如果踝關節前方不穩定，踝關節底屈時距骨的運動會不穩定。在底屈運動中，因而增強距骨小腿關節後方處的擠壓應力，所以評估前方不穩定性很重要。

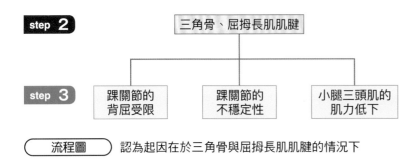

流程圖　認為起因在於三角骨與屈拇長肌肌腱的情況下

2 踝關節前方的疼痛

本項將按照各步驟統整說明。尤其 step 3 內容是講踝關節、足部整體，內容重複的將整合於章末〈 4 踝關節、足部運動學方面的評估〉說明。

step 1 怎樣的動作會疼痛？明確找出機械應力

思考施加於踝關節前方的機械應力有哪些，步行、跑步等踩地或跳躍著地時，會施加**擠壓應力**。此外，步行、跑步等蹬地或往上跳時，會在踝關節前方產生**伸展應力**。

雖說踝關節背屈時施加擠壓應力會產生疼痛，不過印象中在臨床上很多患者不管踝關節底屈還是背屈都會產生疼痛。

無論是擠壓應力還是伸展應力引起的疼痛，都可想見距骨小腿關節前方關節囊以及前距腓韌帶有問題。

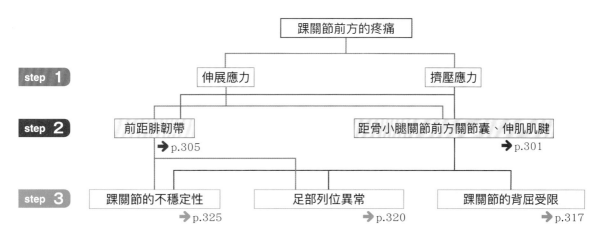

流程圖) 針對踝關節前方疼痛的評估策略

step 2 哪裡會疼痛？解剖學方面的評估策略

1）距骨小腿關節前方關節囊、伸肌肌腱

脛骨前肌	
起　　端：脛骨上外側2/3、骨間膜、小腿筋膜	
止　　端：內側楔骨與第一蹠骨底內側	
支配神經：腓深神經	
作　　用：踝關節背屈、內翻	

➜脛骨前肌
tibialis anterior m.

伸趾長肌

　起　　端：脛骨外髁、腓骨上側、小腿骨間膜、小腿筋膜

　止　　端：第二～五趾趾背腱膜

　支配神經：腓深神經

　作　　用：第二～五趾伸展、外翻

伸拇長肌

　起　　端：小腿骨間膜、腓骨中央

　止　　端：拇趾遠側趾骨底、近側趾骨底

　支配神經：腓深神經

　作　　用：踝關節背屈、拇趾伸展

距骨小腿關節前方關節囊與結締組織

距骨小腿關節前方關節囊：起於脛骨、腓骨的關節面，附著在距骨上

結締組織：踝關節前方關節囊的表層與伸肌肌腱之間，有脂肪墊及滑膜等結
　　　　　締組織存在

➡伸趾長肌
　extensor digitorum longus m.

➡伸拇長肌
　extensor hallucis longus m.

● 解剖學上產生疼痛的要因

　廣為人知的踝關節前方疼痛疾病是**踝關節前方夾擠**，其病理有貝瑟特氏病灶
（Bassett's lesion）以及軟組織夾擠（soft tissue impingement）兩種[29,30]。

①貝瑟特氏病灶（圖3-27）

　如果**貝瑟特氏韌帶**（前脛腓韌帶的遠端纖維束）因為挫傷受損，治癒過程中肥
厚、產生疤痕，踝關節背屈時會與距骨滑車反覆衝突牴觸。

②軟組織夾擠（圖3-28，29）

　位於距骨小腿關節前方的疏鬆結締組織由於肥厚、疤痕化，會被夾進距骨小腿
關節前方[31]。

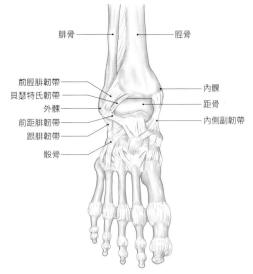

▶ 圖 3-27　貝瑟特氏韌帶

位於前脛腓韌帶遠端的多餘纖維束稱為貝瑟特氏韌帶。

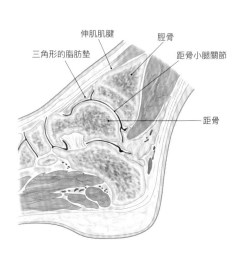

▶ 圖 3-28　距骨小腿關節前方的軟組織
（側面觀）

距骨小腿關節前方有三角形的脂肪墊位於
伸肌肌腱的深層。

脛骨的關節軟骨平均厚度為2.4mm（1.6～3.0mm），脛骨與距骨的關節軟骨以及脛骨與關節囊的距離各自為4.3mm（0.6～9.0mm）以及2.4mm（1.8～3.3mm）。前方關節裂隙處有個位於關節囊表層的三角形軟組織。這個三角形的軟組織是由滑膜以及位於滑膜下的脂肪與膠原蛋白所構成，背屈15°就會被夾進脛骨與距骨之間。

距骨小腿關節前方有時會形成**骨刺**，而前方關節囊則止於此生成骨刺部位的近端處，因此很難認定骨刺是由於關節囊的伸展應力所產生的。這個骨刺可能是解剖學上位於前方的軟組織受到夾擠之後的結果。

此外，腳趾的伸肌肌腱並沒有與這些結締組織緊緊結合，不過脛骨前肌或伸趾長肌的收縮，會讓通過距骨小腿關節前方的伸肌肌腱浮起。如此一來，前方關節裂隙的前方空間會變大，可想見結締組織會從關節面被往前拉出。

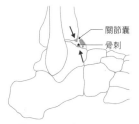

▶圖3-29　前方骨刺與關節囊的位置

骨刺會在比距骨小腿關節的關節囊附著處更深層的地方形成。

（根據Cerezal L, Abascal F, Canga A, et al: MR imaging of ankle impingement syndromes. AJR Am J Roentgenol 181: 551-559, 2003製成）

● 前方關節囊與伸肌肌腱下方結締組織的觸診（圖3-30）

在距骨小腿關節前方，伸肌肌腱深層以及關節囊表面有疏鬆結締組織存在。為了放鬆伸肌肌腱（脛骨前肌、伸拇長肌和伸趾長肌），要背屈距骨小腿關節並以外力維持，手指有如要滑進肌腱深層一般便可觸摸到。通常此處是柔軟的結締組織，不會發現特別僵硬或疼痛之處。

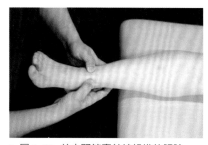

▶圖3-30　前方關節囊結締組織的觸診

● 脛骨前肌、伸趾長肌、伸拇長肌的觸診（圖3-31）

①脛骨前肌

脛骨前肌有踝關節背屈與足部旋後的作用，因此讓受檢者進行踝關節背屈與足部旋後運動，便可在距骨小腿關節前方的內側，觸摸到突起的脛骨前肌肌腱。沿著肌腱往近端、遠端觸診，便能觸摸到脛骨前肌。脛骨前肌的肌腹外側有伸趾長肌。為了知道兩者間的界線，要屈曲腳趾並固定住，強調足部旋後進行踝關節背屈，如此一來伸趾長肌很難收縮，就可以輕鬆觸摸到脛骨前肌的外緣。

②伸趾長肌、伸拇長肌

在距骨小腿關節前方，脛骨前肌的肌腱往外依序是伸拇長肌與伸趾長肌，背屈腳趾比較容易區分這兩條肌腱。接下來順著往近端、遠端處摸，伸拇長肌的肌腹位於脛骨前肌與伸趾長肌肌腹的深層，所以很難觸摸到。在觸診伸拇長肌之前，最好先觸摸到伸趾長肌。

觸診伸趾長肌時，指示受檢者以拇趾固定在屈曲位或伸展位的狀態下，進行第二～五趾的伸展運動。此時在距骨小腿關節附近找出伸趾長肌（肌腱）的肌肉收縮，再逐漸往近端觸診。

觸診伸拇長肌時，則將第二～五趾固定在屈曲位或伸展位，再進行拇趾的伸展運動，從距骨小腿關節高度往近端觸摸便可摸到肌腹。

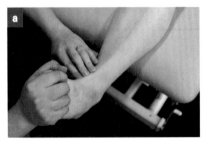
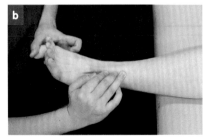
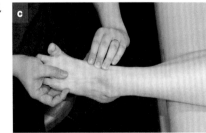

▶圖 3-31　脛骨前肌、伸趾長肌、伸拇長肌
　　的觸診

a：脛骨前肌。
b：伸趾長肌。
c：伸拇長肌。

● 從觸診及檢查結果能思考什麼？

　　如果踝關節背屈時產生疼痛，距骨小腿關節前方會壓痛，則懷疑是結締組織的夾擠造成疼痛。此外，也有必要確認各伸肌肌腱是否會收縮時疼痛。如果夾擠或伸肌肌腱的腱鞘炎惡化，有時踝關節底屈造成的伸展應力也會產生疼痛。此類情況要進行下列運動學方面的評估策略：

①踝關節的背屈受限 ➤ step 3 p.317

　　踝關節背屈運動時會在前方產生夾擠，因此便使得背屈受限。就背屈受限因素來說，夾擠是結果，不是其原因的情況也很多，所以有必要進行確認背屈受限因素的評估。

②踝關節的不穩定性 ➤ step 3 p.325

　　如果貝瑟特氏韌帶（前脛腓韌帶的遠端纖維束）因為挫傷受損，會形成貝瑟特氏病灶，產生踝關節前方的疼痛。因此有必要確認踝關節有無挫傷所引起的不穩定。此外踝關節不穩定有時也會誘發踝關節周圍肌肉過度同時收縮，可想見如此一來肌腱會過度使用，而產生了腱鞘炎。

③足部列位異常 ➤ step 3 p.320

　　距骨小腿關節背屈運動時，距骨必須要往上轉動、往後方滑動。如果足部列位異常，尤其後足部旋前，跟骨會底屈、旋前，因此距骨也會變成底屈（往下轉動、往前滑動）的狀態。

　　如果以這種列位異常負重位下，讓踝關節背屈，妨礙了距骨往後方滑動，有時會在前方產生夾擠，因此有必要評估足部列位。

　　再者，如果懷疑此處列位異常，藉由徒手或使用舟狀骨墊等物理性支撐足弓，來確認是否會產生前方夾擠也很重要。

距骨小腿關節前方關節囊、伸肌肌腱

step 3 　踝關節的不穩定性　　　足部列位異常　　　踝關節的背屈受限

流程圖　認為起因在於距骨小腿關節前方關節囊、伸肌肌腱的情況下

2）前距腓韌帶（圖3-32）

> **前距腓韌帶**
> 近端附著處：外髁前下端
> 遠端附著處：距骨頸部外側
> 機　　　能：踝關節底屈位時限制內翻、限制距骨往前方移動

➜前距腓韌帶
anterior talofibular ligament

● 解剖學上產生疼痛的要因

　　踝關節外側副韌帶中，**前距腓韌帶**最脆弱，因為**踝關節內翻挫傷**受損的頻率很高。這條韌帶在底屈位時會緊繃，因此體育活動中跳躍著地、踩到其他選手的腳等，踝關節底屈位下被強制內翻時便受損了。此外Fong團隊的報告指出，即使在轉換方向動作等輕度背屈位下，一旦強制距骨內轉，前距腓韌帶就會受傷[32]。在此類韌帶損傷的急性期或恢復階段，如果做踝關節底屈或轉向後外側等動作，對前距腓韌帶施加伸展應力就會疼痛。

　　除此之外，已知踝關節內翻挫傷中，有40～70%左右會轉變成慢性踝關節不穩定[33]。**慢性踝關節不穩定**中，有因為前距腓韌帶損傷妨礙了本體感覺，所以產生不穩定的說法[34]，以及因為距跟骨間韌帶等距下關節損傷，併發跗骨竇症候群所以造成不穩定的說法[35]。

　　跗骨竇症候群可想見是因為位於距下關節的距跟骨間韌帶受損所引起的。所謂**跗骨竇**，指的是位於踝關節前外側處、距骨與跟骨之間的空間。距跟骨間韌帶是位於距下關節運動軸上的韌帶，雖然尚未充分解開其機能為何，不過可想見跟膝蓋前十字韌帶一樣，負責穩定關節軸（圖3-33）。因此距跟骨間韌帶損傷，可說會讓距骨的動態變得不穩定[36]。

➜跗骨竇
tarsal sinus

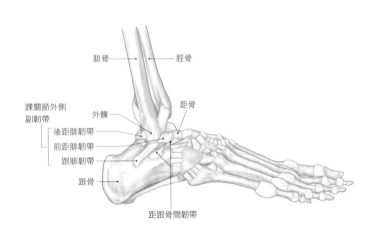

▶ 圖 3-32　踝關節外側副韌帶

踝關節外側副韌帶由前距腓韌帶、跟腓韌帶、後距腓韌帶三者所構成。

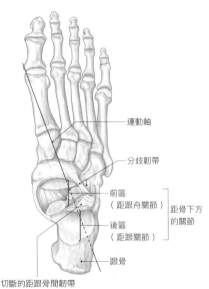

▶ 圖 3-33　距跟骨間韌帶

位於距下關節的距跟骨間韌帶，通過距下關節的運動軸附近，負責穩定運動軸，作用類似膝蓋的前十字韌帶。

　　由於慢性踝關節不穩定，引起距下關節運動異常，會使得踝關節運動脫離常軌。Chinn團隊表示，有慢性踝關節不穩定者，在跑步機上跑步時踝關節會過度內翻[33]。在這類強制踝關節底屈的狀態下，踝關節變成內翻，增強了施加於前距腓韌帶的伸展應力，因此可想見會誘發疼痛。

　　也就是說，前距腓韌帶損傷後產生的踝關節前方疼痛，可認為是①包含前距腓韌帶損傷引起滑膜炎在內的疼痛，②慢性踝關節不穩定造成踝關節異常的疼痛，以及③跗骨竇症候群引起的疼痛。

● 前距腓韌帶的觸診（圖3-34）

　　前距腓韌帶位於踝關節的前外側。受檢者將手指放在外踝與距骨頸部的連線上，讓受檢者踝關節內翻，便能觸摸到前距腓韌帶緊繃。

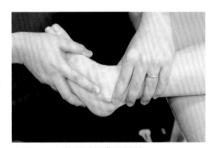

▶ 圖 3-34　前距腓韌帶的觸診

● 前距腓韌帶的測試

前扯測試（圖3-35）

・檢查姿勢：受檢者坐著或者伸腿坐，讓膝關節輕度屈曲。
・操作：施檢者一手握住受檢者小腿遠端處，另一手抓住跟骨，將跟骨往前方拉扯。

- 判斷：如果跟骨往前移動距離大，無法獲得前距腓韌帶的終末感覺，或者在前距腓韌帶處產生疼痛，即為陽性。
- 機能分析：如果前距腓韌帶有損傷，無法限制距骨往前移動，就會產生不穩定。
- 注意：距骨往前移動會受到前距腓韌帶與前脛距韌帶的限制，因此施行評估前距腓韌帶損傷的前扯測試時，伴隨距骨內轉的前扯測試較容易誘發不穩定。

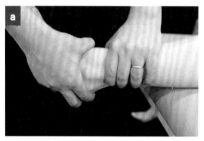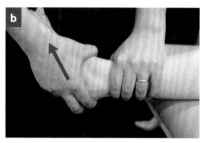

▶圖3-35　前扯測試

a：開始姿勢。
b：往前拉動時。

內翻應力測試（圖3-36）

- 檢查姿勢：受檢者坐著或伸腿坐，輕度屈曲膝關節。
- 操作：施檢者一手握住受檢者小腿遠端處，另一手抓住腳背，讓踝關節內翻。
- 判斷：如果踝關節內翻的可動性變大，無法獲得前距腓韌帶的終末感覺，即為陽性。或者在前距腓韌帶處產生疼痛，也是陽性。
- 機能分析：如果前距腓韌帶或跟距韌帶損傷，會無法限制距骨內翻，因此產生不穩定。
- 注意：內翻應力測試是強制做出受傷姿勢的測試，因此要注意會產生疼痛。尤其在急性期，有因為內翻應力測試增強疼痛的風險，所以不實施。

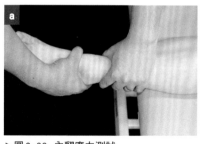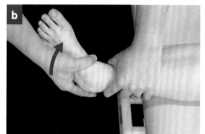

▶圖3-36　內翻應力測試

a：開始姿勢。
b：內翻時。

● 從觸診及檢查結果能思考什麼？

根據不穩定性檢查的結果，可評估有無前距腓韌帶的損傷及其狀態。

在前距腓韌帶損傷的急性期踝關節底屈，會對前距腓韌帶施加伸展應力，因此產生疼痛。這種情況下，應該要限制底屈，等待前距腓韌帶修復。

另一方面，前距腓韌帶損傷慢性化之際，有時也會因為底屈運動產生疼痛。這種情況下則懷疑是下列運動學方面的要因：

①踝關節的不穩定性 → step 3 p.325

如果代償踝關節內翻不穩定性的腓骨長肌、腓骨短肌無法充分發揮機能，踝關節底屈運動時會內翻，對前距腓韌帶施加伸展應力，因此有必要檢查腓骨長肌、腓骨短肌的機能。

②足部列位異常 → step 3 p.320

除了距骨小腿關節內翻，距骨內轉也會對前距腓韌帶施加伸展應力。而跟骨過度旋後時，複合了前足部內收、旋前及腳趾屈曲的**迴力鏢足**會增強距骨內轉，因此造成問題（**圖3-37**）。如果這種足部以負重位進行踝關節底屈運動，距骨會旋後，大多由小趾球負重。此外，也有患者是距骨旋後，像要強調拇趾球負重一般將前足部旋前，所以必須要注意。

→迴力鏢足
boomerang foot

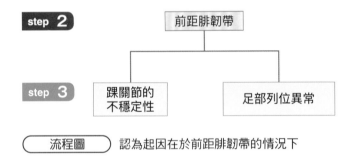

step 2　前距腓韌帶

step 3　踝關節的不穩定性　　足部列位異常

流程圖　認為起因在於前距腓韌帶的情況下

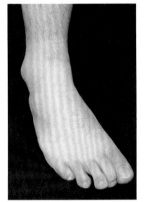

▶圖3-37　迴力鏢足

3 足底的疼痛

本項將按照各步驟統整說明。尤其 step 3 內容是講踝關節、足部整體，內容重複的將整合於章末〈4 踝關節、足部運動學方面的評估策略〉說明。

step 1 怎樣的動作會疼痛？明確找出機械應力

施加於足底的疼痛大多是在負重下產生，因此容易認為原因在於負重造成的**擠壓應力**，不過也有必要考慮其他種類的機械應力。尤其位於足底的肌肉、肌腱及韌帶為了維持足弓結構發揮強大的張力，負重便施加了**伸展應力**。單純因為擠壓應力產生疼痛的，有步行中的初期著地等情況。

如果是伸展應力引起疼痛，要懷疑問題在於足底腱膜或脛神經等等。

如果是擠壓應力引起疼痛，則可想見問題在於足跟脂肪墊、足底腱膜、脛神經。

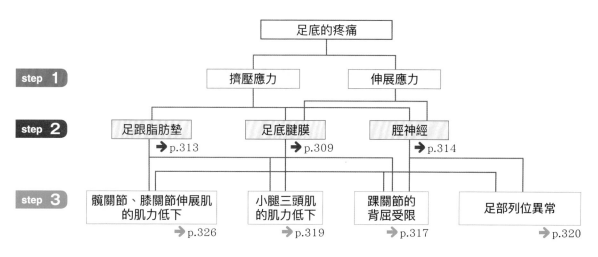

流程圖 針對足底疼痛的評估策略

step 2 哪裡會疼痛？解剖學方面的評估策略

1）足底腱膜（圖3-38）

足底腱膜	
起　　端	跟骨粗隆內側突起
止　　端	第一～五趾的近側趾骨、底側韌帶
作　　用	維持足弓

➡足底腱膜
plantar aponeurosis

➡屈趾短肌
flexor digitorum brevis m.

➡外展小趾肌
abductor digiti minimi m.

➡外展拇肌
abductor hallucis m.

屈趾短肌

起　　端：跟骨粗隆下方

止　　端：第二～五趾蹠骨底

支配神經：內蹠神經

作　　用：第二～五趾近端趾間關節（PIP）、蹠趾關節（MTP）屈曲

外展小趾肌

起　　端：跟骨粗隆外側突起、外側足底肌間中隔、足底腱膜

止　　端：第五近側趾骨底（偶爾在第五蹠骨底）

支配神經：外蹠神經

作　　用：小趾近端趾間關節外展與屈曲、小趾的蹠趾關節外展與屈曲、支撐外側縱足弓

外展拇肌

起　　端：跟骨隆起的內側處、屈肌支持帶、足底腱膜、舟狀骨粗隆近側趾骨底內側

止　　端：經過拇趾的內側種子骨止於拇趾

支配神經：外蹠神經

作　　用：拇趾外展、拇趾的蹠趾關節屈曲

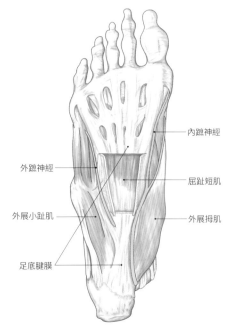

▶圖 3-38　足底腱膜與第一層的屈肌群

足底到足跟脂肪墊深層有足底腱膜存在，而外展拇肌、屈趾短肌、外展小趾肌又位於足底腱膜的深層。

● 解剖學上產生疼痛的要因

　　覆蓋足底屈肌群、中央處厚實的腱膜組織稱為**足底腱膜**。足底腱膜起於跟骨內側突起，跨越蹠趾關節，止於各趾骨的近側趾骨底面。體重施加於足部時，足底腱膜有維持三個足弓的作用。此外，步行的站立期後半腳跟一離地，腳趾會伸展，因此蹠趾關節的伸展，會捲起足底腱膜，提高前足部的韌性（**絞盤機轉**，圖3-39）。所以步行或跑步等使足底腱膜承受強烈的伸展應力，會引起疼痛，這種狀態稱為**足底腱膜炎**。

　　足底腱膜的跟骨附著處，可觀察到與阿基里斯腱等相同，都是含有纖維軟骨層的四層結構。病理組織影像中，淺層主要是軟骨下骨板的破壞以及伴隨著血管進入，不過深層主要是軟骨細胞聚積、軟骨細胞外基質增加、潮標（tide-mark，鈣化層與未鈣化層間界線）不清晰的附著處纖維軟骨變性，類似於變形性關節炎的變化[37,38]。也就是說，可推測在跟骨附著處，除了有足底腱膜造成的牽拉應力，還有負重所施加的擠壓應力[39]。

　　有報告指出，與足底腱膜炎發病的危險因素最有關聯的是，①長時間站立工作，②肥胖（身體質量指數BMI＞30），以及③踝關節的背屈受限[40]。此外，Patel團隊也發表報告提到，足底腱膜炎患者中，可見到踝關節背屈受限的比例高[41]。這可認為是因為負重位下踝關節背屈時，跟骨前傾的緣故。此外在筆者的研究中，扁平足患者在負重位下進行踝關節背曲運動，也會表現出跟骨前傾的情況[42]。

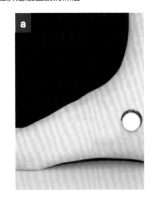

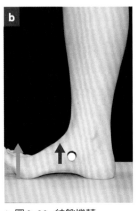

▶圖 3-39　絞盤機轉

如果從靜止站位（a）伸展腳趾（b），舟狀骨的位置會上升。

也就是說，可將**足底腱膜炎**⇔**扁平足**⇔**踝關節的背屈受限**視為一個組合，必須要考慮如何解除機械應力。

● 足底腱膜、屈趾短肌、外展小趾肌與外展拇肌的觸診（圖3-40）

足底腱膜的跟骨附著處從跟骨內側突起往第一～五趾行走，寬約1cm。壓迫足跟脂肪墊，從足底觸摸到跟骨粗隆的前端後，再以外力伸展腳趾，逐漸觸摸到足底腱膜的深層。如果分別摸到足底腱膜的內緣與外緣，那麼位於內緣內側的肌腹是外展拇肌；位於外緣外側的肌肉則是外展小趾肌。此外，位於足底腱膜深處的肌肉是屈趾短肌。

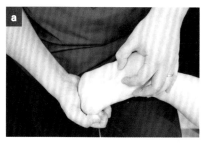
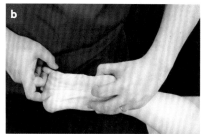
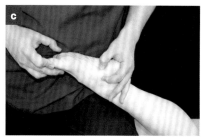

▶ 圖3-40　足底腱膜、屈趾短肌、外展小趾肌、外展拇肌的觸診

a：足底腱膜、屈趾短肌。
b：外展小趾肌。
c：外展拇肌。

● 足底腱膜的誘發疼痛測試

絞盤測試（圖3-41）

- 檢查姿勢：受檢者伸腿坐，輕度屈曲膝關節，踝關節底背曲0°。
- 操作：施檢者一手抓住蹠骨，另一隻手強制伸展腳趾。
- 判斷：如果蹠趾關節抗拒伸展的感覺強烈，或者足底腱膜很緊繃，即為陽性。
- 機能分析：伸展蹠趾關節，會對足底腱膜施加伸展應力。要掌握足底腱膜的張力情況。
- 注意：要確實壓住蹠骨底側再施行測試。如果足底腱膜張力亢進，也會產生蹠骨底屈。

此外，只有拇趾能定量腳趾的伸展可動範圍，因此視需要來測量可動範圍。確認左右差異很重要，不過兩腳都有問題的患者也很多，所以必須充分練習，感受正常的張力。

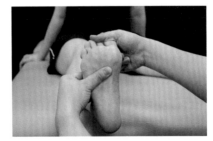

▶圖 3-41 絞盤測試

● 從觸診及檢查結果能思考什麼？

如果絞盤測試陽性，負重時足底腱膜部分產生疼痛，可認為是對足底腱膜施加伸展應力產生的疼痛。增強對足底腱膜施加伸展應力的原因，要懷疑下列運動學方面的要因：

①髖關節、膝關節伸展肌的肌力低下 ➜ step 3 p.326

跑步或跳躍等動作中，如果髖關節、膝關節伸展肌的肌力低下，為了維持支撐力矩（＝髖關節伸展力矩＋膝關節伸展力矩＋踝關節底屈力矩），會增加踝關節底屈力矩。踝關節底屈力矩是小腿三頭肌等踝關節底屈肌與腳趾底屈肌發揮的力矩總和，因此有時會讓腳趾屈肌群的肌肉張力亢進。而足底腱膜也會隨之緊繃，增加伸展應力，便產生了疼痛。

②小腿三頭肌的肌力低下 ➜ step 3 p.319

踝關節底屈力矩是小腿三頭肌等踝關節底屈肌與腳趾底屈肌發揮的力矩總和，因此如果小腿三頭肌的肌力低下，足底腱膜會代償性地提高張力，增加伸展應力，便產生了疼痛。

③踝關節的背屈受限 ➜ step 3 p.317

如果踝關節的背屈受限，為了讓小腿前傾，會代償性地降低足弓，好讓小腿前傾。所以降低足弓便在足底腱膜處產生了伸展應力。

④足部列位異常 ➜ step 3 p.320

內側縱足弓低下的扁平足會拉伸足底腱膜，因此增強了施加於足底腱膜的伸展應力，產生疼痛。

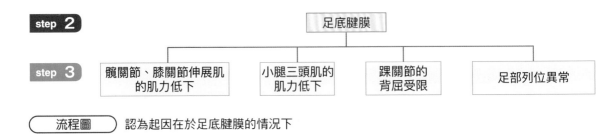

step 2 　　　　　　　　　　　　　足底腱膜

step 3 　　髖關節、膝關節伸展肌　　小腿三頭肌的　　踝關節的　　　　足部列位異常
　　　　　　的肌力低下　　　　　　肌力低下　　　背屈受限

流程圖 　認為起因在於足底腱膜的情況下

2）足跟脂肪墊

● 解剖學上產生疼痛的要因

足跟脂肪墊（heel pad）是包覆跟骨足底面的結締組織。足跟脂肪墊雖然是皮下組織，但不同於上肢或腹部的皮下組織，有著蜂巢狀的脂肪組織、膠原纖維性的緻密結締組織形成的小腔室，以及填滿其中的纖維脂肪組織聚合體，由前述三者所構成。小腔室的腔壁（chamber）附著在足底腱膜以及真皮層，由發達的血管網供給養分。腔壁是由位於淺層的微腔室（microchamber，MIC）與**位於深層的巨腔室**（macrochamber，MAC）所構成的[43,44]。微腔室與巨腔室都是脂肪組織，具有緩衝施加於跟部力量的機能，不過對負重負擔的緩衝機能是巨腔室較高[45]。另一方面，Lin團隊的報告指出，在自覺跟部疼痛一年以上，能見到足底腱膜肥厚的患者身上，微腔室、巨腔室的硬度都比正常人還要高[46]。

過度使用、反覆的細微損傷、急性損傷都會使足跟脂肪墊受到傷害，如果緩衝壓力機能或其深層組織的保護機能低下，會引起足跟脂肪墊症候群（heel pad syndrome）、足底腱膜炎或跟骨的疲勞性骨折。

● 足跟脂肪墊的觸診

要一邊壓迫跟骨的內側、外側、正中央來觸診足跟脂肪墊。為了鑑別位於脂肪墊深層的足底腱膜、外展拇肌、外展小趾肌，確認沒有這些組織的部位是否會壓痛很重要。

● 針對足跟脂肪墊的激痛組織判斷測試

並沒有鑑別足跟脂肪墊引起跟部疼痛的檢查。為了鑑別跟部疼痛與足底腱膜炎，要施行激痛組織判斷測試。

激痛組織	足跟脂肪墊
目標症狀	跟部疼痛
方法	使用25mm寬的伸縮性肌內效貼布，從拇趾球外側往跟骨內側拉並貼住。再有如將足跟脂肪墊集中在腳跟下方一般，從腳跟後方往外側貼。從外側橫越跟骨前方，像要朝向舟狀骨橫走一般貼上貼布。
判斷	如果站立時改善了跟部疼痛，可想見有足跟脂肪墊的影響。
機能分析	藉由這種貼紮技術增加足跟脂肪墊的厚度，便能提高緩衝性。
注意	有時足跟脂肪墊炎與足底腱膜炎會混雜在一起。雖然貼紮也能減輕足底腱膜的疼痛，但如果腳趾伸展時會疼痛，要考慮是源自足底腱膜的疼痛。

● 從觸診及檢查結果能思考什麼？

如果符合下列三點：觸診時跟部會壓痛、負重時疼痛增強、足底腱膜伸展等不會疼痛，則考慮是對足跟脂肪墊施加擠壓應力產生的疼痛，要懷疑下列運動學方面的要因：

①踝關節的背屈受限 → step 3 p.317

如果踝關節的背屈受限，小腿前傾不足，因此重心往後移動，便增強了施加於跟部的擠壓應力。此外，腳跟離地慢的步行也會增強施加於跟部的擠壓應力，因此有必要評估踝關節背屈受限的情況。

②髖關節、膝關節伸展肌的肌力低下 → step 3 p.326

為了提高重心，需要髖關節、膝關節伸展肌的活動。而用於抬高重心的支撐力矩可認為是髖關節、膝關節的伸展力矩加上踝關節底屈力矩的總和，所以如果該肌肉活動低下，會增加施加於跟部的擠壓應力。

③小腿三頭肌的肌力低下 → step 3 p.319

踝關節底屈肌的活動與髖關節、膝關節伸展肌活動一起都是抬高重心所需要的，因此如果小腿三頭肌的肌力低下，抬高重心的力量減弱，便增加了施加於跟部的擠壓應力。

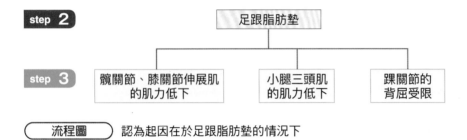

流程圖　認為起因在於足跟脂肪墊的情況下

3）脛神經（圖3-42）

脛神經
　起始分節：L4～S3
　支配領域：肌肉：腓腸肌、比目魚肌
　　　　　　皮膚：從小腿後側到腳背
內蹠神經
　起始分節：L4～S3
　支配領域：肌肉：外展拇肌、屈趾短肌
　　　　　　皮膚：拇趾外側、食趾內側、小趾以
　　　　　　　　　外的腳背
外蹠神經
　起始分節：L4～S3
　支配領域：肌肉：外展小趾肌、足底方肌
　　　　　　皮膚：小趾

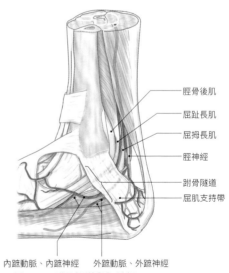

▶ 圖 3-42　跗骨隧道與脛神經
脛神經與後脛動脈一起通過屈肌支持帶的深層。

● 解剖學上產生疼痛的要因

脛神經在大腿處從坐骨神經分枝出來，走小腿近端處潛進比目魚肌深層，沿著小腿後方往下走。之後與脛骨後肌肌腱、屈拇長肌肌腱和屈趾長肌肌腱一起通過內踝後方。這部分被延續自小腿深筋膜的屈肌支持帶覆蓋著，稱為**跗骨隧道**。接著在跗骨隧道內，或者比跗骨隧道更近端處分枝為**內蹠神經、外蹠神經**與**內側跟骨枝**，繞進足底[47]（圖3-43）。而內蹠神經、外蹠神經在這繞進足底的部分通過外展拇肌的深層。

也就是說，脛神經在通過比目魚肌深層（**比目魚肌弓**〔soleus arcade〕）、跗骨隧道處是解剖學上的狹窄處，而內蹠神經、外蹠神經在跗骨隧道、外展拇肌的深層部分也是解剖學上的狹窄處，容易承受擠壓應力與摩擦應力。因此構成解剖學上狹窄處的**比目魚肌、外展拇肌**或**小腿深屈筋膜**如果張力亢進，或者存在變異肌，會產生絞扼性神經障礙，在神經支配領域的腳底或跟部引起麻痺或疼痛。

● 脛神經的觸診

脛神經伴隨著後脛動脈、後脛靜脈行走，因此觸摸後脛動脈的脈搏來確認脛神經的位置。

● 脛神經的壓迫測試

止血帶測試（圖3-44）

- 檢查姿勢：受檢者仰臥。
- 操作：在受檢者小腿遠端～踝關節處綁上血壓計的氣囊，充氣直到收縮期血壓稍微上升，等待1～2分鐘。
- 判斷：如果腳底的麻痺或疼痛出現或增強，即為陽性。
- 機能分析：壓迫跗骨隧道處縮小跗骨隧道，會增強疼痛。
- 注意：如果過度壓迫，正常人也會出現疼痛，因此有必要視情況比較左右差異。

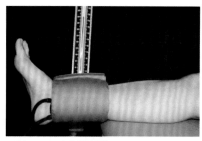

▶圖3-44 止血帶測試

→脛神經
　tibial nerve

→跗骨隧道
　tarsal tunnel

→內蹠神經
　medial plantar nerve

→外蹠神經
　lateral plantar nerve

→內側跟骨枝
　medial calcaneal branches

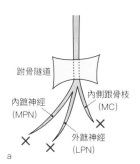

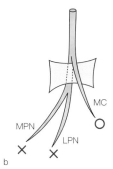

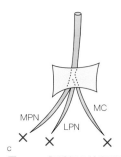

▶圖3-43 脛神經分枝與跗骨隧道的相對位置

分枝形態因人而異，出現症狀的範圍因此不同。b只有內側跟骨枝通過屈肌支持帶表層，因此不會出現跟部麻痺。

脛神經類狄內勒氏徵象（Tinel-like sign）

- 檢查姿勢：受檢者仰臥或俯臥。
- 操作：施檢者抓住受檢者跗骨隧道，用叩診槌敲打脛神經。
- 判斷：如果腳底或踝關節內側出現放射痛，即為陽性。
- 機能分析：敲打會刺激脛神經，因此出現疼痛。
- 注意：放射痛的出現，可認為是因為末梢神經損傷，造成受損神經進行再生的結果。

● 從觸診及檢查結果能思考什麼？

可以確認對脛神經施加擠壓應力，會在腳底產生疼痛。接下來，思考為什麼脛神經會受到壓迫，結果可能與構成跗骨隧道的屈肌支持帶緊繃，以及跗骨的列位異常有關。也就是說，如果因為對脛神經施加擠壓應力使得腳底處產生疼痛，有必要評估下列兩點運動學方面的要因：

①踝關節的背屈受限 ➔ step 3 p.317

構成跗骨隧道的**屈肌支持帶**，是延續自小腿屈筋膜的結締組織性被膜。如果小腿屈肌群張力亢進，屈肌支持帶也會跟著緊繃，因此有必要評估踝關節的背屈受限情況。

➔屈肌支持帶
flexor retinaculum

②足部列位異常 ➔ step 3 p.320

在增強旋前的**扁平足**中，屈肌支持帶的跟骨附著處會往外側移動，因此屈肌支持帶與距骨、跟骨的間距變狹窄，所以扁平足作為增強施加於脛神經擠壓應力的要因，有必要評估。

➔扁平足
flatfoot

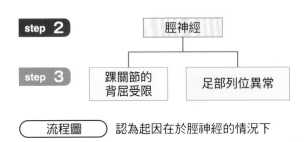

step 2　　脛神經

step 3　　踝關節的背屈受限　　足部列位異常

（流程圖）認為起因在於脛神經的情況下

4 踝關節、足部運動學 方面的評估策略

本項將統整說明踝關節、足部的 step 3 運動學方面的評估策略。

step 3 為什麼會疼痛？運動學方面的評估策略

1）踝關節的背屈受限

踝關節的背屈受限，容易頻繁地引起問題。這不僅是因為進行蹲下等地板動作時需要大的可動範圍，更是因為踝關節背屈運動使得小腿前傾，如此便能讓重心往前移動，而眾多移動或體育動作都需要背屈可動範圍。

接下來將介紹以往背屈程度定量化的測量方法，以及明確找出限制因素的評估方法。

①以膝關節伸展位進行踝關節背屈

以膝關節伸展位進行踝關節背屈運動，可以伸展到所有作用於踝關節屈曲的肌肉。

尤其跨越膝關節的雙關節肌——**腓腸肌**，膝關節在伸展位時比在屈曲位更能伸展到，因此藉由比較膝關節伸展位與屈曲位下的可動範圍，可評估與腓腸肌有無關聯（圖3-45）。

→腓腸肌
gastrocnemius m.

此外，阿基里斯腱存在著扭轉的結構，因此腓腸肌內側頭在旋後位時更會被拉伸[9]。腓腸肌撕裂傷好發於內側頭，因此懷疑是腓腸肌撕裂傷造成內側頭伸展性低下時，最好以旋後位評估踝關節背屈可動區域，以及當下的伸展痛。

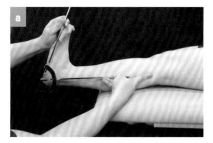
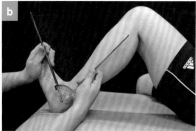
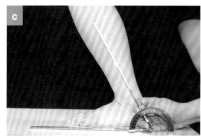

▶圖3-45 膝關節屈曲位、伸展位、負重位時的踝關節背屈角度

a：膝關節伸展位。
b：膝關節屈曲位。
c：負重位。

②屈拇長肌、屈趾長肌、腓骨短肌

　　如果膝關節屈曲位時可見到踝關節背屈受限，要懷疑與比目魚肌、屈拇長肌、屈趾長肌、腓骨短肌等有關。尤其**屈拇長肌**在小腿後側會通過距骨小腿關節後方，因此如果該肌肉縮短，背屈運動時容易限制距骨往後方滑動。此外**屈趾長肌**與**腓骨短肌**雖然有踝關節底屈的

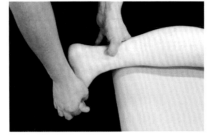

▶圖3-46　屈趾長肌與屈拇長肌的滑動性

作用，不過兩者肌腱各自通過距骨的內側、外側，因此比屈拇長肌更難變成限制因素。然而屈趾長肌、腓骨短肌與屈拇長肌相鄰，如果屈拇長肌與屈趾長肌、屈拇長肌與腓骨短肌之間的滑動性低下，屈拇長肌的伸展性會低下，結果產生背屈限制。

　　屈拇長肌的影響要從伸展拇趾姿勢下的踝關節角度，以及沒有伸展拇趾狀態下的踝關節角度來比較。如果伸展拇趾時可動範圍限制變強，加上有左右差異，可認為有屈拇長肌縮短的情況。此外，評估屈趾長肌與腓骨短肌之間的滑動性時，要將手指放在肌肉間，藉由伸展拇趾促使屈拇長肌往遠端滑動，便可帶出結締組織之間的滑動性（圖3-46）。之後再測量施行手技前後的可動範圍，探討對腓骨短肌、屈趾長肌的影響。

③比目魚肌

　　比目魚肌是在踝關節背屈時受到拉伸的單關節肌。如果即使改變膝關節或腳趾姿勢，關節可動範圍也沒有變化，則懷疑是比目魚肌的伸展性低下。然而前述情況也可能是踝關節囊或阿基里斯腱下脂肪墊的攣縮，所以不僅要測量踝關節的可動範圍，詳細詢問當下出現疼痛及伸展感的部位等也很重要。

④負重位下的踝關節背屈（圖3-45c）

　　測量負重位下的背屈可動範圍也很重要。雖然能確認非負重位時踝關節運動範圍本身，不過一變成負重位，會產生足部的骨頭運動，也就影響到踝關節的運動了。

　　Lundgren團隊測量步行中的足部運動，表示比起距骨小腿關節的可動範圍，足弓的沉降對小腿前傾更有貢獻[48]。

　　在筆者的研究中，無論是正常腳部也好，扁平足也好，如果以負重位背屈踝關節，跗骨都會一邊旋前一邊往前方移動。然而正常腳部比起扁平足，往內側的移動量較大，而扁平足則是往前方的移動量變大[49]。這種扁平足患者身上的骨頭運動，會伴隨著踝關節背屈，限制了距骨往後方移動，因此如果扁平足在負重位下踝關節背屈受限，有必要探討內側縱足弓的支撐引起的背屈角度是否有變化。

⑤測量踝關節底屈的可動範圍

　　以往測量踝關節底屈可動範圍的方法中，基本軸為腓骨，移動軸為第五蹠骨。然而踝關節是距骨小腿關節與距下關節的複合體，如果採用以往的方法，會將跗橫關節與跗蹠關節的可動性混雜在一起測量。渡邊團隊發表報告指出，除了使用以往的方法，再加上將跟骨底面結合移動軸，測量後足部的可動範圍，如此施行的後足部測量法是有用的[50]。此外，根據渡邊團隊的測量，以往方法的平均可動

▶屈拇長肌
flexor hallucis longus m.

▶屈趾長肌
flexor digitorum longus m.

▶腓骨短肌
peroneus brevis m.

▶比目魚肌
soleus m.

範圍約為60°，而用後足部測量法的平均可動範圍則約為45°。日本骨科學會、日本復健醫學會的《關節可動範圍表示及測量法》中，踝關節底屈的參考可動範圍是45°。因此可想見重要的是，即使以往方法的可動範圍值為45°，也要測量左右差異，比較後足部法與以往方法的測量結果。

運動治療的重點

針對踝關節背屈受限，有必要明確找出限制因素並治療。如果沒有找出確切原因就胡亂伸展底屈肌，結果很難改善可動範圍。尤其如果是肌肉間滑動性不良限制了可動範圍，重要的是直接觸摸肌肉間同時活動肌肉才會有效果。

2）小腿三頭肌的肌力低下

踝關節底屈肌在走路或跑步時會控制將身體重心往前移，是除了促使重心往上移的重要作用。步行的站立中期到站立末期產生**腳踝滾動**（ankle rocker）與**前足滾動**（forefoot rocker）時，會產生小腿前傾（踝關節背屈運動），這是利用重力讓小腿往前倒，不過控制小腿前傾的是**小腿三頭肌**。

根據Perry團隊的研究，將腳跟抬到最高的運動當成100%時，需要**腓腸肌**78%的高度肌肉活動，而**比目魚肌**則需要86%的高度肌肉活動，顯示小腿三頭肌，尤其比目魚肌肌肉活動的重要性[51]。比目魚肌的離心性收縮不足，將難以穩定地控制小腿前傾，因此股四頭肌或大腿後肌群的活動就會提高。由此可想見會在變形性膝關節炎中出現明顯的股四頭肌、大腿後肌群與腓腸肌同時收縮[52]。這種小腿三頭肌的肌力低下，影響的不僅是踝關節，也會大大影響到膝關節、髖關節的肌肉活動。

根據《新‧徒手肌力測試法》（第9版）[53]，踝關節底屈肌力的評估法寫著「單腳站立下，如果能墊腳尖抬高腳跟25次，則評為階段5」。這種墊腳尖抬高腳跟25次的動作，會帶出踝底屈肌最大肌肉活動量的60%，將正常人平均能重複一組25次的次數換成分數[54]，基本上是2分。正常步行中約需要最大肌力的25%[55]，相當於反覆墊腳尖5～10次的運動。無法做到這種程度的患者，每一步都要用到本人的最大肌力，所以會因為疲勞很難持續正常的步行。

小知識！

腳踝滾動與前足滾動
指站立中期以後產生的踝關節背屈運動，以及在站立中期產生的腳趾背屈運動。

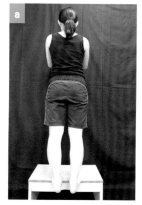

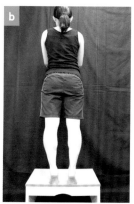

▶ 圖3-47 小腿三頭肌的訓練

運動治療的重點

走路或跑步中，無論有無產生踝關節背屈運動，腓腸肌的收縮都呈現出肌纖維束長度不變的等長性收縮。這可認為是利用肌腱或筋膜等非收縮組織彈性的關係，因此肌力訓練時，也最好背屈踝關節，進行等長性收縮來訓練肌力（**圖3-47**）。

3）足部列位異常

評估足部列位時，要測量**內側縱足弓、外側縱足弓、橫足弓**，以及**拇趾的外翻角度**。足弓結構在分散施加於足部的負重應力方面很重要。

Lundgren團隊的報告指出，從步行中為了促使小腿前傾的運動學（kinematics）來看，內側縱足弓降低比距骨小腿關節更加重要[48]。也就是說，足弓需要具備維持弓狀結構的韌性，以及能因為負重彎曲的柔軟性，這兩種機能性要素。

此外筆者針對會引起內側縱足弓低下這種足部列位問題的**內脛壓力症候群**（MTSS）進行研究，發現前足部橫足弓的柔軟度，與內側縱足弓的列位同時會影響到疼痛的產生[56]。

也就是說，顯示了評估足部列位時的二個必要性：①要將足部分為前足部、中足部、後足部，不僅觀察內側縱足弓，也要觀察橫足弓與外側縱足弓；②不僅靜態時，也要探討負重及動作時列位間的關聯（**表3-2**）。

> **小知識！**
>
> 內脛壓力症候群
> medial tibial stress syndrome (MTSS)
> 代表性的跑者障礙，病理為跑步的緣故在脛骨內側引起疼痛。

●表3-2　足部列位之評估

檢查名稱	測量檢查姿勢	測量方法	正常範圍
後足部的評估			
腿跟角	站立	跟骨長軸與阿基里斯腱延長線形成的角度	3～5°
跟部角	站立	冠狀面上往地板的垂直線與跟骨長軸形成的角度	−5°～5°
中足部的評估			
內側縱足弓高度比	站立	地面到舟狀骨的高度，除以跟骨後方到拇趾前端長度的百分比	男性：15.0～16.4% 女性：12.4～14.6%
舟狀骨滑落測試	補正到距下關節中間位的站姿與自然站姿	地面到舟狀骨的高度	＜10 mm
舟狀骨內移測試	補正到距下關節中間位的站姿與自然站姿	舟狀骨粗隆往內側的位移量	7 mm（0～9 mm）
前足部的評估			
橫足弓長度比	站立	測量到第一～五蹠骨頭的距離，算出腳長的百分比	不明

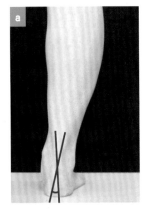
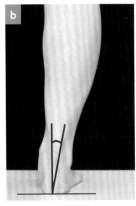

▶ 圖3-48　腿跟角（a）與跟部角（b）

①後後足部的評估

跟骨長軸與阿基里斯腱長軸形成的角度稱為**腿跟角**（圖3-48a），正常範圍在3°～5°。此方法能簡單測量跟骨的傾斜程度，但跟骨不只傾斜，也可能受到小腿三頭肌，尤其腓腸肌發達程度的影響而改變測量值。那麼，測量跟骨長軸與垂直地面的法線形成的角度（**跟部角**），可想見誤差比較少（圖3-48b）。然而無論哪種方法，都不是直接測量距下關節形成的角度（距骨與跟骨的關聯），還請各位注意。

②中足部的評估

一般大多會測**內側縱足弓高度比（足弓高度比）**（圖3-49）。然而如果有腳趾變形等情況，腳長產生變化，這個測量法就有產生誤差的問題，標準值隨報告者有所不同。清水團隊針對43例扁平足患者以X光影像進行評估並探討其關聯性，其報告指出足弓高度比男性標準值為15.0～16.4%，女性標準值則是12.4～14.6%[57]。

另一方面，以往靜止站姿測量足弓，會有無法反映走路或跑步中足弓動態變化的問題。因此後來開發了測量保持距下關節中間位站姿與自然站姿下，兩者舟狀骨高度變化的方法（**舟狀骨滑落測試**〔navicular drop test〕，圖3-50），以及測量舟狀骨往內側位移（**舟狀骨內移測試**〔navicular drift test〕，圖3-51）的方法。舟狀骨滑落測試從再現性來看，有如何決定距下關節中間位、如何定義50%負重的問題[58,59]，沒有其他更簡便的方法了。由於舟狀骨滑落測試與步行等動態列位變化呈中等程度相關[60]等原因，還是較為頻繁使用的方法。而舟狀骨內移測試方面，位移量少，再現性也有問題，標準值訂為7mm[58]。無論採用哪種方法，解釋測量值時都需要慎重地確認左右差異，以及與其他參數間的相關性等等。

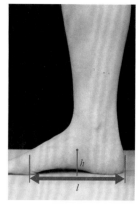

▶ 圖3-49 足弓高度比

舟狀骨的高度（h）除以第一蹠骨頭～跟部的距離（l）後得出的百分比，不會受到腳趾變形的影響。

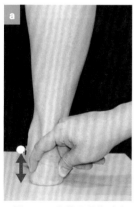
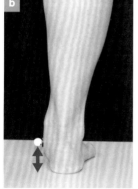

▶ 圖3-50 舟狀骨滑落測試

a：測量跟骨旋前／旋後中間位下的舟狀骨高度。
b：測量自然站姿時舟狀骨的高度。

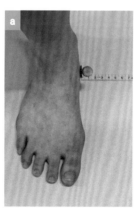
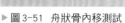

▶ 圖3-51 舟狀骨內移測試

a：距下關節中間位。
b：自然站姿。
測量從a到b時，舟狀骨往內側的位移量。

③前足部的評估

　　評估前足部，測量**橫足弓長度比**的方法廣為人知[61]。此測量與根據X光影像判斷闊足的結果相關，但沒有設定標準值。不僅如此，此測量使用前足部負重前後的測量值差異，具有高可信度，能測量前足部橫足弓的柔軟度[62.63]（**圖3-52**）。

④足部整體的評估

【足部姿勢量表六項版（FPI-6）】

　　這是將足部外觀分成六個項目，每個項目分數-2～2分，加總後共計5階段（標準足、旋前足、過度旋前足、旋後足及過度旋後足）的評估方法（**表3-3、4**）。此方法的優點為再現性高，不僅能反映靜態時的列位，也能中等程度反映步行中的踝關節列位[64.65]。

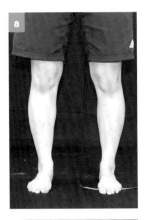

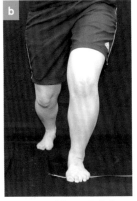

▶ 圖3-52 橫足弓長度比

a：自然站姿。

b：小腿最大前傾位。

● 表3-3　足部姿勢量表六項版（FPI-6）判斷基準

分數	−2	−1	0	1	2
1. 距骨頭	內側觸知✕ 外側觸知○	內側觸知△ 外側觸知○	內側觸知△ 外側觸知△	內側觸知○ 外側觸知△	內側觸知○ 外側觸知✕
2. 外髁上下的曲線	下側比上側凸出（水平）	下側比上側稍微水平	上下側程度相同	下側比上側稍微內凹	下側比上側明顯內凹
3. 跟骨的旋前、旋後	旋後約5°以上	旋後約5°～垂直	垂直	垂直～旋前約5°	旋前約5°以上
4. 距舟關節隆起	明顯內凹	稍微內凹	水平	稍微凸出	明顯凸出
5. 內側縱足弓	足弓頂明顯提高，後方的傾斜程度大	足弓頂略高，後方的傾斜程度中等	足弓的前方與後方傾斜程度相同	足弓頂略低	足弓頂明顯降低，中央接觸地面
6. 前足部的內收、外展	內側○ 外側✕	內側○ 外側△	內側觸知△ 外側觸知△	內側△ 外側○	內側✕ 外側○

○：明顯可觸摸到或可確認。

△：很難觸診或確認。

✕：無法觸診。

● 表3-4　足部姿勢量表六項版（FPI-6）評估表格

	FPI-6	觀察面	左	右
後足部	1. 距骨頭的觸診	橫切面		
	2. 外髁上下的曲線	冠狀面／橫切面		
	3. 跟骨的旋前、旋後	前額面		
中足部	4. 距舟關節的隆起	橫切面		
	5. 內側縱足弓	矢狀面		
前足部	6. 相對於後足部，前足部的內收、外展	橫切面		
		總分		

標準值：0～+5分

旋前足：6～9分

過度旋前足：10分以上

旋後足：-1～-4分

過度旋後足：-5分以下

1・**距骨頭的觸診**（圖3-53）：在踝關節前方、內踝外踝前方觸診距骨頭。如果距下關節旋前，可在內側觸摸到距骨頭；如果旋後則可在外側觸摸到距骨頭。

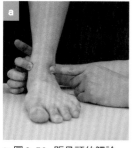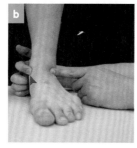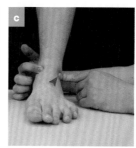

▶ 圖3-53　距骨頭的觸診

a：中間位。　b：旋前位。　c：旋後位。

2・**外踝上下的曲線**（圖3-54）：觸摸外踝上下的曲線。外踝上方的曲線是腓骨，因此旋前旋後不會有變化。旋後的話，外踝下方的曲線會變平坦；旋前的話，外踝下方的曲線會更明顯。

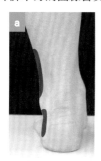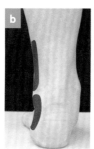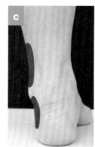

▶ 圖3-54　外踝上下的曲線

a：中間位。　b：旋前位。　c：旋後位。

3・**跟骨的旋前／旋後**（圖3-55）：從後方觀察，測量跟骨長軸相對於地板的傾斜程度。

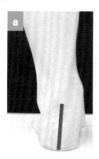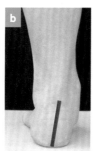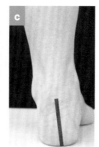

▶ 圖3-55　跟骨的旋前／旋後

a：中間位。　b：旋前位。　c：旋後位。

4・**距舟關節隆起**（圖3-56）：距舟關節的隆起旋後時會消失，旋前時則因為距骨往內側位移，所以隆起變得更明顯。

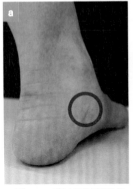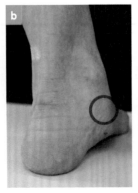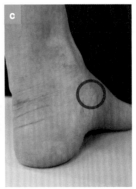

▶圖 3-56　距舟關節的隆起

a：中間位。　b：旋前位。　c：旋後位。

5・內側縱足弓（圖3-57）：確認足弓頂的高度以及足弓後方的傾斜程度。

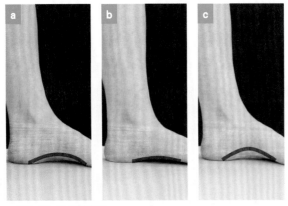

▶圖 3-57　內側縱足弓

a：中間位。　b：旋前位。　c：旋後位。

6・相對於後足部，前足部的內收、外展（圖3-58）：從腳後方觀察，確認能見到的腳趾數量。旋前足時前足部會外展，因此能從外側觀察到較多的腳趾。

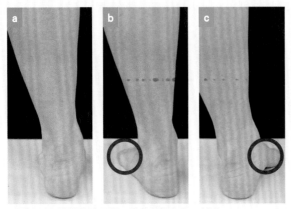

▶圖 3-58　相對於後足部，前足部的內收、外展

a：中間位。　b：旋前位。　c：旋後位。

運動治療的重點

　　修正足部列位時，大多會合併使用墊片治療與貼紮治療。由於這些是矯具治療，一旦足部機能改善，可想見矯具治療的效果也會提高。尤其伴隨著踝關節背屈可動範圍受限或肌力低下的小腿三頭肌的伸展性低下，經常引起內側縱足弓低下，而矯具治療的效果會持續撐住足弓，因此這些改善對運動治療也很重要。

4）踝關節的不穩定性

　　評估踝關節的不穩定性時，已知有前距腓韌帶損傷引起的**前扯測試**（➜ p.306），以及**內翻應力測試**（➜ p.307）。評估外翻不穩定性時，則可施行**外翻應力測試**。

　　此外，踝關節的不穩定性在負重位時會造成問題，因此有必要評估負重位下的踝關節不穩定性。川野治療師想出了**轉身測試**[66]，此測試的起始姿勢是受檢者將大部分的重量放到檢查側的後足部，維持髖關節、膝關節伸展（**圖3-59**）。施檢者抓住受檢者的骨盆，突然地將檢查側的骨盆往後拉，如此一來，若有不穩定的足部會強調距骨的內轉，便產生了不穩定感。出現不穩定感者為陽性，無特別感覺者為陰性。

　　我們也針對會誘發不穩定感的患者，在跟骨、骰骨、第五蹠骨處貼紮或加入墊片支撐，藉此來評估其不穩定感有無減少。透過此評估看看藉由足部外側縱足弓的支撐能否控制不穩定感。此外，如果能控制，便能掌握藉由操作哪塊骨頭可控制不穩定感，進而提高貼紮治療或墊片治療的效果（**表3-5**）。

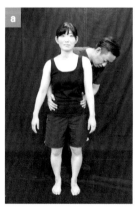
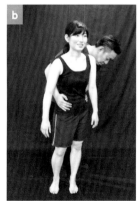
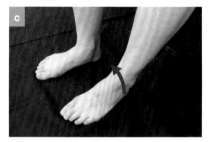

▶ 圖3-59　轉身測試

a：起始姿勢。　　b：將骨盆往後拉。　　c：距骨內轉。

插入部位	問題點	必要的機能評估
誘導跟骨旋前 （限制旋後）	距下關節可動性過度	脛骨後肌、腓骨長肌的肌力 距下關節旋前可動範圍
抬高骰骨 （預防沉降）	跗橫關節可動性過度	腓骨長肌、腓骨短肌、外展小趾肌的肌力 跗橫關節旋前可動範圍
限制第五蹠骨旋後 （誘導外展）	跗蹠關節可動性過度	腓骨短肌的肌力、外展小趾肌的柔軟度

運動治療的重點

　　運動治療時，可想見構成外側縱足弓的腓骨長肌、腓骨短肌、外展小趾肌機能很重要。要個別鍛鍊外展小趾肌與腓骨短肌很難，不過可以用在足部外側施加負重的狀態，或者用前足部捲起彈力帶的狀態，進行深蹲或提踵運動。

5）髖關節、膝關節伸展肌的肌力低下

　　髖關節、膝關節伸展肌的活動性，與踝關節底屈肌的活動關係密切。尤其踝關節底屈肌的肌肉張力亢進，有時原因在於髖關節、膝關節伸展肌的臀大肌或股四頭肌的肌力低下，因此必須要注意。髖關節伸展肌、膝關節伸展肌的肌力評估請各位分別參照p.227、229。

文献

1) Schepsis AA, Jones H, Haas AL：Achilles tendon disorders in athletes. Am J Sports Med 30：287-305, 2002

2) Ker RF, Bennett MB, Bibby SR, et al：The spring in the arch of the human foot. Nature 325：147-149, 1987

3) Myerson MS, McGarvey W：Disorders of the Achilles tendon insertion and Achilles tendinitis. Instr Course Lect 48：211-218, 1999

4) Carr AJ, Norris SH：The blood supply of the calcaneal tendon. J Bone Joint Surg 71：100-101, 1989

5) Schmidt-Rohlfing B, Graf J, Schneider U, et al：The blood supply of the Achilles tendon. Int Orthop 16：29-31, 1992

6) Frey C, Rosenberg Z, Shereff MJ, et al：The retrocalcaneal bursa：Anatomy and bursography. Foot Ankle 13：203-207, 1992

7) Edama M, Kubo M, Onishi H, et al：Structure of the Achilles tendon at the insertion on the calcaneal tuberosity. J Anat 229：610-614, 2016

8) Benjamin M, Toumi H, Ralphs JR, et al：Where tendons and ligaments meet bone：attachment sites('entheses')in relation to exercise and/or mechanical load. J Anat 208：471-490, 2006

9) Edama M, Kubo M, Onishi H, et al：The twisted structure of the human Achilles tendon. Scand J Med Sci Sports 25：e497-503, 2015

10) Perry J, Burnfield JM：Gait Analysis：Normal and Pathological Function, 2nd ed. Slack Incorporated, New Jersey, pp52-82, 2010

11) Kelikian AS, Sarrafian S：Sarrafian's Anatomy of the Foot and Ankle：Descriptive, Topographic, Functional(3rd ed), Lippincott Williams & Wilkins, Philadelphia, pp617-624, 2011

12) Frey C, Shereff M, Greenidge N：Vascularity of the posterior tibial tendon. J Bone Joint Surg Am 72：884-888, 1990

13) 林宏治, 田中康仁：足部の成長期スポーツ外傷. 関節外科 32：330-339, 2013

14) Veitch JM：Evaluation of the Kidner procedure in treatment of symptomatic accessory tarsal scaphoid. Clin Orthop 131：210-213, 1978

15) Moriggl B, Kumai T, Milz S, et al：The structure and histopathology of the "enthesis organ" at the navicular insertion of the tendon of tibialis posterior. J Rheumatol 30：508-517, 2003

16) Pisani G：Peritalar destabilisation syndrome(adult flatfoot with degenerative glenopathy). Foot Ankle Surg 16：183-188, 2010

17) Benjamin M, Moriggl B, Brenner E, et al：The "enthesis organ" concept：why enthesopathies may not present as focal insertional disorders. Arthritis Rheum 50：3306-3313, 2004

18) Chung JW, Chu IT：Outcome of fusion of a painful accessory navicular to the primary navicular. Foot Ankle Int 30：106-109, 2009

19) Kiter E, Günal I, Karatosun V, et al：The relationship between the tibialis posterior tendon and the accessory navicular. Ann Anat l82：65-68, 2000

20) Theobald P, Bydder G, Dent C, et al：The functional anatomy of Kager's fat pad in relation to retrocalcaneal problems and other hindfoot disorders. J Anat 208：91-97, 2006

21) Ghazzawi A, Theobald P, Pugh N, et al：Quantifying the motion of Kager's fat pad. J Orthop Res 27：1457-1460, 2009

22) 林典雄：運動療法のための運動器超音波機能解剖—拘縮治療との接点. pp143-150, 文光堂, 2015

23) 鶴田登代志, 塩川靖夫, 加藤明, 他：足部過剰骨の X 線学的研究. 日整会誌 55：357-370, 1981

24) Fiorella D, Helms CA, Nunley JA 2nd：The MR imaging features of the posterior intermalleolar ligament in patients with posterior impingement syndrome of the ankle. Skeletal Radiol 28：573-576, 1999

25) Hamilton WG, Geppert MJ, Thompson FM：Pain in the posterior aspect of the ankle in dancers. Differential diagnosis and operative treatment. J Bone Joint Surg Am 78：1491-1500, 1996

26) Lohrer H, Arentz S：Posterior approach for arthroscopic treatment of posterolateral impingement syndrome of the ankle in a top-level field hockey player. Arthroscopy 20：e15-21, 2004

27) 安田稔人, 木下光雄：足関節後方・内側軟部組織インピンジメントの病態と治療. 関節外科 29：815-820, 2010

28) Oh CS, Won HS, Hur MS, et al：Anatomic variations and MRI of the intermalleolar ligament. AJR Am J Roentgenol 186：943-947, 2006

29) 森川潤一, 木下光雄, 奥田龍三, 他：足関節捻挫後遺障害—足関節の疼痛と不安定性の病態. 臨

床整形外科 37：9-16，2002

30）Ferkel RD, Karzel RP, Del Pizzo W, et al：Arthroscopic treatment of anterolateral impinge-
ment of the ankle. AM J Sports Med 19：440-446，1991

31）Tol JL, van Dijk CN：Etiology of the anterior ankle impingement syndrome：a descriptive ana-
tomical study. Foot Ankle Int 25：382-386，2004

32）Fong DT, Hong Y, Shima Y, et al：Biomechanics of supination ankle sprain：a case report of
an accidental injury event in the laboratory. Am J Sports Med 37：822-827，2009

33）Chinn L, Dicharry J, Hertel J：Ankle kinematics of individuals with chronic ankle instability
while walking and jogging on a treadmill in shoes. Phys Ther Sport 14：232-239，2013

34）Freeman MA, Dean MR, Hanham IW：The etiology and prevention of functional instability of
the foot. J Bone Joint Surg Br 47：678-685，1965

35）石井朝夫，Khin-Myo-Hla，坂根正孝，他：足関節機能的不安定性の病態—足関節捻挫後遺障害の
病態と治療. 臨整外 37：35-40，2002

36）栃木祐樹：足関節—距骨下関節複合的不安定性のバイオメカニクス的病態. 臨床整形外科 37：23-
28，2002

37）Kumai T, Benjamin M：Heel spur formation and the subcalcaneal enthesis of the plantar fas-
cia. J Rheumatol 29：1957-1964，2002

38）Leach RE, Seavey MS, Salter DK：Results of surgery in athletes with plantar fasciitis. Foot
Ankle 7：156-161，1986

39）熊井司：足底腱膜炎の病態と治療戦略. 臨整外 47：741-747，2012

40）Riddle DL, Pulisic M, Pidcoe P, et al：Risk factors for plantar fasciitis：a matched case-control
study. J Bone Joint Surg Am 85：872-877，2003

41）Patel A, DiGiovanni B：Association between plantar fasciitis and isolated contracture of the
gastrocnemius. Foot Ankle Int 32：5-8，2011

42）Kudo S, Hatanaka Y：Comparison of the foot kinematics during weight bearing between normal
foot feet and the flat feet. The Foot and Ankle Online Journal 9：2，2016

43）Blechschmidt E：The structure of the calcaneal padding. Foot Ankle 2：260-283，1982

44）Jahss MH, Michelson JD, Desai P, et al：Investigations into the fat pads of the sole of the
foot：anatomy and histology. Foot Ankle 13：233-242，1992

45）Hsu CC, Tsai WC, Wang CL, et al：Microchambers and macrochambers in heel pads：are
they functionally different?. J Appl Physiol 102：2227-2231，2007

46）Lin CY, Lin CC, Chou YC, et al：Heel Pad Stiffness in Plantar Heel Pain by Shear Wave Elas-
tography. Ultrasound Med Biol 41：2890-2898，2015

47）工藤慎太郎：運動器疾患の「なぜ？」がわかる臨床解剖学. pp203，医学書院，2012

48）Lundgren P, Nester C, Liu A, et al：Invasive in vivo measurement of rear-, mid- and forefoot
motion during walking. Gait Posture 28：93-100，2008

49）Kudo S, Hatanaka Y：Comparison of the foot kinematics during weight bearing between normal
foot feet and the flat feet. The Foot and Ankle Online Journal 9：2，2016

50）渡邉五郎，畑川猛彦，水谷将和，他：足関節底屈可動域測定方法の検討. 愛知県理学療法学会誌
22：78-79，2010

51）Perry J, Burnfield JM：Gait Analysis：Normal and Pathological Function, 2nd ed, Slack Incor-
porated, New Jersey, pp72-76，2010

52）Hubley-Kozey C, Deluzio K, Dunbar M：Muscle co-activation patterns during walking in those
with severe knee osteoarthritis. Clin Biomech 23：71-80，2008

53）Helen J, Avers D, Brown M, et al：新・徒手筋力検査法，原著第9版. pp253-258，協同医書出
版社，2014

54）Lunsford BR, Perry J：The standing heel-rise test for ankle plantar flexion：criterion for nor-
mal. Phys Ther 75：694-698，1995

55）Kirsten Götz-Neumann：観察による歩行分析. pp100-101，医学書院，2005

56）Kudo S, Hatanaka Y：Forefoot flexibility and medial tibial stress syndrome. J Orthop Surg
23：357-360，2015

57）清水新悟，加藤幸久：扁平足に対するフットプリントとアーチ高率値の信頼性. 臨床バイオメカ
ニクス 30：243-248，2009

58）Morrison SC, Durward BR, Watt GF, et al：A literature review evaluating the role of the na-
vicular in the clinical and scientific examination of the foot. British Journal of Podiatry 7：110-
114，2004

59）van der Worp MP, de Wijer A, Staal JB, et al：Reproducibility of and sex differences in common orthopaedic ankle and foot tests in runners. BMC Musculoskelet Disord 15：171, 2014

60）Bencke J, Christiansen D, Jensen K, et al：Measuring medial longitudinal arch deformation during gait. A reliability study. Gait Posture 35：400-404, 2012

61）永山理恵, 横尾浩, 内田俊彦, 他：開張足の判定に関する検討　フットプリントおよび足計測から. 靴の医学 20：64-68, 2007

62）Kudo S, Hatanaka Y, Naka K, et al：Flexibility of the transverse arch of the forefoot. J Orthop Surg 22：46-51, 2014

63）Kudo S, Hamajima K, Kaneiwa J, et al：Reliability of the transverse arch of the forefoot as an indicator of foot conditions. J Phys Ther Sci 24：335-337, 2012

64）Redmond AC：Foot posture index. easy quantification of standing foot posture. Six item version FPI-6. User guide and manual, 2005（http://www.leeds.ac.uk/medicine/FASTER/z/pdf/FPI-manual- formatted-August-2005v2.pdf）

65）Redmond AC, Crosbie J, Ouvrier RA：Development and validation of a novel rating system for scoring standing foot posture：the Foot Posture Index. Clin Biomech（Bristol, Avon）21：89-98, 2006

66）川野哲英：ファンクショナル・テーピング. pp29-30, Book House HD, 2005

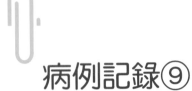

病例記錄⑨

患　者 20多歲，女性

診斷病名 踝關節的外側副韌帶損傷

目前病歷 在三個月前，以內視鏡施行踝關節外側副韌帶縫合術。

患者從小學就開始打籃球，曾經挫傷無數次，貼紮過或穿戴護具繼續比賽。

如今隨著日常生活上下樓梯時出現不舒服的感覺，跑步或突然剎車時自己感覺到同個部位會疼痛。

練習籃球時排除與人對練，用80%的力量進行。

step 1　怎樣的動作會疼痛？明確找出機械應力

● 疼痛的再現性　　負重位下如果強制踝關節背屈，能在踝關節前外側處重現疼痛。此外，以足部外展位強制背屈，會增強疼痛。

→ 對踝關節前外側處施加擠壓應力引起疼痛！

step 2　哪裡會疼痛？解剖學方面的評估策略

● 壓痛結果　　前距腓韌帶（±）　　　前脛腓韌帶（－）

● 不穩定性檢查　內翻應力測試：底屈位（－），背屈位（±）

　　　　　　　　前扯測試：底屈位（－），背屈位（±）

→ 有可能是源自前距腓韌帶的疼痛！

step 3　為什麼會疼痛？運動學方面的評估策略

● 壓痛結果　　內髁後方（＋）　　外髁後方（＋）

		患側	健側
踝關節背屈	（膝關節伸展）	10°	10°
	（膝關節屈曲）	15°	15°
拇趾伸展	（踝關節背屈位）	5°	15°
	（踝關節底屈位）	20°	20°

● 關節可動範圍

→ 屈拇長肌、腓骨短肌的滑動性低下，限制了踝關節背屈時距骨往後方的移動，施加於修復過程踝關節前外側處（前距腓韌帶）的擠壓應力增強。

實際運動治療

1．改善屈拇長肌的滑動性

①腳放在毛巾上。

②接著屈曲腳趾，將毛巾往內抓，此時要將注意力放在蹠趾關節的屈曲。

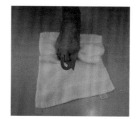

2．踝關節背屈可動範圍運動

①使用彈力帶，施加往底屈方向的力量。

②以外力徒手誘導距骨往後方移動（➡），進行踝關節背
　屈的阻抗運動（➡）。

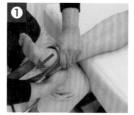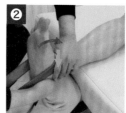

3．提踵

　前足部踩在檯子上，從踝關節背屈位的站姿開始踝關節底屈運動，提高腳
跟。之後再回到踝關節背屈位。抬高腳跟時，要注意別產生足部過度旋前、旋
後的情況。

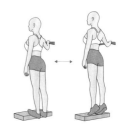

4．單腳觸及運動

　這是評估支撐腳的動態平衡，先將一隻腳踩在線條的交點上，再用另一隻腳踩
往各條線的方向。

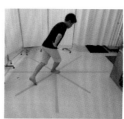

檢查與治療 裡與外　屈拇長肌的滑動性

　長屈拇長肌通過距骨小腿關節後方，內側有屈趾長肌，外側有腓骨短肌。踝關節背屈時，屈拇長肌滑動性
低下的原因之一，是與相鄰肌肉之間的滑動性低下。懷疑有這種情況的患者，大多能在這些肌肉、肌腱所在
的內髁、外髁後方處發現壓痛。針對此類患者，要藉由改善屈拇長肌與屈趾長肌、屈拇長肌與腓骨短肌之間
的滑動性，來評估踝關節前方的疼痛或不穩定感有無減輕。

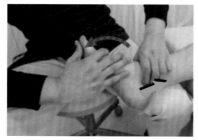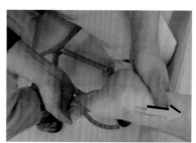

改善屈拇長肌與屈趾長肌間滑動性的手技。　　改善屈拇長肌與腓骨短肌間滑動性的手技。

病例記錄⑩

患 者 10多歲，男性，田徑5000m選手

診斷病名 左足底腱膜炎

目前病歷 到了暑假，高中社團活動的練習量增加，十天前起跑步時腳底感到疼痛。減少練習量幾天後，疼痛消失，所以增加練習量，結果腳底又再度出現疼痛。跑步的支撐期（support phase）會出現疼痛，蹬地時疼痛最強。

step 1 怎樣的動作會疼痛？明確找出機械應力

● 疼痛的再現性　走路、雙腳負重、抬高腳跟時不會疼痛，單腳抬高腳跟時可重現腳底的疼痛。強制背屈腳趾，像要伸展足底腱膜進行壓迫，可重現腳底的疼痛。

     ➡ 對腳底施加伸展應力引起疼痛！

step 2 哪裡會疼痛？解剖學方面的評估策略

● 壓痛結果　　足底腱膜跟骨隆起處（＋）　　腳底後足部～中足部（＋）

     ➡ 有可能是足底腱膜跟骨附著處的疼痛！

step 3 為什麼會疼痛？運動學方面的評估策略

● **關節可動範圍**

		左（患側）	右
踝關節背屈	（膝伸展位）	5°	10°
	（膝屈曲位）	15°	15°
	（膝屈曲、腳趾伸展位）	15°	15°
	（負重位）	25°	30°

● **徒手肌力測試**

		左（患側）	右
踝關節	背屈	5	5
	底屈	4p	5
	內翻	5	5
	外翻	5	5
足趾	屈曲	4p	5

p：足底腱膜跟骨附著處疼痛

● **測量負重位足弓**

		左（患側）	右
腳長		24.5 cm	24.5 cm
橫足弓長度比	（靜態站姿）	40.8%	40.8%
	（前足部負重位）	40.8%	42.9%
橫足弓長度比變化率		0%	2.1%

		左（患側）	右
內側縱足弓高度比 （AR）	（靜態站姿）	13.8%	14.2%
	（前足部負重位）	10.2%	10.2%
AR變化率		3.6%	4.0%

由於外展拇肌與屈趾短肌的肌力低下，使得腳趾屈曲肌力低下，足弓便降低。不僅如此，負重負荷下的足弓柔軟度也低下。也就是說，在跑步的站立期中，桁架（truss）結構受到破壞（足弓過度降低），對足底腱膜施加了伸展應力。接著蹬地時絞盤（windlass）結構過度作用，增強施加於足底腱膜的伸展應力，可想見疼痛便出現了。

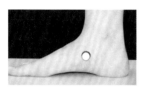
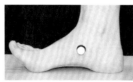

左：桁架結構。足弓雖然會因為負重降低，不過以足底腱膜為首的維持足弓組織跟著緊繃，便能撐住足弓。

右：絞盤結構。由於腳趾伸展，使得足底腱膜緊繃，提高了足弓的韌性。

實際運動治療

1‧改善足部內在肌的伸展性

　①配合疼痛，壓迫內在肌，進行自我拉筋。

　②配合疼痛減輕的情況，伸展腳趾，讓腳底呈現緊繃的狀態下壓迫，進一步拉筋。

2‧最低限度提踵

　①腳趾維持背屈，讓身體重量像搖椅一般在腳跟與蹠趾關節之間前後移動。

　②配合負重移動，感覺專注在控制內在肌上。

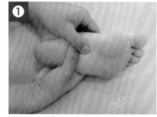
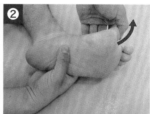
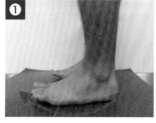
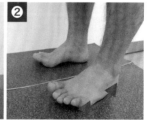

檢查與治療 裡與外　針對足弓低下、外展拇肌機能的改善法

針對足弓過低，有個方法能提高外展拇肌的機能、減少足弓降低，稱為縮足運動（SE）。

①坐著或站著，讓腳底接觸平坦的地面。

②一邊伸展腳趾，一邊提高足弓。

③維持住足弓提高的狀態，慢慢放下腳尖，讓腳尖接觸地面。

④逐漸拉長維持時間（6秒～1分鐘左右）。

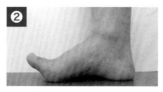
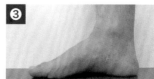

縮足運動（SF）。

　＊此時的重點在於小心別降低了足弓，只要放下腳趾就好。

　＊等坐著能順利之後，再換成站著進行（雙腳→單腳）。

索引 中文

Authorized tyanslation from the Japanese language edition, entitled
運動機能障害の「なぜ」がわかる評価戦略
ISBN 978-4-260-03046-5
編著 工藤 慎太郎

運動障礙的
物理治療評估策略

出　　　版／楓葉社文化事業有限公司
地　　　址／新北市板橋區信義路163巷3號10樓
郵 政 劃 撥／19907596　楓書坊文化出版社
網　　　址／www.maplebook.com.tw
電　　　話／02-2957-6096
傳　　　真／02-2957-6435
編　　　著／工藤慎太郎
翻　　　譯／李依珊
編　　　輯／周佳薇
校　　　對／周季瑩
港 澳 經 銷／泛華發行代理有限公司
定　　　價／900元
初 版 日 期／2022年5月

國家圖書館出版品預行編目資料

運動障礙的物理治療評估策略 / 工藤慎太郎
作；李依珊翻譯. -- 初版. -- 新北市：楓葉社
文化事業有限公司, 2022.05　面；　公分

ISBN 978-986-370-419-5（平裝）

1. 運動醫學 2. 運動器官 3. 物理治療

416.69　　　　　　　　　　111005008